THÉRAPEUTIQUE

DES MALADIES

DES

ORGANES RESPIRATOIRES

THÉRAPEUTIQUE

DES MALADIES

DES

ORGANES RESPIRATOIRES

Par le Dr H. BARTH

Médecin de l'hôpital Necker

DEUXIÈME ÉDITION

PARIS

OCTAVE DOIN, ÉDITEUR

8, PLACE DE L'ODÉON, 8

—

1897

THÉRAPEUTIQUE

DES MALADIES

DES

ORGANES RESPIRATOIRES

INTRODUCTION

Pathologie et thérapeutique générales.

Il suffit d'un coup d'œil jeté sur l'anatomie et la physiologie du poumon pour se faire une idée de la multiplicité des causes morbides qui menacent l'appareil respiratoire, le plus délicat peut-être, en même temps que l'un des plus essentiels de l'économie.

Formés d'une charpente conjonctive et élastique à trame fine, à mailles creuses et innombrables, que l'expansion thoracique maintient dans un état de tension forcée, les poumons sont traversés en tous sens par un réseau de conduits toujours béants, dans lesquels l'air extérieur pénètre à chaque inspiration. Cet air, il est vrai, est tamisé et réchauffé par son passage à travers les cavités des fosses nasales, mais parfois mal dépouillé des impuretés de toutes sortes dont il est le vecteur habituel. La protection des cils vibratiles ne suffit pas toujours à empêcher les corps étrangers ainsi introduits de se déposer dans les points où le courant aérien est plus lent et plus faible, comme c'est généralement le cas, pour les lobes supérieurs.

A la surface des canaux bronchiques, des infundibula et surtout des parois alvéolaires, cheminent en réseaux serrés des capillaires minces et dépourvus de soutien, presque libres dans les cavités aériennes dont les sépare seulement un simple revêtement épithélial, incapable d'entraver les échanges gazeux. Directement soumis aux variations de la pression intra-cardiaque, tant par ses larges affluents artériels que par ses émissaires veineux dépourvus de valvules, le réseau capillaire des poumons obéit en outre à des influences vaso-motrices aussi puissantes que soudaines, qui ont leur point de départ tantôt dans la muqueuse respiratoire elle-même, tantôt à la peau ou dans tout autre point du système nerveux.

Enfin une membrane séreuse enveloppe l'organe tout entier, disposée de telle sorte que le moindre épanchement liquide ou gazeux dans sa cavité, en restreignant le vide intra-thoracique, détermine l'affaissement du poumon, et que la plus légère inflammation, en provoquant l'adhérence des feuillets pleuraux entre eux, compromet l'expansion respiratoire.

Cette susceptibilité en quelque sorte physiologique de l'appareil pulmonaire est doublée, chez beaucoup de sujets, par des influences morbides héréditaires ou acquises, qui, si elles ne suffisent pas à créer la maladie, en rendent tout au moins le développement plus facile et l'évolution plus sérieuse.

Parmi ces *causes prédisposantes*, le premier rang
appartient à ces états constitutionnels caractérisés
par une modification des actes nutritifs élémentaires,
à ces *diathèses* dont l'influence gouverne en quelque
sorte toutes les réactions pathologiques des sujets
qui en sont atteints et leur imprime une physionomie spéciale. — L'*arthritisme*, de beaucoup le plus
fréquent, se manifeste tantôt par une exagération
de l'excitabilité nerveuse réflexe, origine de l'asthme
et des catarrhes spasmodiques, tantôt par une tendance aux hyperémies actives, facilement suivies
d'hémoptysie, souvent enfin par des lésions sclérosi-
ques et oblitérantes des petits vaisseaux (artério-
sclérose pulmonaire), d'où l'atrophie de la charpente
conjonctive et l'emphysème consécutif. Le *lymphatisme*, plus rare et spécial aux jeunes sujets, se traduit par une disposition aux engorgements glan-
glionnaires, une diminution de la vitalité des épithéliums, avec tendance dégénérative, qui engendre
les catarrhes persistants avec bronchorrhée abondante et les processus desquamatifs subinflamma-
toires avec stagnation des exsudats dans les petites
bronches, terrain propice entre tous pour le développement du bacille tuberculeux.

Il faut rapprocher des diathèses cette *faiblesse fonctionnelle* spéciale, héréditaire dans beaucoup de familles, qui se révèle par une conformation anatomique imparfaite, par un développement insuffisant
de la cage thoracique dans ses diamètres horizon-
taux, avec déficit correspondant de la capacité vitale;
l'expérience clinique de tous les jours apprend combien les sujets ainsi bâtis sont exposés aux affections
broncho-pulmonaires, et combien celles-ci, une fois
développées, sont chez eux difficiles à guérir.

Certaines *affections du nez et de la gorge*, propres au jeune âge, produisent le même effet, en gênant l'expansion du poumon et par conséquent son développement, ou bien en provoquant une irritation chronique de la muqueuse naso-pharyngienne, susceptible de se propager aux voies aériennes inférieures. — Les *végétations adénoïdes du pharynx nasal* jouent à ce double point de vue un rôle dont l'importance n'a été reconnue que depuis peu d'années. Non seulement elles oblitèrent plus ou moins complètement les arrière-narines, rendant ainsi, chez beaucoup d'enfants, la respiration nasale impossible surtout pendant le sommeil ; elles sont encore le siège de poussées inflammatoires fréquentes, qui se propagent d'autant plus facilement aux bronches que les malades respirant exclusivement par la bouche, font pénétrer dans leurs poumons un air froid et imparfaitement purifié.

Les *déformations du thorax*, qu'elles soient dues au rachitisme, à la scoliose ou au mal de Pott, sont encore une cause prédisposante aux maladies pulmonaires. Elles ne diminuent pas seulement la capacité vitale ; elles ont surtout pour effet, en déplaçant les points d'insertion des muscles respirateurs, de rendre imparfaits et irréguliers les mouvements alternatifs d'expansion et de retrait de la cage thoracique. Les poumons déformés sont atteints d'atrophie en certains points et d'emphysème en d'autres ; l'obstacle apporté à l'expulsion des mucosités fait de la moindre bronchite une maladie grave, capable d'aboutir au catarrhe suffocant.

Il est à peine besoin d'ajouter que les *affections broncho-pulmonaires* elles-mêmes accroissent d'autant la prédisposition originelle, ou la font naître quand elle n'existait pas auparavant. Une pleurésie, une pneumonie, une bronchite même, quand elle est d'espèce maligne ou de durée prolongée, suffisent à constituer l'appareil respiratoire en *état de moindre résistance* et à rendre vulnérable un sujet bien portant jusqu'alors. Une cause occasionnelle insignifiante suffit à rappeler la localisation qui semblait effacée, et plus les récidives se multiplient, moins elles paraissent rencontrer d'obstacles : des années de soins assidus ne réussissent pas toujours à faire disparaître la réceptivité morbide ainsi développée à la suite d'une maladie accidentelle.

Les *causes déterminantes* des maladies de l'appareil respiratoire peuvent être rangées en quatre classes, selon qu'elles procèdent d'un traumatisme, d'une infection, d'un trouble circulatoire et nutritif, ou enfin d'un trouble nerveux.

Parmi les *traumatismes* il faut citer d'abord les *chocs*, les *contusions*, les *plaies de poitrine*, susceptibles de déterminer soit une inflammation pleurale simple, soit une localisation pulmonaire infectieuse, dans le cas où des micro-organismes pathogènes se trouvent en contact avec le parenchyme lésé ; mais cet ordre de causes est d'importance secondaire.

Plus fréquente est l'action nocive des *efforts respiratoires ou vocaux*, résultant de l'abus de la parole ou du chant, du jeu des instruments à vent, du soufflage du verre, des courses trop rapides ou trop prolongées, du port de lourds fardeaux. Chez les sujets prédisposés, ces abus fonctionnels déterminent souvent la dilatation forcée des alvéoles pulmonaires, autrement dit l'emphysème avec toutes ses conséquences.

Les *inhalations de substances nuisibles* peuvent avoir des effets analogues. Nous ne parlons pas des *corps étrangers* accidentellement introduits dans les voies aériennes, cas en somme exceptionnel, mais bien des *gaz irritants* ou *toxiques*, et surtout des *poussières végétales* ou *minérales* auxquelles l'homme est exposé dans beaucoup de professions : le contact accidentel de certaines de ces poussières détermine chez les individus prédisposés un accès d'asthme ; leur pénétration continue et prolongée dans l'arbre respiratoire provoque une irritation mécanique de la muqueuse avec catarrhe et emphysème, parfois même des lésions plus profondes, telles que la sclérose et l'ulcération du parenchyme pulmonaire ; comme beaucoup d'autres phlegmasies chroniques, les broncho-pneumonies professionnelles peuvent ouvrir la voie à la tuberculose.

L'action du froid constitue un traumatisme d'une autre sorte, mais tout aussi réel, et dont la part dans l'étiologie des maladies broncho-pulmonaires est considérable. Elle peut s'exercer de deux manières différentes : tantôt c'est le contact direct d'un air froid et humide, ou chargé de brouillard. qui se fait sentir à la muqueuse bronchique excitable : il en peut résulter soit une irritation laryngo-bronchique plus ou moins vive, soit l'exacerbation d'un catarrhe préexistant, soit même un accès d'asthme. — Plus souvent il s'agit d'une action réflexe : le refroidissement a frappé les pieds, la tête ou tout autre point du tégument externe, et a provoqué indirectement dans le poumon, la plèvre ou les bronches une vaso-dilatation soudaine, une congestion active qui peut être, si le terrain morbide s'y prête, le prétexte et l'origine d'une inflammation véritable

Les variations de la *pression barométrique* et de l'*état électrique* de l'atmosphère jouent un rôle qui les rapproche des causes précédentes ; mais leur influence ne s'exerce guère que sur les poumons déjà malades : il suffit de citer les hémoptysies dont sont fréquemment atteints les tuberculeux à l'approche ou à la suite d'un violent orage, les accidents congestifs qui se produisent chez beaucoup d'emphysémateux dès qu'ils franchissent un certain degré d'altitude.

La part de l'*infection* dans l'étiologie des maladies qui nous occupent n'a été reconnue que de nos jours, et cette part va toujours s'élargissant. La plupart des phlegmasies aiguës, pneumonies, bronchopneumonies, pleurésies, sont d'origine infectieuse ; il en est de même de la tuberculose dans toutes ses formes.

L'infection se fait la plupart du temps par la *voie bronchique*, les microbes pathogènes s'introduisant avec les poussières qui flottent dans l'air inspiré : tel est le cas pour le *pneumocoque*, pour le micro-organisme de l'*influenza*, pour ceux de la *rougeole*, de la *coqueluche*, des *broncho-pneumonies* à *streptocoques* ; on sait que le *bacille tuberculeux* pénètre le plus souvent par la même voie. La prolifération dés microbes, à la surface de la muqueuse bronchique, ou dans les cavités alvéolaires, détermine des lésions d'abord superficielles : desquamation épithéliale, exsudation muco-purulente ou fibrino-leucocytique ; dégénération et caséification des exsudats ; le parenchyme reste indemne ou du moins n'est atteint que tardivement.

Dans d'autres cas, les germes infectieux arrivent au poumon par la *voie sanguine*, après s'être inoculés

et multipliés dans d'autres points de l'organisme :
il en est ainsi dans la *fièvre typhoïde*, dans l'*infection
puerpérale*, dans les *septicémies* d'origine *intestinale* ou
périphérique et toutes les fois qu'une *endocardite infectieuse* est le point de départ d'embolies spécifiques
dans le poumon ; telle est aussi l'origine de la *gra-
nulie miliaire aiguë*. Ici les lésions sont d'emblée parenchymateuses, elles débutent par une oblitération
vasculaire d'où procèdent l'infiltration et la nécrobiose du territoire avoisinant; la sclérose du poumon dans les cas favorables, la suppuration et l'ulcération quand le processus est étendu et actif, sont
les conséquences ordinaires.

Les *troubles circulatoires et nutritifs* susceptibles
d'exercer une action nocive sur l'appareil respiratoire sont d'une extrême fréquence et d'une infinie
variété.

Tantôt ils sont provoqués par une *affection cardiaque :* toutes les maladies du cœur, nous l'avons
dit, aussi bien celles du cœur droit que celles du
cœur gauche, ont sur la circulation pulmonaire une
répercussion directe. Sauf le cas rare du rétrécissement de l'artère pulmonaire, qui détermine l'anémie
et l'atrophie des réseaux capillaires du poumon,
toutes les cardiopathies ont pour résultat la congestion des organes respiratoires : congestion active au
début du rétrécissement mitral et dans les affections
aortiques, congestion passive dans l'insuffisance mi-
trale, stase chronique, œdème et hydrothorax dans
les phases avancées de toutes les affections cardiaques, quand elles se compliquent de dilatation
ventriculaire et d'asystolie. De plus, quand il s'est
fait des coagulations sanguines dans le cœur droit,
les caillots détachés peuvent être projetés dans l'ar-

tère pulmonaire et aller bloquer un ou plusieurs de ses rameaux; les conséquences pathologiques de l'embolie varient selon son volume.

Les *maladies des vaisseaux* ont une influence qui, si elle ne frappe pas autant les yeux, n'en est pas moins considérable. Dans la seconde moitié de la vie l'*artério-sclérose*, en même temps qu'elle exerce ses ravages sur le myocarde, sur les reins, sur l'ensemble du réseau artériel, provoque chez beaucoup de sujets l'oblitération progressive d'un grand nombre de petits vaisseaux du poumon, d'où l'atrophie et la rupture des trabécules de la charpente conjonctive; l'emphysème qui en est le résultat s'établit en quelque sorte d'emblée, sans catarrhe préalable.

Les *dyscrasies sanguines* diverses, les maladies avec altération du sang jouent aussi leur rôle, plus complexe à la vérité, dans l'étiologie des maladies pulmonaires : beaucoup d'entre elles, la *chlorose* notamment, le *diabète*, l'*infection paludéenne*, l'*alcoolisme chronique*, se bornent à favoriser l'action d'autres causes, en abaissant la vitalité des éléments anatomiques; d'autres au contraire, parmi lesquelles il faut citer le *rhumatisme articulaire aigu* et les diverses variétés du *mal de Bright*, provoquent directement dans le poumon des processus congestifs, suivis de transsudation œdémateuse, qui, par leur intensité et leur brusquerie, simulent à s'y méprendre le début d'une phlegmasie véritable.

Une dernière classe étiologique, moins importante, est celle qui comprend les *troubles nerveux*. Les névroses du poumon ne sont pas nombreuses : cependant l'*asthme* ne peut être envisagé autrement que comme une névrose spasmodique due à une irritabilité spéciale des centres respiratoires bulbaires, laquelle est mise en jeu par des excitations périphériques diverses ; on sait depuis peu d'années que certaines lésions de la muqueuse nasale, les polypes muqueux notamment, peuvent former le point de départ du réflexe provocateur des accès. De même, la *coqueluche*, maladie infectieuse et spécifique, détermine à la fois l'hyperexcitabilité morbide du nerf laryngé supérieur, spéciale à la période spasmodique et le catarrhe laryngé, cause occasionnelle des quintes. Dans les deux maladies, le spasme peut engendrer des lésions mécaniques du poumon (emphysème, catarrhe chronique), plus ou moins graves et irréparables.

Mentionnons seulement pour mémoire les troubles circulatoires et trophiques qu'on observe parfois, dans le poumon comme dans les autres organes, à la suite d'une *lésion grave des centres nerveux*, commotion, hémorrhagie, ramollissement cérébral.

Si maintenant, après cette revue rapide des causes morbifiques, nous tâchons de nous faire une idée également schématique et sommaire des lésions qui en résultent, nous voyons qu'au premier rang se placent l'*hyperémie et la dilatation des capillaires*, qui ne manquent presque jamais et qui dans la plupart des cas constituent la première altération pathologique appréciable : congestion tantôt active, tantôt passive, qui peut aboutir à la transsudation œdémateuse à travers les parois peu résistantes des petits vaisseaux ou à l'hémorrhagie par rupture de ces mêmes parois altérées.

Vient ensuite la *prolifération* des *épithéliums bronchiques* : infiltration de cellules rondes dans la muqueuse, chute des cils vibratiles, transformation caliciforme des cellules cylindriques, exsudation muqueuse puis muco-purulente, dont la stagnation détermine l'oblitération des petites bronches et l'a-télectasie lobulaire. Le catarrhe bronchique peut prendre des formes variées, il peut affecter l'aspect pseudo-membraneux, ou se transformer en hyper-sécrétion permanente ; ses produits peuvent subir dans les bronches la décomposition putride.

L'exsudation intra-alvéolaire ne s'effectue guère que sous l'influence d'un micro organisme infectieux. Elle est tantôt formée exclusivement d'un magma muco-fibrineux qui se coagule, emprisonnant dans ses mailles des globules blancs et rouges plus ou moins abondants : c'est le processus de l'hépatisa-tion pneumonique. D'autres fois l'exsudat est surtout composé de cellules épithéliales desquamées, avec des leucocytes en nombre variable et un réseau fi-brineux peu développé : c'est la lésion élémentaire de la broncho-pneumonie. Dans l'un et dans l'autre cas, les masses amorphes qui distendent les cavités alvéolaires et compriment les capillaires pariétaux, fournissent un excellent terrain de culture aux mi-crobes pathogènes. Selon la nature de ceux-ci, le processus pneumonique se termine par résolution ou aboutit à la suppuration et même à la gangrène.

L'épaississement inflammatoire de la charpente conjonc-tive du poumon est rarement primitif ; le plus sou-vent il succède aux lésions précédemment décrites, quand elles sont intenses et de longue durée : la con-gestion prolongée avec œdème et splénisation du poumon, le catarrhe bronchique tenace, la broncho-pneumonie, surtout quand elle passe à l'état chro-nique, donnent lieu à la destruction du squelette cartilagineux des bronches, à la dilatation de leur cavité, à la sclérose du tissu pulmonaire adjacent, enfin à la distension emphysémateuse du parenchyme privé d'élasticité. Toutes ces lésions marchent d'ordinaire ensemble, elles peuvent être isolées, ou associées à des degrés différents.

Les *lésions artérielles* sont de deux ordres : tantôt l'artérite chronique disséminée produit la sclérose et l'oblitération des vaisseaux de petit calibre, suivie, comme nous l'avons dit, d'atrophie des cloisons alvéolaires et d'emphysème. Plus rarement une ou plusieurs artères sont obstruées par embolie ou thrombose, et il en résulte, vu le défaut d'anastomoses, un arrêt complet de la circulation dans les lobules correspondants ; quand le malade n'est pas enlevé par syncope au moment de l'accident, il se fait une asphyxie locale du territoire embolisé, suivie à bref délai d'une infiltration hémorrhagique par régurgitation veineuse ; l'infarctus hémoptoïque (c'est ainsi qu'on nomme le noyau nécrobiosé) peut se ramollir et s'éliminer par suppuration ; plus souvent il se résorbe en partie et disparaît en laissant un îlot de sclérose cicatricielle.

Quant aux *lésions pleurales*, elles débutent par une prolifération embryonnaire des cellules du tissu conjonctif sous-endothélial, avec néo-formation de bourgeons vasculaires qui s'anastomosent en anses ; en même temps se fait une exsudation séro-fibrineuse, dont une partie se concrète sous forme de pseudomembrane, tandis que le reste s'épanche dans la cavité de la plèvre et se collecte au point le plus déclive. Abondant, l'exsudat comprime le poumon, détermine le feutrage et parfois, s'il tarde à se résorber, la sclérose du parenchyme pulmonaire. Souvent l'épanchement prend le caractère purulent et est le point de départ des plus graves désordres, soit qu'il séjourne indéfiniment dans la plèvre, soit qu'il s'élimine par ulcération du poumon, ou par effraction de la paroi thoracique. La vomique pleurale peut être suivie de la pénétration de l'air dans la plèvre, du pneumothorax ; ce dernier survient plus souvent dans d'autres circonstances, notamment à la suite d'un tubercule sous-pleural qui, en s'éliminant, établit une fistule pleuro-bronchique ; alors c'est le pneumothorax qui provoque l'inflammation pleurale et l'épanchement liquide. Dans toutes les variétés de pleurésie, il se forme après la disparition des exsudats, des adhérences plus ou moins étendues, plus ou moins serrées, qui apportent un obstacle parfois invincible à l'expansion pulmonaire.

Nous connaissons maintenant et les causes des maladies de l'appareil respiratoire et les principaux effets qu'elles produisent : nous sommes en mesure d'étudier les remèdes, et de tracer, après ce rapide aperçu d'étiologie et de pathologie générales, les grandes lignes du plan thérapeutique.

Ici plus qu'ailleurs la tâche du médecin est double : non content de *guérir*, il doit s'attacher avant tout à *prévenir*. Quand il s'agit d'affections récidivantes, à prédisposition accusée, comme sont la plupart des maladies broncho-pulmonaires, le premier rang appartient à la prophylaxie.

Celle-ci tient tout entière en deux indications :

Combattre la prédisposition morbide en fortifiant la résistance organique du sujet ;

Écarter dans la mesure du possible les influences nocives.

C'est surtout dans l'enfance que l'on peut, par des mesures hygiéniques rationnelles, atténuer la débilité, héréditaire ou innée, de l'appareil pulmonaire et même en triompher tout à fait.

On s'attachera à favoriser le développement du poumon, parce que la susceptibilité de cet organe est en raison directe de son insuffisance fonctionnelle ; on s'efforcera d'autre part d'endurcir la peau, car l'expérience prouve que l'aptitude au refroidissement cutané est une des causes les plus actives de la vulnérabilité bronchique. — Pour développer le poumon, la vie au grand air, la gymnastique respiratoire et musculaire, certains exercices tels que l'escrime, l'équitation, la marche en forêt ou en montagne, sont les moyens à combiner selon l'âge et les conditions matérielles. — Pour fortifier la peau, on aura recours à l'hydrothérapie, sous forme d'affusions quotidiennes, d'abord mitigées, puis tout à fait froides, si l'état général de l'enfant le permet. On fera porter la flanelle sur le corps en toute saison. En même temps, on ne négligera pas les mesures thérapeutiques réclamées par chaque tempérament en particulier ; on donnera une attention spéciale aux affections strumeuses des fosses nasales et surtout aux végétations adénoïdes naso-pharyngiennes, dont l'influence nocive est à la fois si insidieuse et si redoutable.

Chez l'adulte et le vieillard on a bien moins de prise sur la constitution ; le développement est achevé, les aptitudes morbides sont définitives. Chez l'enfant même, les moyens d'entraînement peuvent ne pas réussir ou être impraticables. Il faut se rabattre sur la seconde indication prophylactique et tâcher de mettre le sujet à l'abri des influences nuisibles.

Les plus redoutables sont les contages virulents,

susceptibles de pénétrer dans les voies aériennes; il est prudent d'éviter tout contact, même indirect, avec les malades atteints d'affections transmissibles à localisation thoracique : coqueluche, rougeole, influenza, pneumonie même, et surtout phtisie pulmonaire.

S'agit-il d'enfants, on veillera en outre à les tenir à l'abri de l'encombrement, cause ordinaire des broncho-pneumonies infectieuses.

On évitera avec non moins de soin les inhalations de gaz irritants, de poussières végétales ou minérales ; pour les individus exposés par métier à cette cause permanente d'irritation mécanique des bronches, le changement de profession est la seule mesure dont l'efficacité soit certaine. Si ce parti radical n'est pas possible, on tâchera du moins d'atténuer le péril par quelque agencement préservateur (masque, respirateur ouaté, etc.), et surtout on se gardera d'ajouter à l'action nocive des poussières professionnelles celles tout aussi fâcheuses du tabac et de l'alcool.

Mais le point essentiel, c'est que le sujet prédisposé soit soustrait aux variations brusques de température, cause occasionnelle de tant de maladies broncho-pulmonaires : en dépit des dénégations de certains théoriciens, il est démontré, par l'expérience de tous les jours, que le passage rapide du chaud au froid, quand le corps est en sueur, est fréquemment suivi du développement immédiat d'une bronchite, d'une pneumonie, d'une pleurésie même ; chez beaucoup d'individus il suffit d'une différence de quelques degrés dans la température ambiante ou, ce qui revient au même, d'un très léger courant d'air, pour déterminer, avec la sensation du froid à la peau, un mouvement fluxionnaire vers la muqueuse laryngo-bronchique. Cette congestion réflexe ne suffit pas à créer la maladie, mais elle fournit au germe-contage latent un terrain de croissance favorable; dans un poumon déjà malade, elle exaspère l'état irritatif et donne un coup de fouet à l'inflammation.

On évitera ces périls par l'hygiène de l'habitation : chambre saine, exposée de façon à recevoir les rayons du soleil, assez vaste pour offrir un cube d'air suffisant, assez restreinte pour que le chauffage en soit facile. Les enfants délicats, les vieillards débiles seront maintenus à une température constante, de 16 à 18° centigrades. On se gardera de la chaleur excessive, qui dilate les capillaires cutanés et affaiblit la résistance de la peau; les sorties seront réglées selon la saison, de façon à éviter le froid humide, les brouillards du matin et du soir, la chaleur orageuse et en général toutes les intempéries.

Un changement de climat, quand les circonstances le permettent, est parfois la meilleure des mesures prophylactiques : l'essentiel est de s'y décider à temps. Pour le choix d'une nouvelle résidence, on se guidera moins d'après les convenances personnelles que d'après les indications fournies par le tempérament du sujet et par l'observation attentive de ses aptitudes morbides.

Que si, en dépit des soins et des précautions, une des maladies qu'on redoutait vient à éclater, il ne reste plus qu'à appliquer, avec prudence mais avec décision, les moyens curatifs dont l'art médical dispose.

Ces moyens curatifs sont de plusieurs ordres. Les uns ont pour but d'agir directement sur l'organe respiratoire, en introduisant dans l'arbre aérien des substances médicamenteuses diverses, ou en soumettant les voies bronchiques à des variations artificielles de pression atmosphérique. D'autres (et ce sont les plus nombreux) concourent à modifier indirectement l'état local en influant sur la circulation pulmonaire, sur la sécrétion des bronches et même sur l'innervation de l'appareil tout entier. D'autres s'adressent à l'état général, soit pour combattre la fièvre si elle existe, soit pour stimuler le cœur et les centres nerveux, soit enfin pour corriger les vices de nutrition qui favorisent le développement de l'affection locale ou l'empêchent de guérir.

Dans la première classe se rangent les *inhalations de vapeurs médicamenteuses*, les *fumigations* qu'on obtient en faisant brûler près du malade diverses substances végétales ou minérales, les *pulvérisations* de solutions aromatiques ou d'eaux minérales naturelles. Ces pratiques, qui peuvent être variées à l'infini, ont pour but, tantôt de calmer l'irritation de la muqueuse bronchique, tantôt d'exercer sur cette dernière une action antiseptique et astringente. Elles permettent d'introduire dans l'économie, sous une forme très absorbable, divers principes capables d'exercer une action générale sur les centres nerveux et de modifier utilement la nutrition. Elles conviennent surtout dans les cas où la bronchite se complique d'un élément spasmodique et dans les catarrhes tenaces, avec stagnation et putridité des exsudats. En revanche elles peuvent être nuisibles chez les sujets irritables et quand il existe une tendance congestive un peu accusée.

Les injections intra-trachéales, les insufflations de poudres médicamenteuses dans les voies aériennes, sont des moyens de même ordre, mais beaucoup

plus actifs, et partant plus dangereux : il convient de
les réserver à des cas très spéciaux.

Au traitement local direct appartiennent encore la
gymnastique respiratoire et les applications de l'*air
comprimé* et de l'*air raréfié*, qu'on réunit sous le nom
d'*aérothérapie*. Tantôt l'on fait usage des bains d'air
comprimé, dans lesquels le malade est soumis à
une pression qui peut dépasser d'un tiers la pression
atmosphérique ; tantôt, la tension extérieure restant
normale, on fait respirer le malade dans un air alternativement comprimé ou raréfié. L'aspiration dans
l'air comprimé dilate les poumons et accroît l'hématose ; l'expiration dans l'air raréfié favorise le retrait
de la cage thoracique et la réaction élastique du parenchyme pulmonaire. Ces manœuvres ont l'inconvénient de provoquer facilement des hémoptysies,
surtout lorsqu'on fait usage de l'expiration dans l'air
raréfié : aussi exigent-elles de grandes précautions.
Leur utilité est limitée aux cas où il existe à la fois
du catarrhe chronique et de l'emphysème, sans altération trop profonde de la muqueuse, ni fragilité
anomale des petits vaisseaux.

Dans la seconde catégorie, celle des moyens locaux
indirects, se placent d'abord les agents dits *expectorants*, tels que le kermès, l'oxyde blanc d'antimoine,
le tartre stibié, le chlorhydrate d'ammoniaque, l'apomorphine, etc. Ces divers médicaments administrés
à dose faible et répétée ont une double action : ils
accroissent la sécrétion de la muqueuse bronchique,
et favorisent par conséquent le départ du mucus
adhérent et concret qui la recouvre ; d'autre part,
l'état nauséeux qu'ils produisent détermine une vaso-
constriction réflexe et contribue ainsi à modérer la

congestion, qui précède et accompagne toutes les phlegmasies broncho-pulmonaires. — Les expectorants sont indiqués à la période initiale des bronchites aiguës, quand les crachats sont rares, visqueux et difficiles à détacher; ils sont utiles aussi dans la pneumonie et la broncho-pneumonie à la période d'engouement; enfin ils trouvent leur indication dans les formes sèches du catarrhe chronique, et toutes les fois que les exsudats stagnants menacent d'obstruer les petites bronches. Longtemps continués ils fatiguent l'estomac et peuvent provoquer (le tartre stibié surtout) des effets hyposthénisants, qui en rendent l'emploi dangereux chez les vieillards et chez les individus débiles.

Les *évacuants* comprennent d'une part les vomitifs et de l'autre les purgatifs, qu'on associe volontiers sous la forme d'éméto-cathartiques. — Le *vomitif* a une action analogue à celle des expectorants, mais beaucoup plus énergique : hypersécrétion glandulaire initiale, bientôt arrêtée par l'anémie réflexe qui résulte de l'état nauséeux; en outre, par les efforts expulsifs qu'il provoque, il exerce sur les organes thoraco-abdominaux une compression mécanique qui favorise le rejet des exsudats accumulés dans les bronches; secondairement, il abat l'orgasme fébrile et détermine parfois une sudation consécutive abondante. On l'administre utilement, chez les jeunes sujets surtout, à la période initiale des phlegmasies aiguës, dans la bronchite, la broncho-pneumonie, la pneumonie même, ou encore lorsque le catarrhe bronchique tend à gagner les petites bronches ; il constitue un précieux moyen dans les congestions actives du poumon et dans presque toutes les formes de l'hémoptysie. On emploie de préférence l'ipéca, plus rarement le tartre stibié, ou l'apomorphine en injections sous-cutanées : ces agents, les deux derniers surtout, sont contre-indiqués toutes les fois que le stimulus nerveux est défaillant, soit par le fait de l'âge, soit par celui de la maladie.

Quant aux *purgatifs*, leur action sur l'appareil pulmonaire est très indirecte et leur rôle thérapeutique assez effacé. Cependant, les purgatifs doux, et notamment les eaux sulfatées sodiques ou magnésiennes, sont fréquemment utiles pour évacuer les produits d'exsudation bronchique avalés par le malade et accumulés dans l'estomac, ainsi que pour combattre l'embarras gastrique, l'état saburral des premières voies, qui complique un grand nombre d'affections broncho-pulmonaires aiguës. Les drastiques d'autre part, tels que l'eau-de-vie allemande, la scammonée, la gomme-gutte, exercent une action dérivative salutaire quand il y a stase sanguine et œdème, comme c'est le cas dans le mal de Bright chronique et dans les phases avancées des maladies du cœur. Ils contribuent en outre, dans une faible mesure, il est vrai, à la résorption des épanchements pleuraux.

Les *balsamiques* agissent sur la muqueuse bronchique par voie substitutive, ce qui les rend très précieux dans le catarrhe bronchique prolongé. La plupart des substances aromatiques ou résineuses qu'on réunit sous ce nom, le goudron, la térébenthine, la créosote et leurs dérivés, de même que les essences d'eucalyptus, de copahu, de santal, jouissent de la propriété de s'éliminer par les glandes bronchiques, en produisant une irritation de la nutrition cellulaire qui renouvelle les éléments sécréteurs. Sous leur influence, il se fait une véritable desquamation bronchique, qui entraîne les cellules vieillies et les micro-organismes qu'elles renferment. Ainsi débarrassée des corps étrangers qui l'engluaient, la muqueuse reprend son fonctionnement normal et l'hypersécrétion se tarit rapidement. — Très utiles dans les formes torpides du catarrhe bronchique, avec sécrétion épaisse et abondante, les balsamiques sont moins efficaces lorsqu'il existe des lésions ulcéreuses du poumon ; certains d'entre eux, la créosote surtout, sont dangereux chez les malades dont la muqueuse bronchique est irritable, et surtout chez les individus sujets aux hémoptysies.

C'est aussi dans l'ordre des agents substitutifs que se placent les *sulfureux*, employés surtout sous la forme d'eaux minérales naturelles. Il importe de choisir de préférence des eaux sulfureuses froides, que l'embouteillage n'altère pas : celles de Labassère, de Challes ou d'Enghien par exemple. Elles conviennent surtout aux sujets lymphatiques, atteints de bronchite à marche torpide, avec épaississement sub-inflammatoire de la muqueuse trachéo-bronchique et sécrétion muco-purulente. Administrées matin et soir à la dose d'un demi-verre ou davantage, elles activent la circulation dans les réseaux péri-glandulaires, modifient rapidement l'engorgement bronchique et modèrent la formation des exsudats.

Ces propriétés sont naturellement plus développées dans les eaux sulfureuses chaudes prises à la source ; mais ces dernières ont une action excitante qui les rend parfois dangereuses, et leur emploi exige une grande prudence de la part du médecin. Les préparations pharmaceutiques de sels de soufre, qu'on substitue parfois aux eaux sulfureuses dans un but d'économie, sont beaucoup plus inoffensives, mais leur action est lente et incertaine.

Les *astringents* tels que le tannin, le ratanhia, l'acétate de plomb, se rapprochent des balsamiques par leurs indications, mais leur mode d'action est différent : ils semblent provoquer d'abord une vaso-constriction directe des capillaires glandulaires, puis un arrêt, une sorte d'inhibition de l'excitation sécrétoire. La belladone et son alcaloïde, l'atropine, partagent avec eux cette dernière propriété, qu'on utilise dans le traitement des catarrhes avec bronchorrhée séreuse. L'ergot de seigle est surtout vaso-constricteur et peut rendre des services dans les fluxions pulmonaires aiguës et dans les hémorrhagies congestives.

Mais ces divers moyens ont l'inconvénient grave de ne pas borner leur action à l'organe pulmonaire et d'influencer, d'une façon même encore plus accusée, d'autres appareils : aussi n'y a-t-on recours qu'exceptionnellement et d'une manière temporaire.

Les *iodures* ont une action très complexe et encore mal élucidée à certains points de vue : ils provoquent une vaso-dilatation intense, non seulement dans le poumon, mais dans tous les organes; ils abaissent ainsi la tension artérielle dans les cas où elle était exagérée et rendent la circulation capillaire plus active; ils favorisent la diapédèse des globules blancs et l'action résolutive dont ces derniers sont les intermédiaires (Heinz); d'autre part, on leur attribue la propriété de stimuler la désassimilation cellulaire, l'expulsion des résidus inertes et leur élimination par l'organe rénal dont l'activité sécrétoire est accrue; enfin, ils provoquent une irritation de la muqueuse bronchique, capable, quand elle n'est pas exagérée, d'exercer une action substitutive et de renouveler le revêtement épithélial en provoquant la chute et le remplacement des cellules malades. — A tous ces points de vue, ils rendent de grands services à la période terminale de la plupart des phlegmasies broncho-pulmonaires, quand il s'agit de résorber des exsudats inflammatoires, de modifier un catarrhe persistant, ou d'activer la circulation dans un lobe pulmonaire chroniquement engorgé. Nous verrons ailleurs que l'iode et les iodures jouent aussi un rôle important comme antispasmodiques et modificateurs des centres nerveux. Mais il va sans dire que des agents thérapeutiques aussi actifs demandent à être employés avec prudence, sous peine de sérieux accidents. Sans parler de l'intolérance absolue qui s'observe chez certains sujets, et qui se traduit par l'apparition rapide des phénomènes d'intoxication connus sous le nom d'iodisme, leur emploi est contre-indiqué toutes les fois qu'il existe un éréthisme neuro-vasculaire accusé, avec tendance congestive.

Les *antiphlogistiques*, autrefois très en honneur dans le traitement de presque toutes les affections des organes respiratoires, ont à peu près disparu de la thérapeutique moderne. Il y a lieu de réagir contre cette proscription, presque aussi fâcheuse que l'abus d'autrefois.

La *saignée générale* employée à propos, rend les plus grands services, et nul moyen ne peut la remplacer dans certains cas d'urgence : par exemple, dans la congestion pulmonaire généralisée qui accompagne parfois le début de la pneumonie, dans celle qui succède au refroidissement brusque chez les sujets en état d'ivresse, dans l'œdème pulmonaire aigu des brightiques et, en général, toutes les fois qu'un obstacle subit, dans le domaine de la petite circulation, paralyse l'énergie contractile du ventricule droit. En pareil cas, une saignée de trois à cinq cents grammes, ou même davantage, pratiquée rapidement, désemplit le système veineux engorgé, modère la surcharge de l'oreillette droite et permet au ventricule dilaté de revenir sur lui-même. Le soulagement est immédiat.

Quant aux inconvénients théoriques sur lesquels a tant insisté Jürgensen, et toute l'école allemande après lui, fussent-ils réels, qu'on serait en droit de passer outre quand l'indication vitale est en jeu. — Mais ils sont fort exagérés, et, dans la pneumonie notamment, l'usure organique résultant de la fièvre, de la gène apportée à l'hématose, de l'infection surtout, dépasse singulièrement en importance celle qui résulte d'une spoliation sanguine modérée.

Les *émissions sanguines locales*, par l'application de sangsues ou de ventouses scarifiées, n'ont pas l'action rapide et en quelque sorte mécanique de la saignée générale. Elles n'en constituent pas moins un très précieux moyen de modérer le *molimen* congestif qui signale le début de la plupart des inflammations pleuro-pulmonaires. Par la dérivation qu'elles produisent, elles déterminent une anémie relative des capillaires de la plèvre et du poumon, qui arrête ou du moins limite le processus inflammatoire en voie de développement. Dans la pneumonie, dans la pleurésie, dans beaucoup de variétés de congestion pulmonaire symptomatique, l'émission sanguine locale pratiquée avec décision dès la période initiale modère l'inflammation consécutive et peut même la faire avorter tout à fait. En général, les ventouses scarifiées sont préférables aux sangsues, parce qu'elles joignent à l'action déplétive l'action révulsive et qu'elles permettent de doser plus sûrement la quantité de sang à extraire. Mais il faut proportionner l'intervention à l'âge et à la vigueur du malade et ne pas craindre d'appliquer chez l'adulte dix ou douze ventouses, et même davantage. La douleur n'est pas plus forte qu'avec un petit nombre, et l'action est autrement efficace.

Les *révulsifs* viennent naturellement à la suite des antiphlogistiques dont ils partagent à certains points de vue le mode d'action. Les sinapismes à la farine de moutarde n'agissent guère que contre la douleur, la pleurodynie si fréquente au début des affections broncho-pulmonaires. Les ventouses sèches, appliquées en nombre suffisant, sont efficaces dans la congestion pulmonaire, quelle qu'en soit l'origine, et leur innocuité fait qu'on n'en saurait trop recommander l'emploi.

Les révulsifs plus énergiques doivent être réservés aux cas où l'élément congestif s'est compliqué d'une inflammation véritable, lorsque la vaso-dilatation initiale s'est effacée devant les processus exsudatifs : prolifération et desquamation épithéliale dans les bronches, diapédèse fibrino-leucocytique dans les alvéoles, néo-formations vasculaires à la surface de la plèvre. Le *vésicatoire* surtout, en provoquant une irritation intense du derme, suivie de soulèvement épidermique et d'exsudation séreuse, détermine, par action réflexe, une stimulation nutritive dans l'organe sous-jacent; il active ainsi la circulation sanguine et lymphatique, et favorise puissamment la résorption des produits exsudés. Mais il faut pour cela que le travail inflammatoire soit épuisé ou du moins très ralenti. Médiocrement utile et parfois nuisible à la période d'état des phlegmasies, le vésicatoire est d'une efficacité incontestable à la période de déclin, quand la persistance des exsudats menace de provoquer des réactions inflammatoires secondaires. Il est également très utile dans les formes de broncho-pneumonie qui procèdent par poussées successives, sans dépasser le stade d'engouement, comme c'est le cas dans la grippe, la coqueluche, la fièvre typhoïde.

Les applications de teinture d'iode, les pointes de feu, les cautères à la pâte de Vienne, conviennent surtout dans les phlegmasies à marche lente, à tendance chronique, où la révulsion doit être à la fois réitérée et prolongée; le cautère actuel répond aussi aux indications d'urgence, où l'effet du vésicatoire serait trop lent à se produire.

Il faut encore mentionner, parmi les agents locaux indirects, les *antispasmodiques*, les *narcotiques* et les *calmants*, qui servent à modérer les réactions nerveuses et à combattre la toux, la dyspnée, symptômes fonctionnels presque inséparables de toute affection des voies respiratoires, mais capables, lorsqu'ils sont très prononcés, d'aggraver l'état morbide d'où ils procèdent.

Les antispasmodiques, tels que le bromure de potassium ou de sodium, sont indiqués dans l'asthme, dans la coqueluche à sa seconde période et, en général, toutes les fois que la toux affecte le caractère convulsif et se complique soit de spasme de la glotte, soit de contracture des muscles inspirateurs. Les mêmes médicaments par leur action anesthésiante sur la muqueuse laryngo-trachéale peuvent faire disparaître certaines toux nerveuses dues à une hyperesthésie locale, qu'on observe assez souvent à la suite de certaines bronchites comme celle qui accompagne l'influenza. Dans l'asthme, l'iodure de potassium a une efficacité très supérieure à celle du bromure, tellement que G. Sée lui attribue une action curative, en quelque sorte spécifique, vertu qu'il partagerait cependant, selon le même auteur, avec la pyridine en inhalations.

Les narcotiques proprement dits, l'opium, le chloral, et les stupéfiants tels que la belladone, la jusquiame, l'aconit, le chanvre indien, la lobélie enflée, s'emploient dans toutes les formes de catarrhe broncho-pulmonaire où la toux est assez fréquente et assez pénible pour accroître l'irritation locale et pour déterminer l'insomnie. Les injections sous-cutanées de morphine ont leur indication quand il s'agit de calmer une dyspnée hors de proportion avec sa cause, ou quand l'imminence d'un accident grave, d'une hémorrhagie bronchique par exemple, rend désirable la suppression de tout mouvement brusque du thorax et de tout effort de toux. Mais, en dehors de ces cas exceptionnels, on ne doit pas perdre de vue que la toux est généralement un phénomène utile, bien plus, un acte nécessaire pour permettre aux voies aériennes de se débarrasser des exsudats qui les encombrent. Il faut donc la respecter autant que possible, et se garder, en engourdissant les réactions nerveuses, de favoriser l'encombrement bronchique avec sa redoutable conséquence : le catarrhe suffocant.

Dans les cas légers, et chez les individus faibles et avancés en âge, on s'abstiendra de tout narcotique sérieux, et on se contentera de recourir aux calmants anodins, tels que l'eau de laurier-cerise, ou la fleur d'oranger.

Nous arrivons aux moyens de traitement qui s'adressent à l'état général et dont nous dirons seulement queques mots, pour ne pas étendre démesurément cette revue déjà trop longue.

Les *antipyrétiques* ne trouvent leur indication que dans les affections aiguës fébriles, et surtout dans les bronchites graves, la pneumonie et la bronchopneumonie. Parmi eux le *sulfate de quinine* est à la fois le plus efficace et le plus inoffensif. Les règles de son administration sont les mêmes que dans les grandes pyrexies : doses rares et massives, données de préférence pendant les rémissions de la fièvre. À côté de son action antifébrile, ce précieux médicament possède encore une vertu antispasmodique dont on tire un utile parti dans les laryngo-bronchites à toux convulsive, et surtout dans la coqueluche; il n'est pour ainsi dire jamais contre-indiqué, sauf dans certains cas d'hémoptysie.

L'antipyrine, l'antifébrine, la thalline, la phénacétine et autres antipyrétiques, successivement préconisés dans ces dernières années comme succédanés de la quinine, sont loin d'avoir les avantages de cette dernière; ils présentent même de nombreux inconvénients, dont le principal est de déprimer le cœur et les centres nerveux et de provoquer facilement des accidents de collapsus. A l'exception de l'antipyrine, qui trouve parfois son indication dans la bronchite grippale avec céphalée intense et douleurs rhumatoïdes, il vaut mieux s'interdire l'emploi des médicaments de ce genre.

La *digitale* est considérée par certains auteurs (Hirtz, Petrescu) comme un antifébrile de premier ordre : dans la pneumonie notamment elle abattrait la fièvre en moins de quarante-huit heures et abré gerait notablement la durée de la phlegmasie. Bien que confirmés par plusieurs observateurs de mérite, ces résultats n'ont pas rallié jusqu'ici la majorité des médecins, et si la digitale, comme nous le verrons, est fréquemment employée à titre de tonique du cœur, son action antifébrile est jusqu'ici rarement mise à profit dans les maladies respiratoires.

En revanche le traitement par les *bains froids*, naguère encore réservé à la fièvre typhoïde et à quelques autres pyrexies graves, tend à prendre dans la thérapeutique de la pneumonie, de la broncho-pneumonie, de la bronchite capillaire, une place de jour en jour plus importante.

L'action du bain froid en pareil cas est complexe : comme nous l'avons montré ailleurs, à l'abaissement (d'ailleurs temporaire et peu considérable) de la température se joint une stimulation énergique du cœur et des centres nerveux; la respiration activée provoque la toux, et l'expulsion plus facile des exsudats bronchiques; enfin la sécrétion de l'urine, celle de la salive, celle de la sueur subissent une accélération salutaire. — Administrés à une température modérée (de 24° à 18° centigrades) avec les précautions d'usage, les bains sont sans danger chez les malades jeunes, dont l'appareil circulatoire est intact. Chez les individus faibles, à réactions nerveuses vives, on donne les bains tièdes et progressivement refroidis (1).

(1) Tout récemment on a proposé (Renaut, Lemoine) de substituer aux bains froids les bains très chauds, à 38° centigrades ou davantage; sauf la soustraction de calorique, les effets seraient à peu près les mêmes : au point de vue de l'expansion pulmonaire notamment, et de la stimulation du cœur et des centres nerveux, les résultats ne le céderaient en rien à ceux de la balnéation

La balnéation est contre-indiquée chez les vieillards, chez les grands alcooliques, chez les cardiaques et les artério-scléreux ; elle est inapplicable chez les femmes enceintes.

Les *toniques* sont peut-être, de tous les agents thérapeutiques, ceux qui trouvent, dans les maladies broncho-pulmonaires, les applications les plus nombreuses — L'*alcool* est le plus usité : à dose fractionnée et modérée il stimule les centres nerveux et soutient les forces. Il est indiqué dans toutes les phlegmasies aiguës fébriles, dans la pneumonie surtout, et dans la broncho-pneumonie des enfants et des vieillards. Mais il doit être administré avec discernement : nécessaire aux alcooliques qui sont pris d'anémie cérébrale quand on les prive de leur stimulant habituel, il est facilement nuisible chez les dyspeptiques et chez les sujets nerveux. Le *vin généreux* n'a pas les inconvénients de l'alcool et possède les mêmes propriétés toniques ; on le prescrit de préférence aux femmes et aux gens assez nombreux qui ne peuvent supporter aucune boisson forte. Le *quinquina* est encore un tonique d'ordre général, d'autant plus précieux qu'à ses vertus stimulantes il joint l'avantage d'être stomachique et de réveiller les fonctions digestives paresseuses : dans les maladies aiguës comme dans les maladies chroniques, chez l'enfant comme chez l'adulte, il est rare qu'on n'ait pas l'occasion de le prescrire utilement

D'autres agents du même ordre répondent à des indications plus spéciales : la *strychnine* réveille l'activité des centres nerveux, stimule l'appareil muscu-

froide, et ils seraient obtenus avec moins de risques et moins de souffrance pour les malades.

Ces tentatives méritent d'être continuées.

laire et développe la tonicité du tube digestif; utile dans la convalescence des maladies respiratoires, qui laissent l'organisme affaibli et toutes les fonctions languissantes, elle est nécessaire dans les formes adynamiques graves de la pneumonie, de la grippe, dans lesquelles le {poison infectieux, portant son action sur les centres nerveux, menace de tarir les sources de la réaction vitale. La *digitale*, par son action tonique et modératrice sur le cœur, permet dans la pneumonie grave, de ménager les forces de cet organe, sur lequel tout repose. La *caféine*, dont l'action sous certains rapports est opposée, s'associe utilement à la digitale quand il faut soutenir à tout prix la contractilité cardiaque défaillante : dans la pneumonie grave elle constitue souvent le moyen héroïque qui permet au malade d'éviter le collapsus et de franchir l'étape dangereuse qui précède immédiatement la défervescence. L'*ergot de seigle* s'adresse à l'innervation vasculaire et combat la vaso-dilatation passive, si fréquente au décours de la grippe et des broncho-pneumonies infectieuses. Enfin l'*éther* en injections sous-cutanées agit à la fois comme révulsif par la douleur locale et comme stimulant de l'organe pulmonaire par lequel il s'élimine; dans les états adynamiques il réveille le réflexe respiratoire défaillant; dans l'asphyxie, la syncope et autres cas d'urgence, il donne à l'activité nerveuse un coup de fouet très utile.

A tous ces moyens, que l'art du clinicien choisit et combine selon les indications de chaque cas individuel, se joignent les agents *modificateurs de la nutrition générale* qui, dans les maladies des organes respiratoires plus encore que dans toutes les autres, sont souvent le complément nécessaire du traitement.

et la condition de guérison durable. Le *fer*, l'*iode*, l'*arsenic*, les *sulfureux*, les *alcalins*, les *phosphates*, sont les principaux parmi ces médicaments qui s'adressent à l'état constitutionnel.

Les *cures climatériques*, dans certains cas choisis, réussissent, au défaut des médications internes mal tolérées ou inefficaces, à modifier l'état général dans un sens favorable et à triompher d'une lésion bronchique ou pulmonaire invétérée.

Enfin les *stations hydro-minérales* et *thermales* offrent la plupart des agents médicamenteux que nous venons d'énumérer, sous une forme naturelle qui en décuple l'action. Presque toujours situées en pays de montagne, elles associent à des conditions hygiéniques et climatériques favorables, toute une série de moyens thérapeutiques locaux et généraux, appropriés aux états les plus divers. Elles offrent à la médication des ressources pour ainsi dire illimitées.

Ce n'est pas le lieu de développer ces vastes questions; contentons-nous des indications sommaires qui précèdent, et quittons le terrain des généralités pour aborder la thérapeutique spéciale des maladies des bronches, du poumon et de la plèvre, qui forme l'objet de ce manuel.

CHAPITRE PREMIER

Les bronchites aiguës.

Préambule anatomique et division. — L'inflammation de la muqueuse bronchique est la plus commune parmi les affections des organes respiratoires : on peut même dire qu'elle surpasse en fréquence toutes les maladies, le coryza excepté.

Dans sa forme aiguë, la seule que nous ayons à envisager au cours de ce chapitre, la bronchite est souvent *idiopathique :* elle succède alors soit à un refroidissement, soit (plus rarement) à une irritation directe des voies aériennes par des poussières, des fumées nocives ou tout autre agent physico-chimique.

Beaucoup plus fréquemment la bronchite aiguë est *symptomatique* et constitue une détermination locale, soit d'une maladie infectieuse d'origine microbienne, soit d'une altération diathésique, soit enfin d'un trouble de la circulation générale.

Au point de vue anatomique, si l'on met à part l'analyse bactériologique dans laquelle nous ne pouvons entrer ici, la plupart des bronchites aiguës se ressemblent. Hyperémie et dilatation des réseaux capillaires, tuméfaction de la muqueuse bronchique qui s'infiltre de cellules rondes, altération du revêtement épithélial, chute des cils vibratiles et transformation caliciforme des cellules cylindriques, production d'un exsudat purement muqueux d'abord, puis muco-purulent par diapédèse leucocytique : telles sont les lésions que l'on constate d'ordinaire. — Parfois cependant les produits d'exsudation renfermant de la fibrine se concrètent en *pseudo-membranes* plus ou moins résistantes et forment des moules ramifiés de constitution variable.

D'habitude, les lésions, quelle que soit leur forme, demeurent limitées aux grosses et aux moyennes bronches ; quand elles se propagent aux plus fines ramifications, la bronchite est dite *capillaire* : en pareil cas l'étroitesse des conduits a pour résultat leur prompte oblitération, tant par le gonflement de la muqueuse que par la stagnation des exsudats, et des lésions spéciales du lobule pulmonaire en sont la conséquence.

Au point de vue clinique et thérapeutique, nous avons tout avantage à suivre le plan qui nous est suggéré par l'étiologie et l'anatomie pathologique. Nous étudierons donc successivement :

1° La trachéo-bronchite aiguë idiopathique (ou *a frigore*) ;

2° Les principales variétés des bronchites aiguës symptomatiques ;

3° La bronchite pseudo-membraneuse ;

4° La bronchite capillaire.

§ 1er. — TRACHÉO-BRONCHITE AIGUË IDIOPATHIQUE

OU A FRIGORE.

Tableau clinique. — La trachéo-bronchite se développe presque toujours à la suite d'un refroidissement, soit que le malade ait été saisi par un coup de vent froid, le corps étant en sueur et les vaisseaux cutanés paralysés, soit qu'il ait éprouvé un refroidissement local prolongé, d'où la congestion réflexe de la muqueuse respiratoire : certaines personnes ne peuvent garder aux pieds des chaussures humides sans être prises d'un rhume.

La maladie, souvent précédée d'un coryza ou d'une légère angine, débute par une toux sèche, fréquente et quinteuse, avec douleur rétro-sternale, céphalalgie, et fièvre le plus souvent légère ; la langue est blanche, il y a de l'anorexie, de la soif, une tendance à la constipation.

Bientôt, surtout si le malade néglige de se soigner, la toux augmente, devient persistante et est accompagnée d'une dyspnée plus ou moins prononcée, avec pleurodynie ; l'expectoration se produit, d'abord blanche, filante et purement muqueuse, puis plus opaque et plus épaisse ; il y a un état saburral plus ou moins marqué des voies digestives, un léger mouvement de fièvre le soir, parfois suivi de sueurs ; agitation nocturne et insomnie entretenue par les quintes de toux ; la sonorité thoracique est normale, sauf complication, mais on perçoit de gros râles sibilants et ronflants disséminés qui couvrent le murmure vésiculaire ; aux bases il y a souvent des râles sous-crépitants dont le calibre variable permet d'apprécier l'extension plus ou moins grande du catarrhe vers les petites bronches.

Au bout d'un temps variable, la fièvre disparaît, la toux devient moins fréquente, plus grasse, l'expectoration est franchement opaque et muco-purulente ; à l'auscultation on ne trouve plus que quelques râles humides, souvent accompagnés d'un peu de rudesse respiratoire au niveau des grosses bronches ; en même temps la langue se nettoie et l'appétit se rétablit plus ou moins lentement. Souvent il persiste un certain degré d'atonie digestive, avec fatigue générale et inaptitude au travail; les malades transpirent facilement, sont très sensibles au moindre changement de température; la voix est fragile et il se produit facilement des quintes de toux; ces symptômes peuvent durer plusieurs semaines, surtout si la maladie a commencé en hiver; parfois, surtout chez les enfants et les vieillards, ils ne disparaissent tout à fait qu'au retour de la belle saison.

Traitement. Début. — Dès l'apparition de l'angine ou du coryza précurseur, on prescrira le repos absolu à la chambre, surtout si le malade est délicat ou prédisposé aux affections des voies aériennes. On donnera le *sulfate de quinine* à la dose de 50 centigrammes pour un adulte, de 10 à 25 pour un enfant, suivant l'âge, à prendre en une fois de préférence au repas de midi. La congestion céphalique, inséparable de la période du début, sera combattue par la *jusquiame* et l'*aconit* ainsi formulés :

<pre>
Teinture de racine d'aconit............)
     »   de jusquiame ....) áá 5 gr.
</pre>

dix gouttes trois fois par jour dans un peu d'eau.

Si la toux est très fréquente, pénible, accompagnée d'une sensation de brûlure derrière le sternum, on conseillera d'appliquer le soir un *sinapisme*, ou mieux encore, un cataplasme sinapisé préparé en incorporant dans la pâte de farine de lin un quart de son volume de farine de moutarde, au moment de façonner le cataplasme.

Redoute-t-on l'insomnie, on pourra joindre à ces divers moyens un *sirop calmant*, opiacé ou bromuré selon les cas. La formule suivante est facilement acceptée même par les enfants, à cause de son goût agréable :

> Sirop de tolu ....)
>   »   de codéine...................... } áá 30 gr.
> Eau distillée de laurier-cerise..........   15 gr.

une cuillerée à bouche en se couchant (pour un enfant de six à sept ans, dose moitié moindre).

L'appétit étant nul à cette période, on conseillera les bouillons, le lait coupé d'un peu d'eau de Vichy.

On autorisera les boissons abondantes : infusion de fleurs pectorales, de violette, de pensée sauvage, eau d'orge miellée ; toutefois on se gardera d'y insister si le malade ne les prend qu'avec répugnance, et surtout on ne cherchera pas à provoquer une sudation forcée dans l'espoir de faire avorter la bronchite ; cette pratique traditionnelle n'a d'autre résultat que de fatiguer le malade et d'augmenter son malaise. Beaucoup de malades préfèrent aux tisanes quelques gorgées d'un grog chaud, aromatisé au citron : il n'y a aucun inconvénient à les satisfaire.

Période d'état. — Si la fièvre est forte, l'engouement bronchique très prononcé, s'il y a en même temps un peu d'embarras gastrique, le *vomitif* est la médication de choix, et rien ne le remplace. On prescrira donc :

> Poudre d'ipéca........................ 1 gr. 50

en trois paquets.

A prendre le matin à jeun, de dix en dix minutes, dans trois demi-verres d'eau tiède.

Chez les individus très vigoureux, à réactions lentes, on obtiendra des effets plus certains avec le tartre stibié, associé au sulfate de soude (émétocathartique) :

Tartre stibié........ ....   0,05 cent.
Sulfate de soude..................:..   30 gr.

dans une tasse de bouillon aux herbes.

Pour les enfants, le vomitif suffit; on emploiera le sirop d'ipéca mélangé de poudre :

Sirop d'ipéca......................   30 gr.
Poudre d'ipéca....................   0,30 cent.

par cuillerée à café ou à entremets suivant l'âge, de cinq en cinq minutes.

Les évacuations doivent être copieuses; si elles se font attendre, on les favorisera par des boissons tièdes.

Dès que l'effet vomitif s'est produit, il y a une détente marquée de tous les symptômes : la toux et la dyspnée se calment, la fièvre tombe et il se produit une moiteur de la peau avec sensation de brisement des forces suivie en général d'un sommeil réparateur.

Dans les cas légers, ou lorsque le vomitif est contre-indiqué par l'âge ou le tempérament du sujet, on se bornera à prescrire les *expectorants*, et notamment le kermès. Ce dernier a l'avantage de ne pas fatiguer l'estomac et de déterminer peu de réactions désagréables; le mieux est de le donner en potion, associé à un stimulant diffusible, tel que l'alcoolat de mélisse ou l'éther :

Julep gommeux......................   80 gr.
Sirop de tolu......................
Alcoolat de mélisse..................   } āā 20 gr.
Kermès minéral............ ....   0,25 cent.

par cuillerées à entremets de deux en deux heures, à distance des repas.

Ce médicament fluidifie rapidement les sécrétions, qui deviennent moins gommeuses et plus faciles à détacher ; les quintes de toux sont abrégées d'autant.

Quand la trachéite est très intense, il en résulte une sensation pénible de chatouillement au-dessous du larynx, avec toux incessante et douloureuse, se produisant surtout quand le malade parle ou respire fortement, et aussi pendant la digestion. En pareil cas, on aura avantage à donner les granules suivants :

> Extrait thébaïque.............. } áá 0,01 centigr.
> Extrait de jusquiame...........

pour un granule ; en prendre un toutes les quatre heures.

Chez certains malades, le chatouillement au larynx se produit exclusivement la nuit, entre deux et cinq heures du matin, déterminant une quinte de toux prolongée qui revient chaque jour avec une périodicité véritable. Ce phénomène cède en général très vite à l'usage de la quinine associée à la belladone :

> Sulfate de quinine................. 0,15 centigr.
> Extrait de belladone.............. 0,01

pour une pilule ; en prendre deux matin et soir au repas.

Il faut se rappeler que la belladone, surtout associée à la quinine, produit souvent au bout d'une heure ou deux une rougeur très vive des téguments ; on fera bien d'en avertir le malade et son entourage.

Les soins généraux durant la période d'état de la bronchite aiguë varient selon l'intensité des cas, selon l'âge et le tempérament des malades.

Les sujets vigoureux, une fois passée la période fébrile du début, se sentent à peine souffrants et ne consentent que difficilement à garder le lit. Pourvu qu'ils ne quittent pas leur chambre et qu'on entretienne autour d'eux une température égale, il n'y a aucun inconvénient à les laisser se lever, marcher, lire même ou écrire un peu. En revanche, pour les enfants presque toujours indociles, pour les gens âgés, pour ceux qui souffrent d'une affection chronique susceptible d'être aggravée par la bronchite, le séjour au lit sera de rigueur.

Dès que l'appétit commencera à revenir, on alimentera le malade, d'abord avec des potages et des œufs, puis d'une façon plus substantielle.

Période de déclin. — Elle est annoncée par le changement de caractère de l'expectoration qui devient épaisse, muco-purulente (*sputa cocta* des anciens), en même temps qu'elle se détache plus aisément.

La toux plus grasse et plus facile se produit surtout le matin au moment où les bronches se débarrassent des produits exsudés pendant la nuit.

L'indication capitale à cette période est de tarir l'expectoration : tant que celle-ci n'aura pas disparu, les bronches resteront vulnérables, et la moindre imprudence pourra amener une rechute.

Pour modifier l'état de la muqueuse bronchique, deux procédés sont applicables : porter directement l'agent médicamenteux dans les conduits aériens ou faire pénétrer dans le torrent circulatoire des substances volatiles capables de s'éliminer par les bronches.

On emploiera avec grand avantage les inhalations eouplutôt les pulvérisations d'*eau sulfureuse* pratiquées avec le pulvérisateur à vapeur de Collin ou tout autre modèle analogue. On emploie l'eau d'Enghien ou l'eau de Labassère, et on fait deux séances par jour, de dix à quinze minutes chacune. Il importe de faire usage d'un embout en verre qui concentre le jet de vapeur, et de respirer à pleins poumons, en se tenant bien en face de l'appareil, la bouche grande ouverte à deux centimètres au plus de l'embout. Les premières inspirations provoquent parfois une quinte de toux, mais l'accoutumance est rapide.

Certains malades ne supportent pas les inhalations ; d'autres, les enfants notamment, n'ont pas la patience de s'y soumettre : chez ceux-là on emploiera l'eau sulfureuse en gargarismes, coupée par moitié avec du lait très chaud. On se trouvera bien de faire boire matin et soir quelques gorgées de ce mélange.

En même temps il convient de prescrire les *balsamiques*, tels que la créosote, le goudron, la térébenthine, les baumes de Tolu et du Pérou.

La *créosote* est de toutes ces substances la plus active : chez les enfants on l'administre sous forme de vin créosoté :

Vin de Banyuls	110 gr.
Alcool à 90° bon goût	10 —
Créosote de hêtre	0,50 cent.

une cuillerée à bouche le matin avant de manger.

Chez l'adulte il est plus commode et plus agréable d'employer les capsules : il en existe une grande variété. Parmi les plus usitées nous citerons celles dites *gouttes livoniennes* qui renferment chacune :

Créosote de hêtre	0,05
Baume de tolu	⎱ ââ 0,075
Goudron de Norvège	⎰

Les capsules de *térébenthine* sont aussi très efficaces ; elles contiennent généralement 15 centigrammes d'essence ; le malade en prendra une ou deux à chaque repas (c'est-à-dire de trois à six par jour).

Beaucoup d'estomacs ne supportent pas la créosote ; la térébenthine occasionne souvent des pesanteurs et des renvois désagréables.

Lépine et G. Sée ont proposé d'y substituer la *terpine* (ou hydrate de térébenthine) qui n'a pas les mêmes inconvénients. Cette substance se présente sous la forme de cristaux prismatiques à base rhombe, incolores, peu solubles dans l'eau, mais solubles dans l'alcool et la glycérine. Elle est parfaitement tolérée par l'estomac et d'une digestibilité absolue : à la dose de cinquante centigrammes à un gramme par jour elle tarit rapidement l'expectoration muco-purulente de a bronchite à son déclin (G. Sée).

M. Vigier conseille les formules suivantes :

Elixir de Garus........................... 200 gr.
Terpine................................... 2 gr. 50

deux à quatre cuillerées à bouche par jour ; ou bien :

Terpine.................................... 2 gr. 50
Glycérine à 30°......................... ⎫
Alcool à 95°............................. ⎬ áá 35 gr.
Sirop de sucre......................... ⎭

une cuillerée à bouche matin et soir.

On peut encore prescrire des pilules renfermant 10 ou 15 centigrammes de terpine.

Pour les enfants qui ne savent pas avaler les pilules et qui prennent les solutions alcooliques avec répugnance, on peut donner la terpine pulvérisée en suspension dans un sirop avec la précaution d'agiter la bouteille avant de verser. Nous prescrivons fréquemment :

Sirop de tolu......................	)	ấá 60 gr.
» de térébenthine................	(	
Eau distillée de laurier-cerise.........		30 gr.
Terpine............................		1 gr. 50

(agiter la bouteille) :
une cuillerée à dessert matin et soir pour enfants de quatre à six ans.

A côté de la terpine il faut encore mentionner le *terpinol*, préconisé par Dujardin-Beaumetz. C'est un dérivé de la terpine, qu'on obtient en faisant agir sur cette dernière l'acide chlorhydrique ou l'acide sulfurique et en distillant les mélanges. Il présente l'aspect d'un liquide huileux, incolore, à odeur suave rappelant celle de la jacinthe. Administré à la dose de 50 centigrammes ou un gramme par jour, il est bien toléré par l'estomac et rapidement absorbé ; il s'élimine en grande partie par la muqueuse bronchique, comme le prouve l'odeur de jacinthe que prend l'haleine du malade et qui persiste plus de 24 heures après la cessation du médicament (Guelpa).

La forme la plus commode pour prescrire le terpinol est celle des capsules, généralement dosées à 10 centigrammes (Adrian). Le malade en prendra de deux à quatre au commencement de chaque repas. Les résultats sont, d'après Dujardin-Beaumetz, plus rapides et plus complets qu'avec la terpine.

Chez certains sujets, l'expectoration est insignifiante, mais il persiste un certain degré de gêne respiratoire, avec pesanteur dans les hypochondres ; à l'auscultation, on trouve à la base des poumons un murmure respiratoire faible et quelques râles fins disséminés révélant un léger degré de stàse sanguine. Ces malades (le plus souvent des gens au-dessus de 40 ans et qui ont déjà eu plusieurs bronchites) restent faibles, s'essoufflent facilement et accusent un degré très marqué d'asthénie générale.

En pareil cas on se trouvera bien de remplacer les basalmiques par l'*iodure de potassium* ou de *sodium* à petites doses (de 10 à 50 centigrammes par jour). Indépendamment de son action substitutive sur la muqueuse bronchique, cet agent dilate, comme on le sait, les capillaires pulmonaires, active la circulation intra-thoracique et fait disparaître la stase sanguine commençante.

Ses effets sont généralement rapides, et ne se font pas attendre plus de quatre ou cinq jours. — La meilleure forme à adopter est celle d'une solution aqueuse étendue :

Eau distillée............................... 100 gr.
Iodure de sodium....................... 2 gr. 50]

une cuillerée à bouche tous les matins.

On n'oubliera pas que la plupart des médicaments ci-dessus étudiés : sulfureux, balsamiques, iodures, agissent par *substitution*, c'est-à-dire en provoquant tout d'abord un certain degré d'irritation bronchique, qui rend la circulation plus active, excite la prolifération épithéliale et *décape* en quelque sorte la muqueuse malade. On s'abstiendra donc, où du moins on agira très prudemment chez les sujets dont les bronches sont particulièrement irritables, soit en vertu d'une idiosyncrasie particulière, soit en raison d'une maladie antérieure. Chez les jeunes gens à poitrine faible, il faut se méfier des iodures, ainsi que de la créosote ; les sulfureux sont mieux tolérés en boisson qu'en inhalation. Au contraire, les artério-scléreux supportent bien les iodures; mais les sulfureux éveillent chez eux l'irritation bronchique, et les balsamiques sont d'un emploi précaire, en raison de l'état souvent défectueux de l'organe rénal.

Dans tous les cas, on se trouvera bien de soigner l'état général, souvent très affaibli à la suite d'une bronchite même légère. On fera prendre au malade une alimentation substantielle. Si l'appétit est lent à revenir, on prescrira les *amers*, le quassia, le colombo, ou bien pour les estomacs débiles l'*extrait de malt* à la dose d'un verre à madère avant chaque repas.

Chez les enfants, l'*iodure de fer* est souvent indiqué, surtout si l'on soupçonne un certain degré d'adénopathie trachéo-bronchique (fréquente à la suite des bronchites aiguës). Les préparations de quinquina sont encore plus utiles, la potion suivante notamment :

Eau distillée	140 gr.
Sirop d'écorces d'oranges	60 —
Vin de quinquina	40 —
Extrait de quinquina soluble	8 —

une cuillerée à entremets trois fois par jour au commencement du repas. La dose d'adulte sera double.

Si les circonstances le permettent, un changement d'air est le meilleur moyen d'achever la convalescence.

§ II. — BRONCHITES SYMPTOMATIQUES.

A. Bronchite dans l'influenza. — Elle n'est pas constante; la grippe épidémique, maladie protéiforme s'il en fut, peut évoluer sans aucune détermination sur les voies respiratoires, mais c'est en somme l'exception : dans la grande majorité des cas, la muqueuse bronchique est le siège de la localisation principale, et la forme thoracique de l'influenza est celle que tous les auteurs décrivent comme la plus fréquente.

La bronchite grippale débute par des phénomènes d'irritation intense, qui ne sont presque jamais limités aux bronches, mais s'étendent à la totalité des voies aériennes : la muqueuse nasale et pharyngienne, celle du larynx, de la trachée et des bronches sont prises simultanément ou successivement. Il y a du coryza, du larmoiement, des éternuements fréquents, mais surtout une toux incessante, quinteuse et spasmodique, rappelant par son intensité celle du début de la rougeole ; cette toux exaspère la céphalée, très vive au début de la grippe ; elle secoue péniblement le thorax et produit de la pleurodynie, des douleurs aux attaches du diaphragme, qui viennent s'ajouter à la courbature générale. L'expectoration, d'abord filante et spumeuse, d'une grande viscosité, devient très rapidement muco-purulente.

La fièvre, d'allure rémittente, est souvent intense et accompagnée de sueurs acides; le brisement des forces est absolu, l'adynamie très précoce; il y a fréquence exagérée avec petitesse du pouls, tendance à l'asthénie cardiaque et à l'affaiblissement des centres nerveux. Les signes physiques sont ceux d'une bronchite ordinaire, avec phénomènes fluxionnaires très intenses et d'une grande mobilité : râles sonores et humides disséminés dans les grosses et moyennes bronches, râles crépitants ou sous-crépitants fins;

localisés en un ou plusieurs foyers, tantôt à la base, tantôt au sommet, et très variables d'un jour à l'autre. Ces poussées congestives sont souvent le point de départ de localisations plus graves : pneumonie, spléno-pneumonie, pleurésie grippale.

En l'absence même de toute complication, la bronchite grippale est remarquable par sa ténacité : il y a tantôt une bronchorrhée véritable qui persiste après la chute de la fièvre, avec expectoration abondante, opaque, nummulaire, analogue à celle des tuberculeux au troisième degré; tantôt une laryngo-trachéite que la moindre fatigue vocale, le moindre courant d'air réveille et qui se traduit par une sensation de chatouillement sous le sternum avec toux, sèche, quinteuse, et enrouement passager. Chez les enfants, l'engorgement des ganglions bronchiques est parfois le phénomène dominant : il détermine de la gêne respiratoire, et surtout des quintes de toux spasmodique, coqueluchoïde, qui surviennent au moment de la digestion, surtout quand le petit malade, est couché, et se répètent parfois pendant près de deux heures toutes les nuits. — En même temps on constate une dépression des forces, tout à fait hors de proportion avec l'intensité apparente et avec la durée de la maladie : l'anorexie est complète, il y a de la paresse digestive, un état de langueur physique, et morale très prononcé; le malade est découragé, se plaint d'inaptitude au travail; le moindre effort provoque des palpitations cardiaques, de l'oppression, de la moiteur du visage et des mains; il y a souvent des sueurs profuses la nuit et au moment des digestions.

Dans le traitement de la bronchite grippale, on ne perdra pas un instant de vue le caractère infectienx de la maladie originelle, ni cette tendance à l'asthénie des centres nerveux qui constitue, comme l'a bien montré Huchard, le trait dominant de l'influenza dans toutes ses formes. On aura donc recours de préférence aux moyens toniques, en évitant les agents capables d'ajouter directement ou indirectement à la débilitation.

Dans la période initiale, on donnera le sulfate de quinine à haute dose. Ce médicament, par son action à la fois antifébrile et antiseptique, est le plus capable de modérer le processus morbide, en limitant à la fois l'évolution microbienne elle-même et les phénomènes fébriles qui en sont la conséquence ; en outre, il a une action tonique et stimule le système nerveux, au lieu de le déprimer à la façon de l'antipyrine, de la phénacétine et des autres antithermiques préconisés dans ces dernières années (1).

Chez l'adulte, on prescrira un cachet de sulfate de quinine de 30 ou même de 50 centigrammés matin et soir, en ayant soin de faire prendre aussitôt après une boisson alimentaire (lait, bouillon, grog) pour en assurer l'absorption rapide.

Chez l'enfant, les cachets ne peuvent être employés : on donnera la quinine enrobée dans une gelée de fruits, ou simplement délayée dans une cuillerée de café noir, qui en atténue l'amertume.

(1) Une intéressante expérience, due à Mossé, met bien en relief l'action toute particulière de la quinine dans la grippe. Cet auteur a injecté du sang de malades atteints de grippe et des cultures pures du microbe de Pfeiffer, d'abord à des lapins traités préventivement par la quinine à la dose de 3 à 5 centigrammes par kilog. de leur poids, puis à des lapins neufs servant de témoins. Les premiers n'ont présenté aucun symptôme morbide, tandis que les seconds ont contracté rapidement une affection analogue à la grippe de l'homme, et ne se sont remis qu'avec lenteur (*Revue de Médecine*, 10 mars 1895).

La dose variera de 10 à 25 centigrammes, matin et soir, suivant l'âge.

Même sous cette forme, la quinine est difficilement acceptée par les enfants très jeunes. Beaucoup d'entre eux crachent ou régurgitent tout ce qui offre un goût désagréable, et en insistant, on ne parvient qu'à révolter leur estomac.

On peut alors administrer le sulfate de quinine *en suppositoire* :

> Beurre de cacao .... 1 gr.
> Sulfate de quinine..................... ..... 0,25 cent.
> f. s. a. un suppositoire...................

pour un enfant d'un an à dix-huit mois.

Introduit avec douceur dans le rectum à l'heure du sommeil, ce suppositoire est généralement gardé, et, malgré le peu de solubilité du sel quinique, l'absorption est rapide. On la rendrait encore plus prompte en substituant au sulfate le chlorhydrate, qu'il faudrait formuler ainsi (pour éviter toute chance d'erreur) :

> Quinine (chlorhydrate d.) .... 0,25 cent.
> Beurre de cacao .... 1 gr.

Sauf ce cas particulier, nous ne voyons aucun avantage à remplacer le sulfate de quinine, médicament éprouvé qu'on trouve partout, par d'autres sels moins usités, tels que le lactate ou le bromhydrate, dont l'usage est peu répandu et le maniement beaucoup moins sûr.

Sauf intolérance ou contre-indication spéciale, l'usage de la quinine devra être continué aussi longtemps que durera la fièvre.

Quand les phénomènes douloureux (céphalée, courbature, douleurs musculaires et articulaires) sont très accentués au début de la grippe, on pourra associer l'antipyrine à la quinine et donner, par exemple, cinquante centigrammes d'antipyrine le matin, autant à midi, autant le soir, en cachet ou en solution. Mais on ne dépassera en aucun cas la dose d'un gramme et demi par jour et on se souviendra que, si l'antipyrine est un adjuvant utile au traitement, elle ne saurait, dans aucun cas, remplacer la quinine. Il est même préférable de n'en pas prolonger l'usage au delà des deux ou trois premiers jours, de peur de favoriser l'asthénie des centres nerveux.

Malgré la fréquence de la toux et l'insomnie qui en est souvent la conséquence, on se méfiera des opiacés pour la même raison ; il faudra recourir de préférence aux révulsifs : sinapismes et cataplasmes sinapisés sur le haut de la poitrine ou aux attaches du diaphragme.

Les calmants sont-ils absolument nécessaires, on les associera au *chlorhydrate d'ammoniaque*, dont Marrotte a fait ressortir l'action tonique et stimulante dans la grippe, et qui, au dire de Teissier, posséderait en outre une action microbicide sur le contage spécial de cette maladie. On pourra employer la formule suivante :

Julep gommeux...................... ...	80 gr.
Sirop diacode.........................	
Alcoolat de mélisse...................	āā 20 gr.
Teinture de jusquiame...............	4 —
Chlorhydrate d'ammoniaque..........	2 —

une cuillerée à entremets toutes les deux heures. Pour les enfants, on le donnera par cuillerées à café, dans de l'eau ou de la tisane, en raison de la saveur brûlante du sel ammoniacal.

Les malades atteints de bronchite grippale, même légère, devront être tenus strictement au lit, surtout en temps d'épidémie, et ne pas se lever avant que la fièvre soit tombée entièrement. C'est faute d'observer cette précantion que tant d'individus qui s'étaient crus quittes au bout de deux jours, sont pris le troisième ou le quatrième d'une rechute grave avec fièvre intense et complications broncho-pulmonaires.

Dans les formes sérieuses, la médication sera beaucoup plus active. Si le catarrhe menace de gagner les petites bronches, on administrera le kermès, selon la formule donnée plus haut (page 38), en alternant cette potion avec celle au chlorhydrate d'ammoniaque. En cas de localisations congestives étendues avec menace de broncho-pneumonie, on pourra, si le malade est jeune, s'il n'y a aucun symptôme d'asthénie cardiaque, recourir au tartre stibié à petite dose :

<pre>
Julep gommeux........................ 120 gr. ⎱
Tartre stibié.........................   0,10 cent.
</pre>

Une cuillerée à bouche toutes les deux heures.

Mais ce moyen demande une grande surveillance ; en tout cas, on ne le prolongera pas au delà de vingt-quatre heures, et on y renoncera si le pouls faiblit, devient mou, ou s'il y a des signes d'adynamie cérébrale.

La bronchite est-elle accompagnée d'une fièvre intense, avec dyspnée disproportionnée aux signes locaux ; observe-t-on de l'insomnie et de l'agitation délirante : on pourra, chez les jeunes sujets, chez les enfants surtout, recourir aux *bains tièdes* (30° centigrades) ou même aux *bains frais* (24° à 26°) qu'on renouvellera de trois à six fois dans les vingt-quatre heures, selon la température et l'état général. Ces bains sont en général bien supportés; ils produisent souvent une détente immédiate de tous les symptômes; ils ne sont jamais nuisibles si on a soin d'administrer au malade une gorgée de bon vin ou de grog chaud avant et après chaque bain, de tenir la tête entourée d'une compresse mouillée d'eau fraîche, enfin de ne pas prolonger le bain plus d'un quart d'heure et d'y mettre fin au premier signe de lassitude.

Quand il y a faiblesse ou irrégularité de l'action cardiaque, fréquence excessive et petitesse du pouls, tendance à la cyanose du visage et des extrémités, une seule indication prime toutes les autres : soutenir le cœur, relever l'activité circulatoire et cardiaque. On renoncera aux expectorants dont l'action hyposthénisante deviendrait dangereuse; on aura recours aux *toniques du cœur et des centres nerveux :* digitale, strychnine, caféine, éther. Nous prescrivons souvent le mélange suivant :

```
Teinture de badiane.......  ...  ......     2 gr.
    —      de digitale..................  ⎫
    —      de noix vomique............  ⎬ ãã 4 gr.
                                         ⎭
```

Dix gouttes trois fois par jour dans un peu d'eau, ce qui fait douze gouttes de digitale et douze gouttes de noix vomique en vingt-quatre heures. Si les symptômes menaçants persistent, on pratiquera, en outre, une injection sous-cutanée d'un centimètre cube d'éther pur, et une autre de même quantité de la solution suivante :

```
Caféine..................  ⎫
Benzoate de soude..........  ⎬ ãã 2 grammes
Eau distillée.............  q. s. pour dix cent. cubes.
```

La seringue de Pravaz ordinaire représente 20 centigrammes de caféine.

Les injections, tant de caféine que d'éther, seront faites exclusivement à la face externe des cuisses et à la paroi abdominale; on aura soin de ne pas embrocher le derme, ce qui donnerait lieu infailliblement à un abcès avec eschare cutanée; on portera au contraire l'aiguille profondément dans le tissu cellulo-graisseux, en évitant avec non moins de soin de toucher l'aponévrose. Faites de la sorte, avec un liquide pur et une aiguille bien propre, les injections d'éther et de caféine sont à la vérité douloureuses, mais ne provoquent aucune réaction inflammatoire, quelle que soit la susceptibilité du sujet.

A la suite d'une double injection de caféine et d'éther, le malade sort de sa prostration; le pouls se relève, la respiration devient plus ample, la toux se réveille, et l'expectoration supprimée reparaît, mais le soulagement est en général de courte durée. On pourra répéter l'injection toutes les six heures et même toutes les quatre heures, si le sujet est vigoureux et si l'agitation nerveuse est modérée. Toutefois il importe de ne pas abuser de ce moyen et de se rappeler que plus on exagère la stimulation des centres nerveux, plus ils s'épuisent vite, que, d'autre part, l'influence de la caféine détermine souvent, chez les vieillards surtout et chez les individus faibles, une excitation cérébrale qui peut aller jusqu'au délire (Faisans). Sauf dans les cas très graves où le danger de collapsus est pressant et où on n'a rien à ménager, il vaut mieux se borner à une injection matin et soir.

En même temps on aura recours aux révulsifs, qui ont le double avantage de soulager le cœur en diminuant la congestion pulmonaire, et de stimuler les centres nerveux par action réflexe, en excitant la peau.

On fera des applications étendues et réitérées de ventouses sèches ; on pourra même au besoin pratiquer l'*ignipuncture* superficielle des parois du thorax. Ces moyens sont, dans l'espèce, infiniment préférables au vésicatoire, dont l'action est dépressive et qui, chez des malades affaiblis, dont les tissus n'offrent qu'une vitalité imparfaite, guérit difficilement, suppure et peut même se gangrener. Quarante ou cinquante pointes de feu très légères, dans la région où l'engouement broncho-pulmonaire est le plus prononcé, réveillent la circulation tant superficielle que profonde et, par la douleur franche et de courte durée qu'elles provoquent, combattent très efficacement la dépression nerveuse. On peut les répéter tous les deux jours et même tous les jours, en variant les places ; saupoudrées immédiatement d'amidon, elles ne laissent que des croûtes insignifiantes qui n'exigent aucun pansement et guérissent d'elles-mêmes.

Pendant cette période de lutte, qui peut durer plusieurs semaines, on alimentera le malade, autant que possible, avec du lait, des œufs en lait de poule ou délayés dans le bouillon ; on donnera aussi l'alcool, mais avec modération et en tenant compte de l'âge, du tempérament et aussi des habitudes antérieures du sujet. Cent grammes d'eau-de-vie par jour sont une dose à peine suffisante chez un travailleur manuel, presque toujours alcoolique à un degré variable, et qui ne peut rester privé de son stimulant habituel (surtout dans l'état fébrile) sans être exposé à l'anémie cérébrale. La moitié de cette dose est plus

qu'il n'en faut pour un abstème, surtout s'il est nerveux et excitable comme le sont presque toujours
les sujets qui appartiennent aux professions libérales. Pour les femmes, pour les jeunes gens des
deux sexes, on se contentera de prescrire une cuillerée à bouche de bonne eau-de-vie dans un verre
d'eau sucrée, à prendre en plusieurs fois dans les
douze heures, ce qui fait quarante grammes par jour.
Si on n'a pas de bonne eau-de-vie à sa disposition,
on la remplacera par une dose moitié moindre
d'alcool de maïs, dit alcool bon goût (Vigier).

Souvent, au bout de peu de jours, le malade se
dégoûte de l'eau-de-vie et repousse absolument toutes
les boissons qui en renferment. Cette répugnance est
due le plus souvent à une révolte de l'estomac et aux
renvois gazeux qui suivent chaque ingestion d'alcool,
chez les gens qui n'y sont pas habitués. On ne s'obs-
tinera pas : on remplacera les grogs par du bon vin
de Bordeaux coupé d'eau, plus agréable que les
vins de liqueur trop riches en alcool ; on pourra
encore essayer du vin de Champagne qui est un
stimulant énergique, mais qui a l'inconvénient de
produire de l'excitation cérébrale : on fera bien de le
couper avec beaucoup d'eau et de n'en pas continuer
longtemps l'emploi.

S'il y a de la tendance à l'hypostase, à l'engouement œdémateux de la base des poumons (ce qui est
fréquent dans la grippe grave), on s'efforcera de faire
changer souvent le décubitus ; si le malade âgé ou
obèse ne peut rester couché que sur le dos, on le fera
lever matin et soir et on le tiendra quelques minutes
assis, enveloppé de couvertures. C'est le meilleur
moyen d'éviter la pneumonie hypostatique.

On aura soin, d'autre part, de surveiller la bouche,

qui est souvent envahie par le muguet; aux premières taches suspectes, on badigeonnera la muqueuse buccale avec la solution de sublimé à
1 0/00; on fera ensuite d'heure en heure un écou-
villonnage avec un tampon d'ouate hydrophile
imbibé tantôt d'eau de Vichy et tantôt de jus de
citron. Ces réactions alternatives, outre qu'elles
réveillent la fonction salivaire, gênent beaucoup le
développement du parasite.

Après la chute de la fièvre et la disparition des
phénomènes menaçants on se trouve, comme nous
l'avons dit plus haut, dans une situation qui peut se
résumer ainsi : persistance de l'irritabilité laryngo-
bronchique, qui met le malade sous la menace
perpétuelle d'une rechute ; asthénie digestive,
cardio-vasculaire et cérébro-spinale qui prolonge
indéfiniment la convalescence.

Pour relever l'appétit et les forces, on aura
recours aux toniques ordinaires, aux amers, au
quinquina; mais il est nécessaire d'agir plus directement sur les centres nerveux et sur l'innervation
vaso-motrice. La *strychnine* est indiquée en premier
lieu : on l'emploiera soit en solution aqueuse titrée,
soit sous forme de teinture de noix vomique ou de
fève de Saint-Ignace, qui la contiennent associée à la
brucine et à l'igasurine, dont l'action est analogue.
Associées à la teinture de badiane qui est stomachique et possède un arome agréable, ces diverses
préparations sont facilement acceptées par tous les
malades. On prescrira :

Teinture de badiane...................... ⎫
    —   de noix vomique .... ⎬ aa 5 gr.
                                          ⎭

Dix gouttes au commencement de chaque repas

dans un verre à madère de vin de Bugeaud ou de toute autre préparation au quinquina.

La teinture de fève de Saint-Ignace renfermant deux fois et demie plus de principe actif sera donnée à dose moindre, ou plutôt (pour éviter les erreurs de compte-gouttes), en solutions plus étendues :

Teinture de badiane .... 8 gr.
— de fève de Saint-Ignace........... 2 —

10 gouttes à chaque repas.

Les gouttes amères de Baumé s'emploient à la dose d'une ou deux gouttes par repas ; elles sont préparées également avec la fève de Saint-Ignace ; mais leur mode de préparation est peu sûr ; on leur préférera les formules précédentes.

Quand il y a des palpitations cardiaques, des poussées de chaleur au visage, des sueurs brusques et autres indices d'une circulation troublée, on se trouvera bien d'employer les préparations d'ergot de seigle. La solution d'ergotinine de Tanret, titrée au millième pour injections hypodermiques, est d'un emploi commode ; la dose utile est de 3 à 5 gouttes matin et soir ; chez les femmes on aura soin d'en suspendre l'usage au moment des règles. — Sous son influence, on voit les vaisseaux cutanés se raffermir en quelque sorte, reprendre leur tonicité ; on n'observe plus les phénomènes de vaso-dilatation réflexe si fréquents au début de la convalescence.

Les sueurs, quand elles sont profuses et continuelles, ne cèdent pas toujours à l'action de l'ergotinine, les sudorifuges ordinaires (atropine, phosphate de chaux) n'ont qu'un effet insuffisant ou passager. En pareil cas, on pourra essayer le tellurate de potasse selon l'expérience de Neusser, ou mieux encore le *tellurate de soude*, conseillé par Combemale et Dubiquet. Ce dernier médicament, dont nous obtenons depuis cinq ans les meilleurs résultats, sera prescrit à la dose de deux centigrammes par jour, en pilules ou dans une potion alcoolisée :

Tellurate de soude................... 0,10 cent.
Alcool à 90° bon goût.............. 50 gr.

une cuillerée à café matin et soir dans de l'eau sucrée.

L'effet est en général rapide, et il suffit de prolonger l'usage du médicament pendant huit ou dix jours, pour voir disparaître définitivement les sueurs.

Malheureusement, le tellurate de soude a un sérieux inconvénient, qui en restreint beaucoup l'emploi : c'est l'odeur alliacée très forte et très persistante qu'il communique à l'haleine des malades et qui est très pénible pour l'entourage.

Ces divers moyens ne laissent pas d'agir indirectement sur l'arbre respiratoire et de favoriser la disparition du catarrhe bronchique. Mais celui-ci, nous l'avons dit, est souvent d'une ténacité désolante. On emploiera, comme dans la bronchite simple, mais avec un succès toujours moins rapide, les divers moyens locaux étudiés pages 40 et suivantes.

Les balsamiques rendront des services lorsque la sécrétion bronchique reste abondante, épaisse et muco-purulente.

Les pulvérisations sulfureuses sont particulièrement indiquées dans cette forme de laryngo-trachéite que nous avons signalée, et qui donne lieu à des accès de toux spasmodique d'une persistance insupportable. Pour les sujets qui ne supportent pas la pulvérisation (et ils sont nombreux), on aura recours

à des inhalations faites avec l'infusion de coquelicots
additionnée de teinture de benjoin et d'eucalyptus,
et portée à l'ébullition :

Teinture de benjoin.........................⎫
   —   d'eucalyptus ....⎬ ââ 30 gr.

une cuillerée à café pour un demi-litre d'infusion
de coquelicots, qu'on fera bouillir sur une lampe à
alcool; aspirer les vapeurs pendant dix minutes
matin et soir (Cartaz).

Quand ces moyens ne suffisent pas et que persistent les signes d'une inflammation localisée dans la
région trachéale supérieure, on réussira souvent par
l'application d'un petit vésicatoire de 5 centimètres de
diamètre, au niveau de la première pièce du sternum.

L'engouement bronchique persistant sera combattu par les applications de pointes de feu à la
base du thorax, répétées tous les cinq jours
jusqu'à disparition complète des râles.

Contre l'adénopathie médiastine, parfois très prononcée à la suite de la bronchite grippale chez les
enfants lymphatiques, on prescrira le sirop d'iodure
de fer, à la dose de dix ou vingt grammes par jour,
et les badigeonnages de teinture d'iode entre les
deux épaules.

Malgré tous ces soins, les malades restent souvent remarquablement vulnérables, sensibles au
moindre changement atmosphérique, et repris aussitôt d'une poussée bronchitique qui les contraint
de nouveau à garder la chambre. Un séjour à la
campagne, dans un air pur et sec, est le meilleur
moyen de faire disparaître cette irritabilité morbide
de la muqueuse respiratoire.

Chez les sujets atteints d'une tare diathésique, il

sera prudent de ne pas attendre l'année suivante pour conseiller une cure thermale, dont le choix sera déterminé d'après les antécédents et le tempérament du malade plutôt que d'après les convenances de l'entourage.

Les enfants lymphatiques seront envoyés aux eaux sulfureuses, à Cauterets notamment, à Bagnères-de-Luchon, ou bien à Saint-Honoré; Enghien et Pierrefonds, moins éloignés de Paris, répondent à des indications analogues.

Les sujets arthritiques, ceux qui sont menacés d'angine glanduleuse ou de catarrhe sec des bronches, iront au Mont-Dore ou à la Bourboule.

Les individus nerveux, à réactions spasmodiques, choisiront Ems ou Royat.

Enfin les goutteux, les obèses, les sujets atteints de congestion hépatique et menacés d'emphysème et d'asthme humide, achèveront de guérir leur bronchite grippale, en traitant leur maladie première à Vichy ou à Châtel-Guyon.

B. Bronchite dans la rougeole. — Le catarrhe bronchique est constant dans la rougeole avant et pendant la période d'éruption. Dans les formes normales il est peu intense, se manifeste seulement par une toux fréquente, d'abord sèche et rude, pareille à un aboiement, puis plus grasse; les signes physiques se bornent à quelques râles sonores disséminés dans les grosses bronches, sans modification de la sonorité, ni du murmure respiratoire. Quant au traitement, il est nul, ou se borne à une application de sinapismes pendant la sortie de l'éruption, et à quelque sirop calmant.

Mais il n'en est pas toujours ainsi: souvent dès le

troisième jour de la maladie, la localisation bronchique se révèle violente, par une toux quinteuse, incessante, sèche et accompagnée d'une sensation de brûlure au larynx et sous le sternum. La respiration est bruyante, parfois sibilante, en raison de la laryngite spasmodique concomitante ; il existe une dyspnée intense, surtout inspiratoire ; à l'auscultation le murmure vésiculaire est presque aboli, les râles sous-crépitants, fins, nombreux, disséminés dans toute la poitrine, sont seuls perçus : on redoute l'invasion de la bronchite capillaire.—Cette situation va s'aggravant jusqu'à la sortie de l'éruption : si celle-ci a lieu sans accident, les signes d'irritation bronchique diminuent bientôt, mais pour faire place à un catarrhe intense qui persiste aussi longtemps que l'éruption cutanée et lui survit. Il y a des râles humides nombreux, surtout aux bases, la toux est grasse et donne lieu à une expectoration muco-purulente d'une abondance parfois extrême ; souvent, dans les milieux malsains, cette bronchite rubéolique se complique de broncho-pneumonie. — La guérison obtenue, l'enfant reste délicat, tousse au moindre changement de température, et s'enrhume à tout propos.

A la période initiale, le but du médecin doit être de modérer la fluxion bronchique, soit directement en agissant sur la circulation pulmonaire, soit indirectement par voie de dérivation sur la peau et en hâtant l'apparition de l'exanthème. On prescrira une large application de ventouses sèches sur le dos et la poitrine ; à défaut de ventouses on fera promener des sinapismes toutes les trois ou quatre heures sur les parois thoraciques, l'abdomen et les membres inférieurs. En même temps on fera prendre une potion ainsi composée :

Julep gommeux...................... 80 gr.
Sirop de tolu......................... } āā 20 gr.
Alcoolat de mélisse.................. }
Acétate d'ammoniaque... .... 1 gr.
Poudre d'ipéca..................... 0,20 cent.

par cuillerées à entremets toutes les deux heures (pour enfants de trois à cinq ans).

Si, malgré ces moyens, l'engouement bronchique augmente et devient menaçant, si l'éruption d'autre part tarde à sortir, l'enfant sera mis à nu dans une baignoire vide, et on pratiquera sur tout le corps des *affusions froides* suivies d'un enveloppement dans une couverture de laine et d'une friction énergique : ce traitement sera renouvelé toutes les deux ou trois heures, jusqu'à ce que l'éruption soit bien établie.

A la période suivante, on n'a plus affaire qu'à un catarrhe d'intensité variable, contre lequel les expectorants sont indiqués. On prescrira le kermès à petite dose, avec un sirop calmant pour modérer la toux :

Eau distillée........................... 80 gr.
Sirop de codéine .... } āā 20 gr.
Eau de laurier-cerise.................. }
Kermès minéral..................... 0,10 cent.

par cuillerées à entremets toutes les deux heures.

On surveillera les petites bronches et le parenchyme pulmonaire en auscultant fréquemment le malade et en recueillant la température matin et soir. S'il se produit des foyers de râles fins, on fera des badigeonnages iodés ; autant que possible on évitera les vésicatoires, en raison de l'extrême irritabilité de la peau chez les morbilleux et de leur tendance à l'eczéma.

Quand la convalescence sera commencée, on ad-

ministrera les phosphates, soit sous forme de poudre
à la dose de 50 centigrammes à 1 gramme, soit sous
forme de sirop ou mieux encore de solution d'hypophosphite de soude ainsi formulée :

Eau distillée............................ 240 gr.
Hypophosphite de soude................ 6 —

une cuillerée à entremets avant chaque repas dans
un peu d'eau.

Pour fortifier la peau et rétablir l'endurance au
froid, on se trouvera bien de pratiquer, tous les matins, d'abord des lavages à l'eau dégourdie sur les
diverses parties du corps, puis un *tub* complet avec
de l'eau d'abord fraîche, puis tout à fait froide.

C. Bronchite dans la coqueluche. — On peut dire
qu'elle fait partie intégrante de la maladie, celle-ci
pouvant être considérée comme un catarrhe spasmodique des voies aériennes, de nature infectieuse
et spécifique.

La première période de la maladie, ou période catarrhale, est constituée par une laryngo-bronchite
fébrile qui, sauf la notion étiologique et la contagiosité, ne diffère en rien d'une bronchite ordinaire. Il
est rare que ce catarrhe initial atteigne une grande
intensité; il est seulement remarquable par les caractères de la toux, qui est forte, fréquente et d'une
persistance remarquable. — Les moyens indiqués à
propos de la bronchite simple : sulfate de quinine,
mixture d'aconit et de jusquiame, sirop de tolu, de
codéine et eau de laurier-cerise, trouveront ici leur
application (voy. page 36). Rarement un traitement
plus actif sera nécessaire.

Dans la seconde période, dite spasmodique ou con-

vulsive, le catarrhe bronchique se réduit ordinairement à peu de chose. Si la coqueluche conserve son
allure régulière, on voit, à mesure que les quintes se
dessinent, les symptômes de bronchite rétrocéder
progressivement : la fièvre disparaît, les râles sonores et humides qu'on percevait assez nombreux à
l'auscultation deviennent plus rares sauf pendant
l'instant qui précède une quinte. En dehors des vomitifs qu'il est utile d'administrer de temps en temps,
moins pour vider les bronches que pour abattre l'état
spasmodique, cette bronchite à peine accusée ne nécessite aucun traitement.

Mais il n'en est pas toujours ainsi : certains coquelucheux, ceux qui vivent dans de mauvaises conditions hygiéniques, dans des logis encombrés et sans
air, ceux aussi qu'on rassemble à l'hôpital dans une
salle commune, sont facilement atteints de bronchites
infectieuses qui ne sont pas dues au microbe spécifique, mais à d'autres organismes développés secondairement, soit par auto-infection soit par hétéro-
infection, à la faveur des conditions locales créées par
la coqueluche. De même les malades qu'on fait sortir intempestivement pendant la mauvaise saison
peuvent être atteints, sous l'influence du refroidissement, d'une bronchite qui prend facilement le caractère infectieux, l'arbre bronchique étant, par le fait
des quintes et des vomissements qui les accompagnent, soumis à des contaminations pour ainsi dire
incessantes.

Ces bronchites secondaires de la période spasmodique sont ordinairement sévères, parce qu'elles
atteignent un organe plus ou moins altéré par les
troubles mécaniques graves, inséparables de toute
coqueluche tant soit peu sérieuse, et aussi parce que

l'état général des petits malades, débilité par la maladie, par le défaut de sommeil, par l'inanition au moins relative, n'est que trop favorable au développement d'une infection nouvelle.

On conçoit aisément, d'après ce qui précède, que le meilleur moyen de prévenir les bronchites coqueluchiales consiste à soigner la maladie première et à l'atténuer suffisamment pour qu'elle n'éprouve pas d'une manière trop sérieuse la constitution de l'enfant. Les médecins (assez nombreux, disons-le en passant) qui s'abstiennent de traiter la coqueluche sous prétexte qu'elle finit par guérir d'elle-même, ces médecins manquent à leur devoir, d'autant plus que les moyens d'action ne leur font pas défaut, comme nous le verrons ailleurs.

A cette prophylaxie spéciale doit se joindre, bien entendu, la prophylaxie générale de la bronchite, celle qui consiste à mettre le malade à l'abri des causes d'infection, à lui fournir un air pur, d'une température convenable, à lui éviter toutes les occasions de refroidissement, en un mot, à le placer dans des conditions aussi peu favorables que possible au développement de la complication qu'on redoute.

Que si, malgré toutes les précautions, la bronchite se déclare, il faut que le traitement soit prompt et énergique : car la bronchite coqueluchiale se complique facilement de broncho-pneumonie, quand elle ne prend pas d'emblée la forme du catarrhe suffocant. Dès l'apparition des premiers symptômes : fièvre, abattement, dyspnée, toux fréquente dans l'intervalle des quintes, on administrera un vomitif ; l'ipéca (30 centigrammes de poudre dans 30 grammes de sirop) est toujours celui qui convient le mieux chez les enfants. On donnera, si on ne l'a fait auparavant, la quinine à dose massive (25 centigrammes en une fois pour un enfant d'un an) et on appliquera un petit vésicatoire à la racine des bronches. On soutiendra les forces au moyen de l'alcool administré en solution aqueuse au dixième, sous forme de grog chaud, par cuillerées à bouche, d'heure en heure.

Si la dyspnée et la fièvre augmentent, si on perçoit à l'auscultation les pluies de râles fins qui annoncent l'envahissement des petites bronches, on sera autorisé à essayer les bains frais, moyen héroïque quand il n'est pas employé trop tard (voy. Bronchite capillaire).

Le danger d'asphyxie écarté, on est en présence d'un catarrhe bronchique intense, souvent compliqué de petits foyers broncho-pneumoniques. On poursuivra ceux-ci par une série de vésicatoires de très petite dimension (4 à 5 centimètres de diamètre) appliqués successivement sur chaque point où se manifestent des signes d'engouement. Chez les très jeunes enfants, l'emplâtre vésicant ne sera laissé en place que trois heures au plus et remplacé ensuite par un cataplasme de farine de lin sous lequel l'ampoule se formera rapidement. En général, dès le lendemain, le point ainsi traité a repris sa perméabilité.

Au bout d'un temps variable, et qui dépasse souvent trois semaines, la maladie finit par s'éteindre, les foyers broncho-pneumoniques cessent de se reproduire et la fièvre disparaît, laissant le petit malade épuisé, amaigri, réduit à l'état de squelette. C'est le moment où un changement d'air, un départ pour la campagne vaut tous les traitements du monde. L'enfant ainsi transplanté reprend à vue d'œil, les quintes de coqueluche qui persistaient encore disparaissent du jour au lendemain. Il va sans dire que ni

le quinquina, ni l'iodure de fer, ni l'hypophosphite
de soude ne nuisent à cette convalescence. On suivra
les mêmes règles qu'après la rougeole ou la grippe.

D. Bronchite dans la fièvre typhoïde. — Elle
ne manque presque jamais dans les formes tant
soit peu sérieuses. Elle débute vers le quatrième
ou le cinquième jour, par de la toux, un peu d'oppression, quelques râles sibilants et ronflants disséminés. Plus tard, dans le second et le troisième sep-
ténaire, la bronchite typhique prend plus d'intensité,
surtout dans les formes adynamiques : elle se complique alors de congestion passive et même de pneumonie hypostatique. Quelquefois, chez les sujets très
débilités, elle est suivie d'altération des cartilages
(périchondrite typhique), d'où peut résulter la formation d'abcès et de véritables ulcères bronchiques.

Ces accidents, par leur précocité et leur gravité,
peuvent occuper le premier plan sur la scène morbide : c'est ce qu'on nomme la forme thoracique de
la dothiénentérie. On a même décrit, sous le nom
de broncho-typhoïde (Billout et Gilbert), une variété
de fièvre qui serait due à la localisation exclusive du
bacille d'Eberth sur les bronches. Mais cette forme,
à supposer qu'elle existe, est exceptionnelle.

Le véritable traitement de la bronchite typhique,
comme de toutes les autres complications, est la
balnéation méthodique : pratiquée à une période rapprochée du début, elle prévient les phénomènes de
congestion hypostatique ou les fait disparaître quand
ils existaient déjà. La forme dite thoracique n'est
donc pas une contre-indication à l'emploi des bains
froids.

Chez les malades non baignés, on aura recours

aux applications quotidiennes de ventouses sèches ; on prescrira même des ventouses scarifiées s'il se produit de la splénisation inflammatoire. Dans les formes graves avec induration pulmonaire étendue et affaiblissement cardiaque, les injections de caféine et d'éther sont indiquées. On surveillera l'état des muqueuses, et, en cas de sécheresse excessive de la bouche et de la gorge, on pratiquera autour du malade de fréquentes pulvérisations à l'aide du *spray* ; on emploiera des solutions d'acide phénique ou d'essence d'eucalyptus à 1 ou 2 0/0, de façon à faire respirer au malade un air saturé de vapeur d'eau et chargé de particules aromatiques.

Dans la période de convalescence, si la résolution tarde à se faire, si la bronchite menace de passer à l'état chronique, on aura recours à la révulsion par les vésicatoires, ou mieux encore par les pointes de feu, répétées chaque semaine tant que les signes d'engouement n'ont pas disparu.

E. Bronchite dans le mal de Bright. — Sous le nom très mal choisi de bronchites albuminuriques, Lasègue a réuni tous les accidents broncho-pulmonaires observés chez les brightiques, et dont la bronchite forme en réalité la moindre partie.

Dans les néphrites aiguës et notamment dans la néphrite scarlatineuse compliquée d'urémie, il se produit parfois des phénomènes de fluxion aiguë broncho-pulmonaire : le malade est pris brusquement de toux et de dyspnée, avec expectoration spumeuse, parfois striée de sang. A l'auscultation on reconnaît un ou plusieurs foyers de râles crépitants fins, sans souffle ni matité appréciables. Ces foyers de congestion œdémateuse, très mobiles, peuvent disparaître en l'espace d'une heure ; ils persistent rarement plus de quelques jours.

Ces accidents paraissent dus à des vaso-dilatations paralytiques provoquées par l'influence des matières toxiques circulant dans le sang. Un refroidissement, un trouble digestif ou cardiaque, une émotion vive même, peuvent jouer dans leur pathogénie le rôle de causes occasionnelles. L'œdème aigu du poumon avec expectoration albumineuse, dont nous parlerons dans une autre partie de ce livre, paraît être dû au même processus, dont il réalise le degré le plus élevé.

Aussi le traitement qu'il convient d'instituer n'est autre que le traitement de l'urémie, et en premier lieu le *régime lacté intégral* ; on y joindra, dans les cas aigus, une application de sangsues ou tout au moins de ventouses scarifiées sur la région lombaire. Dès que la dépuration urinaire est redevenue suffisante, les accidents bronchiques disparaissent comme par enchantement.

Dans les néphrites chroniques, surtout dans la néphrite mixte de l'artério-sclérose à sa période avancée, on observe une bronchite persistante, caractérisée par de la toux, des accès de suffocation et une expectoration muqueuse filante, d'une viscosité parfois assez grande. A l'auscultation, on trouve des signes de congestion œdémateuse aux deux bases, des foyers disséminés de râles crépitants, et dans toute la hauteur des rhonchus sonores et humides qui ont leur siège dans les grosses bronches. Si aucun traitement n'intervient, ces symptômes vont s'aggravant jusqu'à la mort, qui a lieu généralement par asphyxie.

Cette forme de bronchite brightique est en général

complexe : aux phénomènes fluxionnaires qui se produisent dans l'urémie chronique comme dans l'urémie aiguë, se joint la stase qui résulte de la dilatation du cœur, constante, ou peu s'en faut, chez ces malades ; il y a en même temps de l'emphysème, conséquence de l'artério-sclérose, et enfin les variations atmosphériques exercent sur ces poumons malades une influence bien plus puissante encore que sur les poumons sains.

Les moyens thérapeutiques sont également complexes et varient avec les sujets : on commencera par décongestionner les poumons à l'aide d'une large application de *ventouses sèches* et *scarifiées* ; s'il y a de l'œdème périphérique on fera une dérivation énergique sur l'intestin à l'aide d'un purgatif :

        Eau-de-vie allemande................ ⎧ āā 10 gr.
        Sirop de nerprun .... ⎨

En même temps on prescrira le régime lacté et, s'il y a de la dilatation cardiaque, on donnera la *digitale :*

        Poudre de feuilles de digitale......... 0,30 cent.

Faire infuser pendant une demi-heure dans cent grammes d'eau (à 70°).

Ajouter :

        Rhum vieux .... ⎫ āā 25 gr.
        Sirop d'écorces d'oranges............ ⎬

à prendre en trois fois dans les vingt-quatre heures.

A moins de contre-indication, on répétera la même dose cinq jours de suite. La diurèse obtenue, on combattra l'artério-sclérose et l'emphysème pulmonaire par l'iodure de potassium ou de sodium à la dose d'un gramme par jour, en ayant soin d'y associer les alcalins (bicarbonate de soude, eau de Vichy et de couper le traitement par des pauses.

F. Bronchites dans les maladies du cœur. — Les affections cardiaques se compliquent toutes ou presque toutes de bronchite à une période plus ou moins avancée de leur évolution, car il n'est pas une d'entre elles qui ne retentisse directement ou indirectement sur la circulation broncho-pulmonaire.

Lent et tardif dans les affections aortiques, ce retentissement est rapide et précoce dans les affections mitrales.

La bronchite du rétrécissement mitral est la seule qui présenle un type clinique assez net pour être envisagée à part.

Les malades atteints de rétrécissement mitral tous sent et s'enrhument facilement ; de temps en temps, sous l'influence d'un refroidissement léger et même sans cause appréciable, ils sont pris d'une bronchite aiguë caractérisée par de la toux, de la dyspnée, une douleur thoracique parfois très vive, une expectoration muqueuse filante, striée de sang ; parfois il y a de véritables hémoptysies ; la fièvre fait ordinairement défaut, mais le pouls est fréquent et il y a des palpitations cardiaques. A l'auscultation on trouve des râles ronflants et sibilants peu nombreux dans les grosses bronches, et des foyers de râles fins, circonscrits, disséminés en plusieurs points et prédominant parfois sous les clavicules. Ces signes d'auscultation sont fugaces : quelques jours de repos suffisent pour faire disparaître la bronchite, mais celle-ci se reproduit avec la même facilité, par de véritables poussées congestives.

Souvent, au bout d'un certain temps, les signes d'engouement bronchique ont une tendance à reparaître toujours au même endroit, comme s'il restait en ce

point un reliquat des poussées précédentes. Quand
cette localisation a lieu au sommet, ce qui n'est pas
rare, on est tenté de craindre un début de phtisie,
d'autant plus que les malades sont dans les conditions d'âge et de tempérament où on rencontre fréquemment la tuberculose, et qu'ils signalent dans
leurs antécédents des bronchites répétées et des hémoptysies. Mais les prétendus foyers tuberculeux
restent stationnaires et peuvent même disparaître
complètement, tandis que, l'affection cardiaque faisant des progrès, les accidents pulmonaires prennent
peu à peu la forme de la congestion œdémateuse
commune à toutes les cardiopathies avancées.

La bronchite congestive du rétrécissement mitral
nécessite avant tout le repos complet à la chambre,
dans une atmosphère calme et à l'abri des courants
d'air : ces précautions, jointes à l'emploi du régime
lacté pendant quelques jours, sont souvent suffi-
santes.

Quand les phénomènes congestifs sont accusés,
quand il y a des palpitations cardiaques pénibles, on
aura recours au calmant du cœur par excellence,
c'est-à-dire à la *digitale*. On emploiera de préférence
la teinture à doses fractionnées : de deux à cinq
gouttes trois fois par jour, dans un peu d'eau.

On calmera la toux au moyen d'un peu d'opium,
associé à la jusquiame ou à l'aconit; l'éther est utile
à certains malades; on pourra formuler :

Julep gommeux......................................	80 gr.
Sirop d'éther .... Eau de fleur d'oranger	ââ 20 gr.
Extrait de jusquiame................................. Extrait thébaïque	ââ 0,05 c.

par cuillerées à entremets toutes les deux heures.

On se méfiera du bromure, dont l'usage est traditionnel dans le rétrécissement mitral, mais qui est souvent mal supporté et en tout cas bien inférieur à la digitale.

S'il existe une localisation congestive un peu accusée, on fera des badigeonnages de teinture d'iode; on ne craindra même pas d'appliquer un vésicatoire, pourvu qu'il soit de petite dimension.

On veillera en même temps sur le tube digestif : en cas de constipation, on donnera un purgatif salin, et on entretiendra la régularité des selles par des lavements.

La guérison obtenue, de grandes précautions seront nécessaires pour éviter les récidives; mais nous n'y insisterons pas, ces précautions faisant partie de l'*hygiène des cardiaques*, qui a été exposée par Barié avec les développements voulus dans un autre volume de cette Bibliothèque.

En dehors de la forme spéciale que nous venons d'étudier, les bronchites aiguës sont fréquentes chez les cardiaques et de nature variée.

C'est d'abord la bronchite aiguë simple et surtout la bronchite grippale, qu'ils sont très exposés à contracter en raison de leur circulation défectueuse ; elle affecte chez eux une gravité particulière : dans les récentes épidémies d'influenza, la plupart des cardiaques atteints ont succombé soit au catarrhe purulent des bronches, soit à une pneumonie surajoutée. Il en est de même des brightiques, des diabétiques et, en général, de tous les sujets atteints d'un trouble grave de la nutrition.

Chez ces malades le traitement prophylactique, surtout en temps d'épidémie, est d'importance capitale, et on a pu dire que le meilleur remède à la grippe est *de ne pas s'y exposer*. On évitera avec soin toutes les occasions de refroidissement, et surtout *on se gardera de tout contact avec un grippé*, la contagiosité de cette redoutable affection étant hors de doute pour tous les esprits non prévenus. Quand, malgré toutes les précautions, un cardiaque est pris de bronchite grippale, on suivra les règles que nous avons tracées à propos de cette maladie, en ayant soin d'éviter les expectorants (qu'on remplacera par des purgatifs) et de recourir de très bonne heure à la digitale et à la caféine.

Plus fréquemment encore, on observe, chez les cardiaques arrivés à la période d'asystolie, des bronchites plus ou moins intenses qui ne sont qu'un des résultats de la stase œdémateuse du poumon. Cette forme, sur laquelle nous reviendrons en étudiant la congestion pulmonaire, est caractérisée par des râles humides très nombreux aux deux bases et qui vont décroissant de bas en haut; en même temps il y a de la congestion hypostatique des poumons et souvent un peu d'épanchement pleural. La toux, fréquente et fatigante, est accompagnée d'une expectoration muco-purulente à laquelle se mêlent parfois les crachats hémoptoïques de l'infarctus pulmonaire. Cette bronchite n'étant après tout qu'un épiphénomène de l'asystolie, c'est surtout le cœur qu'il faut traiter pour la faire disparaître : la digitale en infusion selon la formule donnée plus haut est toujours le médicament qui convient le mieux; en cas d'intolérance, ou de non-réussite au bout de quatre ou cinq jours, on la remplacera par le strophantus :

> Extrait de strophantus Catillon.... 1 milligramme

pour un granule.

Le malade en prendra de deux à quatre par jour.

En même temps on fera une révulsion énergique sur les parois du thorax à l'aide d'applications réitérées de ventouses sèches; on administrera un ou deux purgatifs drastiques, et on fera prendre, si l'état des reins le permet, quelques capsules de térébenthine; quand l'amélioration se fait attendre, quand surtout la congestion œdémateuse persiste aux bases, avec ou sans épanchement pleural, les pointes de feu sont indiquées.

Dans les affections cardiaques dues à l'artério-sclérose, dans les cardiopathies vasculaires, comme les a nommées Huchard, les lésions rénales marchent ordinairement de pair avec celles du myocarde, l'asystolie est compliquée de mal de Bright : chez ces malades, comme on l'a vu plus haut, les poussées d'œdème broncho-pulmonaire dues à l'urémie viennent souvent compliquer la bronchite d'origine circulatoire et lui donner une physionomie spéciale. Nous ne reviendrons pas sur ces faits complexes dont les caractères cliniques et le traitement ont déjà été exposés (voy. page 69).

§ III. — BRONCHITE PSEUDO-MEMBRANEUSE

Aperçu pathologique et clinique. — La bronchite pseudo-membraneuse est une affection rare, dont la signification pathologique est très variable.

Tantôt elle est due à la propagation de la diphtérie laryngée sur la muqueuse bronchique : la marche des lésions est descendante. Ailleurs il s'agit d'une localisation anomale du pneumocoque, débordant le réseau alvéolaire pour coloniser dans les petites et les moyennes bronches qu'il remplit d'un exsudat fibrineux concret : la lésion est ascendante. Enfin, dans certains cas très rares, la maladie est primitive et due à la pullulation d'un micro-organisme encore inconnu : l'arbre bronchique tout entier peut être envahi d'emblée.

Les caractères anatomiques se résument dans l'existence des fausses membranes ramifiées, qui peuvent être rejetées par expectoration. Dans la diphtérie bronchique, les concrétions sont canaliculées, d'un blanc grisâtre, assez friables, composées d'un réseau fibrineux dont les mailles renferment des leucocytes et des cellules épithéliales dégénérées; on y trouve le bacille de Klebs.

Dans la pneumonie, les moules bronchiques sont pleins, d'un jaune ambré, de consistance ferme; ils sont formés exclusivement de fibrine renfermant quelques leucocytes; on y découvre le pneumocoque.

Dans la bronchite pseudo-membraneuse idiopathique, les exsudats ramifiés forment également des cylindres pleins, sans lumière centrale; ils remplissent les plus fines divisions bronchiques jusqu'aux infundibula et constituent des arborisations extrêmement développées; leur composition est tantôt muco-albumineuse (Grancher), tantôt fibrino-graisseuse.

Cette dernière forme est la seule qui possède une symptomatologie propre. Elle débute insidieusement, souvent précédée par une bronchite ordinaire; la toux est fréquente, accompagnée d'une sensation très pénible de gêne intra-thoracique; à l'auscultation on constate l'absence du murmure vésiculaire dans une ou plusieurs régions; ce silence respiratoire est d'autant plus significatif que la sonorité thoracique n'est pas modifiée.

Brusquement, le malade est pris d'une quinte violente, avec spasme glottique et menace d'asphyxie;
il rejette avec effort un peloton d'aspect fibrineux
enrobé dans du mucus, qui n'est autre chose qu'un
bouchon ramifié semblable à une racine pourvue de
son chevelu. — Un grand soulagement suit cette expectoration, mais la dyspnée, un moment calmée, reprend bientôt de plus belle, jusqu'au moment où
l'expulsion d'une nouvelle fausse membrane vient
rétablir la tranquillité pour quelques heures. La durée de la maladie est très variable : tantôt elle procède par poussées qui se dissipent au bout de deux
ou trois semaines, tantôt elle s'établit définitivement
et passe à l'état chronique. — La mort peut survenir,
tantôt par asphyxie brusque, si un bouchon trop
volumineux reste engagé dans le larynx, tantôt par
cachexie progressive, avec des symptômes rappelant
ceux de la phtisie.

Traitement. — Quelle que soit la variété de bronchite membraneuse à laquelle on a affaire, deux indications se présentent : la première est de favoriser
le décollement des fausses membranes, la seconde
de faciliter leur expulsion.

Pour détacher les fausses membranes, Biermer
conseille d'administrer le calomel à doses fractionnées
et de pratiquer en même temps des frictions mercu-
rielles sans craindre d'arriver à la salivation.

La mercurialisation est un moyen infidèle et souvent dangereux; qu'on y ait ou non recours, il faut,
sans tarder, aussitôt constatée la présence des
fausses membranes intra-bronchiques, pratiquer des
inhalations prolongées, ou plutôt des *pulvérisations
médicamenteuses* à l'aide du *spray*. Parmi les substances qu'on peut employer, Waldenburg a particu-

lièrement recommandé l'eau de chaux, Riegel conseille l'acide lactique, le bicarbonate de soude en solution à 2 0/0 ; ces moyens réussissent dans les cas légers, ils échouent généralement dans les cas graves.

Chez les enfants et les malades indociles, qui ne se prêtent pas volontiers à la pulvérisation, on pourra remplacer celle-ci par les fumigations sèches, instituées avec un certain succès par Delthil dans la diphtérie pharyngo-laryngée. Le malade étant placé dans une petite chambre, on dispose non loin de lui, dans un vase en métal, un mélange de 80 parties d'essence de térébenthine avec 20 parties de goudron de gaz, et on y met le feu ; la fumée épaisse qui en résulte paraît avoir la propriété de dissoudre les exsudats fibrineux et de les détacher en excitant la sécrétion muqueuse.

S'il se produit des quintes de toux avec menace de suffocation, révélant la présence dans la trachée de fausses membranes flottantes, on favorisera leur expulsion par un vomitif. Riegel et d'autres auteurs ont préconisé particulièrement le chlorhydrate d'apomorphine, parce qu'il agit vite et sans nausées ; on l'emploie d'habitude en injections sous-cutanées :

Chlorhydrate d'apomorphine..... ...   0,01 centigr.
Eau distillée ....   1 centim. cube.

de dix à vingt gouttes en une fois sous la peau de la cuisse.

Si le vomitif ne procure aucun soulagement, si les accès de suffocation persistent menaçants et si l'auscultation révèle au niveau de la trachée l'existence du bruit de drapeau signalé par Barth et Roger, on pourra être autorisé comme dernière ressource à tenter la trachéotomie, qui seule est capable de donner issue au corps étranger trop volumineux pour franchir la fente glottique. Mais c'est là une éventualité qui se présente rarement.

La fausse membrane expulsée, il faudrait l'empêcher de se former à nouveau : les inhalations aromatiques d'acide phénique ou d'essence d'eucalyptus à 1 ou 2 0/0 seront continuées avec persévérance ; on aura soin que le malade respire dans une atmosphère saturée de vapeur ; on prescrira en même temps le copahu ou la térébenthine à haute dose (4 à 6 capsules par jour).

Dans les formes prolongées ou chroniques de la bronchite fibrineuse, l'iodure de potassium a donné quelques succès ; il semblerait rationnel de pousser les doses jusqu'à production du catarrhe iodique, de façon à détacher les fausses membranes et à provoquer une irritation substitutive de la muqueuse.

§ IV. — BRONCHITE CAPILLAIRE OU CATARRHE SUFFOCANT.

La bronchite capillaire n'est pas nosologiquement une maladie distincte : la propagation inflammatoire aux bronches du plus petit calibre, aux bronches intra-lobulaires, peut se faire dans toute espèce de bronchite ; mais cette complication est si grave et son tableau si spécial, qu'il est indispensable de l'envisager séparément, surtout au point de vue thérapeutique.

La bronchite capillaire est fréquente chez l'enfant, rare chez l'adulte, et de nouveau fréquente dans la vieillesse. Elle peut se montrer dans toutes les bronchites aiguës ou chroniques. Chez les bossus, les rachitiques, les malades atteints d'emphysème avec catarrhe ou de dilatation des bronches, un simple refroidissement peut provoquer son apparition.

Le plus souvent on l'observe à titre de complication dans la rougeole, la coqueluche, la grippe épidémique : dans la rougeole, c'est du troisième au cinquième jour qu'elle apparaît d'ordinaire, à cette période orageuse qui précède la sortie de l'éruption; dans la coqueluche elle peut se montrer presque d'emblée, mais elle est plus commune à la période spasmodique, chez les enfants épuisés par la violence des quintes et exposés d'autre part à des causes variées d'infection; enfin dans l'influenza on peut l'observer depuis le début jusqu'à la fin de la maladie, et même à l'occasion d'une rechute : c'est la plus traîtresse des complications de cette maladie perfide entre toutes.

Au point de vue anatomique, la bronchite capillaire se résume en ceci : inflammation aiguë de la muqueuse des bronches sus-lobulaires et intra-lobulaires, *oblitération* rapide de ces conduits étroits, par le gonflement de la paroi et l'accumulation des produits exsudés (leucocytes, cellules épithéliales, concrétions fibrineuses), atélectasie consécutive du parenchyme pulmonaire et suppression de l'hématose; généralisées, ces lésions aboutissent forcément à l'asphyxie rapide.

Ajoutons que le catarrhe suffocant est constamment d'origine infectieuse, mais non spécifique : le streptocoque, le pneumocoque, le bacille encapsulé de Friedlander, sont les agents les plus habituels de son développement. Nous n'insistons pas sur cette question, qui ne présente pas d'intérêt *actuel* au point de vue thérapeutique.

Tableau clinique. — Les symptômes de la bronchite capillaire sont, en général, très frappants et difficiles à méconnaître, chez l'enfant surtout : au cours d'une des maladies que nous venons d'énumérer, la toux, la dyspnée, augmentent ; il se produit de l'abattement, une sorte de torpeur, accompagnée d'élévation de la température ; si alors on examine la poitrine, on trouve, notamment aux bases, des pluies de râles fins, très nombreux, éclatant sous l'oreille à chaque inspiration et couvrant le murmure vésiculaire ; il n'y a ni matité ni souffle tubaire, mais seulement des rhonchus sonores et humides mélangés au niveau des grosses bronches ; souvent on constate un peu de tirage épigastrique, preuve que de nombreux lobules sont déjà soustraits à la ventilation pulmonaire.

Bientôt la respiration, fréquente dès le début, s'accélère jusqu'à dépasser le chiffre de 80 par minute, la toux devient sèche et superficielle, les quintes sont comme avortées faute d'air. L'enfant est pris d'accès de suffocation, pendant lesquels le visage devient d'une pâleur livide et se couvre de sueur, puis il retombe dans un abattement de mauvais augure. A cette période, si on ausculte, on trouve que le murmure vésiculaire a presque disparu : partout des râles fins, moins nombreux qu'au début et pour ainsi dire *avortés*; parfois un peu de submatité aux bases, indice de l'atélectasie étendue.

Très rapidement, parfois en quelques heures, le petit malade tombe dans un état d'assoupissement presque comateux, les lèvres, les extrémités se cyanosent, les yeux deviennent vitreux et la mort arrive par asphyxie progressive.

Chez le vieillard le tableau clinique est moins net: l'invasion est insidieuse, sans réaction fébrile bien marquée ; on observe seulement de la sécheresse de la langue, un peu de gêne respiratoire qui se trahit par le mouvement des narines ; il y a des râles sous-crépitants de toute dimension, l'expectoration est opaque, non aérée ; au bout d'un temps variable, le malade s'affaiblit, cesse de cracher, tombe dans le collapsus et meurt.

Traitement. — Nous avons étudié, à propos de la grippe, de la rougeole, de la coqueluche, les moyens à employer pour prévenir le développement de la bronchite capillaire.

Quand, néanmoins, cette grave complication se déclare, il importe de la traiter *rapidement* et de tâcher de l'arrêter avant qu'elle ait pris de l'extension ; l'atélectasie étendue est au-dessus des ressources de l'art.

Chez les enfants, le début est brusque : la toux, l'accélération des mouvements respiratoires, la fièvre, ne permettent pas de douter qu'une complication thoracique se prépare. Sans attendre l'apparition des signes physiques, on prescrira un *vomitif* qui a le double avantage d'abattre le mouvement fébrile et de modérer la congestion pulmonaire ; en même temps on enveloppera les jambes d'une couche d'ouate saupoudrée de farine de moutarde et recouverte d'un taffetas gommé : ces *bottes sinapisées* seront maintenues jusqu'à rubéfaction énergique des téguments. On administrera une dose de *sulfate de quinine* de 25 à 50 centigrammes suivant l'âge, et on surveillera de près l'état de la poitrine.

Chez les enfants très forts, très sanguins, l'application de quelques *ventouses scarifiées* aux attaches du diaphragme produit souvent un soulagement très rapide et peut même enrayer la marche de la maladie.

Au bout de quelques heures, si la dyspnée persiste, si les râles fins sont disséminés dans toute la poitrine, on appliquera un petit *vésicatoire* de cinq à six centimètres entre les deux épaules ; ce vésicatoire sera camphré, recouvert de papier joseph huilé et on ne le laissera que trois ou quatre heures, jusqu'à plissement de l'épiderme ; il sera ensuite remplacé par un cataplasme de fécule qui favorise la formation de l'ampoule. Celle-ci ouverte, on pansera avec un papier brouillard enduit de cérat frais (plutôt que de vaseline qui macère et irrite la peau) ; le pansement sera protégé par une couche d'ouate.

Pendant ce temps, le petit malade prendra, toutes les heures, une cuillerée à café de la potion suivante :

Julep gommeux...................... 80 gr.
Sirop d'éther.....................
Alcoolat de mélisse ... . áá 15 gr.
Sirop de tolu.................. ......
Acétate d'ammoniaque .... 1 gr.

On ne cherchera pas à calmer la toux, qui est nécessaire pour empêcher l'engouement bronchique de s'établir.

On soutiendra les forces avec du lait, du bouillon donné par cuillerées et alterné avec un grog léger sucré (une cuillerée à entremets de bonne eau-de-vie pour un demi-verre d'eau sucrée). On peut remplacer le grog par de la tisane de champagne ou encore par du thé léger aromatisé d'un peu de rhum.

En cas d'insomnie absolue, ou d'agitation convulsive, on pourrait donner 50 centigrammes ou 1 gramme de chloral, dans un lavement ainsi composé (Jules Simon) :

Chloral...................... 1 gr.
Teinture de musc..............
    —   de valériane........ áá XX gouttes
Jaune d'œuf........ .... nº 1
Eau........................ 150 gr.

la moitié pour un enfant d'un an.

Mais, en général, il vaut mieux s'abstenir de narcotiques, l'affaissement soporeux n'étant que trop prompt à se manifester. On évitera également de prescrire les antimoniaux, à cause de leur action dépressive; on se bornera, si les mucosités sécrétées paraissent très visqueuses, à ajouter, à titre d'expectorant, 20 ou 30 centigrammes de poudre d'ipéca dans la potion ammoniacale formulée ci-dessus.

La dyspnée continue-t-elle à s'accroître, les râles crépitants fins ont-ils envahi la totalité des poumons, on ne perdra pas de temps à insister sur les moyens classiques, à répéter les vésicatoires, etc.

Il faut se dire que l'atélectasie diffuse est imminente, que l'apparition des phénomènes asphyxiques n'est plus qu'une question d'heures. Un seul moyen peut conjurer le péril : les *bains froids*, qui non seulement abaissent la température, mais activent la respiration et la circulation, stimulent les centres nerveux et, par la réaction sudorale qui leur succède, provoquent vers la peau une dérivation salutaire.

On commencera par un bain tiède à 30° centigrades, dans lequel le malade sera plongé pendant dix minutes au plus; à la fin du bain on pratiquera des affusions froides sur la poitrine et le dos, puis le malade sera enveloppé dans une couverture de laine; on attendra pour changer le linge que la réaction soit complète et que la moiteur qui souvent l'accompagne ait disparu.

Les bains seront répétés toutes les trois heures, plus souvent même si le danger semble pressant : on les donnera chaque fois un peu plus frais, mais on ne descendra pas au-dessous de 24 ou 22° au plus, de peur d'une syncope qui serait facilement mortelle. La réfrigération n'étant pas le but principal qu'on recherche, on évitera de faire durer le bain jusqu'à l'apparition du frisson (1).

Le malade sera mis dans le bain la tête enveloppée d'une compresse trempée dans l'eau froide; avant et après le bain on le stimulera par une gorgée de grog chaud ou de vin généreux.

Dans les cas favorables, quand les phénomènes infectieux sont peu accusés, quand il y a surtout encombrement mécanique des bronches, l'effet des bains est merveilleux : la respiration devient moins précipitée, plus ample, plus profonde; le malade tousse et expectore avec plus de facilité; chez les petits enfants qui ne crachent pas, on a la notion que les mucosités se détachent, arrivent dans le pharynx où elles sont dégluties, en même temps l'agitation délirante cesse, le malade reconnaît les personnes qui l'entourent.

Après le bain, la peau est fraîche, moite, la température s'abaisse momentanément; il y a souvent un sommeil réparateur.

Il est rare qu'on soit obligé de continuer la balnéation plus de deux ou trois jours, quand il s'agit d'une véritable bronchite capillaire, sans complication de broncho-pneumonie. Parfois cependant l'allure traînante de la maladie oblige à prolonger la

---

(1) Quelques auteurs (Renaut, Lemoine) remplacent les bains froids par des bains chauds à 38° donnés de la même manière et avec les mêmes précautions. Ils assurent que cette méthode, beaucoup moins pénible pour les malades, leur donne des résultats au moins aussi favorables. Avant de crier au paradoxe, rappelons-nous l'analogie d'action des douches chaudes et des douches froides, des injections chaudes et des injections froides (voy. page 228.)

lutte, et on voit se produire (dans la grippe surtout) des signes d'asthénie cardiaque : irrégularité et faiblesse des battements du cœur, œdème des extrémités. On suspendra les bains, ou du moins on les donnera plus courts, se bornant à une simple immersion. D'autre part, on pratiquera les *injections d'éther et de caféine*, comme il a été dit à propos de la bronchite grippale grave (voy. page 52).

Chez les vieillards, la bronchite capillaire est plus grave encore que chez les enfants ; en revanche les ressources thérapeutiques sont infiniment plus limitées : la balnéation est inapplicable, les vomitifs sont dangereux. La seule conduite à tenir est de surveiller de près les poussées congestives prémonitoires, de poursuivre les foyers broncho-pneumoniques par de petits vésicatoires successifs, pansés avec plus de soin encore que chez l'enfant.

En même temps, on donnera le sulfate de quinine, à la dose de 75 centigrammes ou 1 gramme ; on soutiendra les forces en alimentant le malade, peu à la fois mais fréquemment (un jaune d'œuf ou un petit potage toutes les trois heures) ; on évitera le décubitus prolongé et on fera une antisepsie buccale soigneuse.

Si l'adynamie est menaçante, si la dyspnée fait des progrès, on administrera la caféine soit en injections sous-cutanées, soit par la voie gastrique, en cachets ou en solution :

Caféine .... 0,20 centigr.

pour un cachet ; en prendre trois par jour.

La solution au benzoate de soude, usitée pour les injections, contient 20 centigrammes de caféine par vingt gouttes ; elle a l'inconvénient d'une amertume très prononcée.

Les inhalations d'oxygène peuvent aussi rendre quelques services.

Quand les signes d'asphyxie se prononcent, tout traitement devient inutile ; on sera en droit de pratiquer une injection de morphine, qui calme l'angoisse et rend l'agonie moins pénible.

CHAPITRE II

La coqueluche.

On doit considérer la coqueluche comme un catarrhe spécifique et contagieux de la muqueuse des voies aériennes. A ce titre nous devons l'étudier ici parmi les autres maladies de l'appareil respiratoire, auxquelles elle se rattache par des liens étroits.

La thérapeutique de la coqueluche est difficile à exposer clairement, tant à cause de la multiplicité des indications que du nombre incroyable des moyens préconisés pour les remplir.

Nous procéderons comme dans les autres chapitres de ce manuel : dans un court exposé clinique nous ferons ressortir les particularités symptomatiques de nature à guider la conduite du thérapeute, nous poserons ensuite les indications principales, et nous étudierons par ordre d'importance les agents capables d'y satisfaire, nous bornant à mentionner ceux qui ont déjà été l'objet d'un exposé détaillé, passant impitoyablement sous silence les médicaments sans valeur, ceux dont la prétendue efficacité n'est appuyée d'aucune preuve.

Tableau clinique. — La coqueluche affecte surtout les enfants; mais, si elle est relativement rare chez l'adulte, c'est surtout parce que beaucoup de gens l'ont eue dans leur enfance, et qu'on ne l'a généralement qu'une fois. Comme beaucoup d'autres maladies spécifiques, la coqueluche produit l'immunité chez ceux qu'elle atteint.

La seule cause de la maladie est la contagion, qui s'exerce le plus souvent par l'intermédiaire de l'air : beaucoup d'enfants prennent la coqueluche pour avoir séjourné, ne fût-ce qu'un instant, dans la chambre habitée par un coquelucheux ou pour s'être approchés, même en plein air, d'un coquelucheux pendant la quinte ; dans les grandes villes, les jardins publics sont une source permanente de contagion.

Le début est variable, suivant les conditions climatériques, qui favorisent ou retardent l'éclosion du germe : tantôt la maladie s'annonce par une petite toux catarrhale, sans phénomènes généraux, sans aucun dérangement apparent de la santé (coqueluche d'été) ; tantôt il y a des symptômes analogues à ceux de la grippe thoracique : fièvre, céphalée et abattement, parfois convulsions ; toux fréquente, sèche, d'une intensité et d'une persistance remarquables (coqueluche d'hiver).

Après ces prodromes on voit s'établir ce qu'on nomme la *période catarrhale* : l'état général est indécis, la fièvre, quand elle existe, est médiocre et tombe au bout de quelques jours pour ne plus reparaître, à moins de complication ; l'appétit d'abord perdu revient vite, il y a peu ou pas de troubles digestifs. On ne constate, en définitive, qu'un catarrhe bronchique de médiocre intensité, avec râles sonores et humides diffus, disséminés dans toute la poitrine. La toux ne présente encore aucun caractère particulier ; cependant elle est remarquable par sa continuité fatigante, elle dure des heures presque sans interruption ; assez souvent, après une série de secousses de toux, le diaphragme

se soulève, et l'enfant rejette un paquet de mucosités mélangées ou non de matières alimentaires.

Au bout de huit ou quinze jours, parfois davantage,
on entre dans la *période spasmodique;* graduellement
la toux change de caractère, devient moins continue;
mais, après une rémission plus ou moins longue, elle
reprend avec une allure quinteuse qui frappe l'ob-
servateur le plus novice : un sifflement inspiratoire,
analogue au chant du coq, suit immédiatement la
série des secousses expulsives, et cette *reprise*, en faisant rentrer de l'air dans le poumon, donne au malade le moyen de tousser encore.

Dans beaucoup de cas légers, ces caractères sont
à peine marqués : la crise consiste simplement en
une grosse toux qui congestionne le visage et provoque le larmoiement, et qui est souvent accompagnée d'éternuements, ou suivie du rejet des mucosités
par la bouche et par le nez.

Dans les cas graves, au contraire, l'aspect du malade
devient typique : l'enfant, tranquille à ses jeux, est
pris tout à coup d'une vague inquiétude : il se tait et
semble s'absorber en lui-même. Il *médite* sa quinte :
celle-ci est inévitablement hâtée par tout effort, toute
perturbation physique ou morale. La voici qui vient :
l'enfant, s'il est couché, se relève brusquement, saisit
instinctivement les barreaux de son lit ou tout autre
objet à sa portée. Sa figure exprime l'angoisse et la
colère impuissante. La toux commence précipitée,
bruyante d'abord, puis s'éteignant peu à peu jusqu'à
la reprise, inspiration brusque et sifflante suivie aussitôt d'une nouvelle série de secousses spasmodiques;
plusieurs reprises se succèdent ainsi en moins d'une
minute, et pendant ce temps le visage se cyanose,
les veines se gonflent, les yeux pleurent, du sang

parfois s'échappe du nez ou des oreilles. Puis une accalmie survient, qui permet au malade de reprendre haleine... mais ce n'est qu'une trève : le peloton de mucosités qui obstrue l'orifice de la glotte n'est pas expulsé ; la quinte au bout d'un instant reprend de plus belle, et les reprises se succèdent de nouveau jusqu'à la vomiturition finale, après laquelle l'enfant, épuisé, se laisse retomber sur son lit ou dans les bras de la personne qui le soigne.

Une demi-heure après, il n'est plus le même : il a repris sa gaieté, et sauf un peu de bouffissure des paupières, de gonflement du nez et des lèvres, on ne découvre aucune trace de ce qui s'est passé. Mais bientôt la cause la plus futile amène une nouvelle quinte.

La fréquence des quintes varie, selon l'intensité de la maladie, de 12 ou 15 par vingt-quatre heures à 40, 50 et même davantage. Leur intensité est souvent proportionnelle à leur fréquence : chez les enfants chétifs ou très jeunes, le spasme glottique peut aller jusqu'à l'apnée complète, et la quinte se termine par une syncope quelquefois mortelle : les convulsions, les hernies, le prolapsus du rectum, l'emphysème sous-cutané, sont au nombre des complications possibles.

Quand les quintes même violentes sont peu nombreuses, quand le malade ne vomit que rarement ses repas, la santé générale souffre peu ; il n'en est pas de même lorsque la répétition trop fréquente des accès rend le sommeil impossible, ou quand leur violence amène des vomissements dès que le malade a quelque chose dans l'estomac. Alors l'enfant languit, pâlit, devient maigre et offre aux complications thoraciques un terrain tout préparé. La broncho-pneumonie est la plus fréquente : elle s'annonce par de la fièvre, de la dyspnée, la toux devient moins spasmodique mais presque continuelle : si alors on ausculte, on trouve des râles fins, nombreux, tantôt disséminés, tantôt localisés dans un lobe ; en ce dernier cas il y a en même temps du souffle et une légère submatité. Si un traitement actif n'intervient pas, l'enfant tombe dans un état soporeux, les quintes cessent, des signes d'asphyxie lente se manifestent, et le malade succombe, d'ordinaire avec de l'hyperthermie.

Au bout d'un temps qui varie de quinze jours à plusieurs mois, la coqueluche abandonnée à elle-même finit par décliner, les quintes diminuent d'intensité et de fréquence et ne sont plus accompagnées de vomissements. Cette *période de déclin* n'est plus caractérisée que par une laryngo-bronchite catarrhale avec sécrétion plus ou moins épaisse, plus ou moins abondante ; elle dure habituellement quinze jours ou trois semaines ; souvent (en hiver surtout) il suffit d'une sortie intempestive, d'un léger refroidissement pour amener une rechute pendant laquelle les quintes convulsives reparaissent ; mais ces retours offensifs sont ordinairement de courte durée.

La maladie éteinte, l'enfant reste longtemps susceptible, il s'enroue facilement et la moindre imprudence l'expose à un rhume ou à une bronchite.

Traitement. — 1° *Prophylaxie.*

Le seul moyen sûr de ne pas prendre la coqueluche est de ne pas s'y exposer. — Les moyens préconisés comme préventifs, tels que la vaccination, la belladone, etc., sont absolument sans valeur. La seule chose à faire pour empêcher la maladie de se propager est donc d'*isoler absolument les malades.*

Nous avons dit combien était grande la contagiosité du germe spécifique ; on ne saurait donc prendre trop de précautions, surtout quand il s'agit de préserver des sujets délicats, des organismes affaiblis sur lesquels le contage morbide s'implante aisément et qui sont hors d'état de résister aux attaques de la maladie.

On s'attachera tout particulièrement à garantir les enfants encore à la mamelle, ceux sevrés prématurément ou qui ont souffert d'athrepsie, enfin ceux qui viennent de traverser une maladie grave, intéressant les voies aériennes, telle que rougeole, grippe ou pneumonie.

La fuite, loin du foyer infecté, est la plus sûre garantie de préservation pour les enfants ainsi prédisposés.

Si le départ est impossible, ce qui est fréquemment le cas dans les familles nombreuses ou peu aisées, le médecin fera prendre les mesures suivantes :

Le malade sera isolé dans une chambre pourvue d'une entrée distincte et séparée par une ou deux pièces au moins de l'appartement occupé par les autres enfants.

Les objets à son usage (linge, vêtements et ustensiles) ne sortiront de sa chambre que pour être désinfectés, ce qui aura lieu en évitant tout contact avec les personnes à préserver et leur entourage.

Les personnes chargées de soigner les malades seront revêtues d'un costume spécial (blouse longue à manches boutonnées) ; en principe elles ne verront pas les autres enfants, ou si leur présence anprès d'eux est nécessaire, elles ne les verront qu'après avoir quitté leur vêtement de gardes-ma-

lades, avoir changé de chaussure et de coiffure et
s'être lavé soigneusement le visage et les mains.

Quand le malade commencera à sortir, on veillera,
s'il n'y a pas d'issue tout à fait indépendante, à ne
pas laisser traverser l'escalier par d'autres personnes,
moins de dix minutes après son passage. Si l'enfant
avait craché ou vomi dans l'escalier, un lavage immédiat à la potasse et au sublimé est nécessaire.

Ces précautions doivent être maintenues dans
toute leur rigueur pendant quinze jours au moins
après la cessation complète des quintes. Le convalescent ne retournera parmi les autres enfants
qu'après avoir pris au moins deux bains, à la suite
desquels on lui fait revêtir du linge propre et des
vêtements neufs ou passés à l'étuve. — Une désinfection complète de la chambre du malade (lavage
général au sublimé, renouvellement du papier et
des peintures, nettoyage des rideaux) est indispensable ; il en est de même pour les objets dont il s'est
servi ; les jouets notamment devront être [ou brûlés
ou passés à l'étuve.

2° *Période initiale*.

Malgré toute la vigilance possible, on échappe
difficilement à la contagion familiale : car la coqueluche est transmissible dès sa première période,
et, quand on s'aperçoit qu'un enfant est atteint, le
plus souvent il a déjà contaminé ses frères et sœurs.

Lors donc qu'un enfant a été exposé, si peu de
temps que ce soit, au contage coqueluchial, il sera
l'objet d'une surveillance particulière. On le fera
séjourner dans un air pur et, à la moindre toux, si
on est en hiver, on lui fera garder le repos à la
chambre.

Le catarrhe initial (dont la nature est souvent

méconnue) offre les mêmes indications que dans la grippe simple ;

Ipéca au début ;

Quinine associée ou non à l'antipyrine ;

Sirop calmant opiacé ou bromuré, selon l'intensité de la toux et des phénomènes nerveux.

Le véritable traitement ne commence qu'avec la période spasmodique.

3° *Période spasmodique.*

Disons-le tout de suite : il n'existe pas de traitement spécifique de la coqueluche, bien qu'on en ait découvert en moyenne deux ou trois par an depuis un demi-siècle ; ici, comme dans la plupart des maladies, la tâche du médecin consiste donc à analyser les éléments morbides, et à traiter chacun d'eux par les moyens dont il dispose.

Bien que le microbe de la coqueluche ne soit pas encore exactement connu, les enseignements de la pathologie générale nous permettent de nous faire une idée précise, et du siège qu'il occupe, et de son mode d'action. Il se développe dans les ventricules du larynx, accessoirement dans les fosses nasales et dans les bronches ; ses produits solubles, en même temps qu'ils irritent la muqueuse qui les résorbe, vont inciter certaines régions du mésocéphale, notamment le centre des réflexes du nerf laryngé supérieur : de là les quintes convulsives, qui éclatent chaque fois que l'excitabilité réflexe en question est provoquée, soit par l'irruption dans la fente glottique d'un petit peloton de mucus (1), soit par

(1) Un auteur allemand, Von Herff, atteint de coqueluche, a pu faire sur lui-même une série d'observations laryngoscopiques intéressantes et de nature à éclairer certains points de la physiologie pathologique : il a constaté un catarrhe laryngo-trachéal

toute autre cause perturbatrice (introduction d'une cuiller dans la bouche, boisson avalée de travers, émotion morale même).

La répétition des quintes empêche le sommeil; elle entrave l'alimentation et détériore l'état général; enfin la quinte elle-même peut donner lieu par action mécanique à de graves désordres.

On voit par ce court exposé, un peu schématique nécessairement, que les indications du traitement de la coqueluche sont les suivantes :

1° Évacuer les produits de sécrétion et les toxines qu'ils sont présumés contenir;

2° Modérer le dévoloppement du germe spécifique par l'application locale des antiseptiques à la muqueuse des voies aériennes;

3° Diminuer la sensibilité de la muqueuse laryngée, point de départ du réflexe;

4° Restreindre l'excitabilité des centres bulbaires ;

5° Procurer le sommeil;

6° Maintenir l'intégrité de la nutrition et de l'état général ;

7° Parer aux effets de la quinte et prévenir les complications possibles.

Passons rapidement en revue ces divers points.

Première indication : évacuer les produits de sécrétion et

---

inflammatoire qui, léger au début, devient plus intense à mesure que la période spasmodique se confirme, et disparaît pendant la convalescence. Ce catarrhe est surtout prononcé à la partie postérieure du larynx, dans la région aryténoïdienne et au niveau des cartilages de Wrisberg. *Pendant la quinte*, on aperçoit une petite masse globuleuse de mucus sur la face postérieure du larynx au niveau de la fente glottique; dès qu'elle est détachée, la quinte cesse. L'irritation de cette région à l'aide d'une sonde produit immédiatement une quinte, ce qu'on n'obtient pas en excitant les autres parties du larynx. (**D.Arch. f. klin.** *Med.* Juillet 1886.)

les toxines qu'ils sont présumés contenir. — Cette indication est remplie de la façon la plus efficace par les *vomitifs* : ceux-ci sont d'usage traditionnel dans la seconde période de la coqueluche, et leurs effets bienfaisants ont frappé tous les cliniciens. Non seulement ils débarrassent les bronches engorgées et atténuent ainsi les dangers de complication broncho-pneumonique, mais encore ils atténuent sensiblement la violence des quintes pendant un ou plusieurs jours.

On prescrira donc chez les enfants d'un à trois ans :

> Poudre d'ipéca..................... ....   0,30 centigr.
> Sirop d'ipéca.................. .....   30 gr.

mêlez

par cuillerées à entremets le matin à jeun, de cinq en cinq minutes jusqu'à vomissement. — On y reviendra tous les quatre ou cinq jours pendant toute la durée de la période spasmodique.

Deuxième indication : antisepsie des voies aériennes. - Elle est malheureusement difficile à remplir : les pulvérisations, inhalations, etc., ne pénètrent qu'en faible proportion dans l'arbre bronchique, et les substances qu'on peut employer sans danger sont trop faibles pour tuer le microbe coqueluchial, qui parait avoir la vie dure, comme beaucoup de ses congénères.

Cependant les moyens de cet ordre ne sont pas absolument à rejeter : les *inhalations médicamenteuses*, si elles ne tuent pas le germe spécifique, sont tout au moins capables de gêner son développement ; de plus, elles ont une action détersive sur la muqueuse bronchique et peuvent contribuer à empêcher les infections secondaires.

On peut employer les pulvérisations d'*eau phéniquée*

à 2 pour mille (Davezac), de salicylate de soude à 5 pour mille (Heubner), les inhalations d'*essence de térébenthine* ou d'*essence d'eucalyptus*. Hardwicke a proposé la formule suivante :

```
Essence d'eucalyptus...................  )
    —     de térébenthine...............  }  àà 6 gr.
Alcool rectifié........................      45 gr.
```

dans un flacon à double tubulure.

Mohn et Weisgerber ont préconisé les *vapeurs sulfureuses*, qu'on obtient en faisant brûler deux fois par jour une bougie de Deschiens dans la chambre du malade (10 grammes de soufre par heure).

Chavernac, inspiré par le souvenir des résultats constatés jadis dans les chambres d'épuration des usines à gaz, aurait obtenu des succès remarquables par l'emploi des *vapeurs de naphtaline* (quinze ou vingt grammes chauffés sur une lampe à alcool, dans un récipient ouvert).

Moncorvo a pratiqué des badigeonnages de la muqueuse *laryngée* avec la solution de *résorcine* à 1·0/0 et s'en serait bien trouvé. Nous avouons ne pas comprendre comment de tels badigeonnages sont possibles chez des sujets qui sont pris d'une quinte au moindre contact d'une cuiller à la base de la langue.

D'autres auteurs, partant de l'idée singulière que le contage de la coqueluche à son siège de prédilection dans les fosses nasales, ont essayé les *insufflations de poudres médicamenteuses dans les narines*, et cette pratique a joui pendant quelques années d'une grande vogue. — Michael, le promoteur de la méthode, a employé surtout la poudre de benjoin; Guerder s'est servi, avec non moins de succès, d'un mélange d'acide borique et de café torréfié; Carlaz et Moizard ont fait usage d'une mixture ainsi formulée :

Benjoin.............................. } áá 5 gr.
Salicylate de bismuth... . ... }
Sulfate de quinine.................... 1 gr.

Michael, Guerder, Bachem, avaient annoncé que les insufflations nasales guérissent rapidement la coqueluche ; Genser et quelques autres leur refusent toute espèce d'action : Moizard et Berriat ont montré qu'elles n'abrègent pas la durée de la maladie, mais que les quintes diminuent de fréquence ainsi que les vomissements.

Au point de vue antiseptique, ces insufflations sont certainement inférieures aux inhalations ; si elles sont utiles, c'est par une action mécanique que nous étudierons plus loin (voy. p. 106).

A notre avis les résultats qu'elles donnent sont loin de valoir la peine qu'elles coûtent et l'incommodité qu'elles infligent aux petits malades ; nous avons depuis longtemps cessé d'en faire usage.

Troisième indication : diminuer la sensibilité de la muqueuse laryngée, point de départ du réflexe. — On a proposé dans ce but les attouchements de la gorge avec un pinceau trempé dans une solution de *chlorhydrate de cocaïne*. Labric et Barbillion ont obtenu de bons résultats avec une solution à 5 0/0 ; ils répètent les badigeonnages trois ou quatre fois par jour.

Prior, dans les cas graves, s'est servi d'une solution à 20 0/0 ; c'est là une dose dangereuse, qu'il n'est pas prudent de conseiller, surtout dans la pratique privée où les badigeonnages sont faits par la mère ou la garde-malade. — L'expérience prouve, d'autre part, qu'il n'y a guère à compter sur les moyens de ce genre, qui exigent à la fois beaucoup

de docilité de la part de l'enfant, beaucoup de dextérité et de persévérance de la part des parents. On
sait bien ce qui se passe dans l'angine couenneuse :
le médecin a beau insister sur l'importance des badigeonnages pharyngiens et représenter aux parents
qu'il y va de la vie de leur enfant ; neuf fois sur dix,
la résistance de ce dernier est la plus forte, et, pour
que le traitement soit fait, le médecin est obligé de
s'en charger lui-même. A plus forte raison, en sera-
t-il ainsi d'une médication purement palliative, dont
les effets sont douteux et lents à se produire.

On obtiendra, selon nous, plus facilement le résultat cherché, à savoir une anesthésie relative de la
muqueuse laryngée, en administrant le *bromure de
potassium*, qui est d'ailleurs indiqué à d'autres points
de vue. On pourra prescrire :

Eau distillée	90 gr.
Eau de fleurs d'oranger	30
Bromure de potassium	6

une cuillerée à entremets chaque soir pour un
enfant d'un an ; doses croissantes suivant l'âge.

Dans ces dernières années, un nouvel agent médicamenteux, le *bromoforme*, a conquis, en Allemagne
surtout, une place importante dans le traitement de
la coqueluche.

Le bromoforme est un liquide clair, transparent,
à odeur suave, rappelant celle du chloroforme, à
saveur d'abord sucrée, puis légèrement âcre. D'après
Nauwelaers, il agit en calmant l'hyperesthésie de la
muqueuse pharyngo-laryngée : c'est un anesthésique
local.

Stepp, qui l'a employé le premier, lui attribue la
propriété de diminuer l'intensité des quintes et d'empêcher les vomissements ; Fischer et surtout Lœwen-

thal assurent qu'il abrège notablement la durée de la maladie; Schippers et Cassel sont moins enthousiastes. Les doses indiquées par Stepp sont les suivantes :

1 goutte 3 fois par jour pour les enfants de 2 à 4 semaines
2 à 3 gouttes   »   »   jusqu'à 2 ans
4 à 5 gouttes   »   »   de 3 à 4 ans
6 à 7 gouttes   »   »   de 6 à 7 ans

Pratiquement on donnera trois fois par jour autant de gouttes que l'enfant compte d'années. On compte les gouttes dans une cuillerée d'eau.

Pour les adultes, on prescrira des capsules de 50 centigrammes.

On peut encore employer la formule suivante due à Nauwelaers :

Bromoforme......................   XX gouttes
Alcool à 90° bon goût.............   10 gr.
Mucilage de gomme adragante...... } āā 60 gr.
Sirop de tolu......... .... }

A prendre en trois fois dans les vingt-quatre heures, pour un enfant de six à sept ans.

Une certaine surveillance est nécessaire : Dean a vu un cas d'empoisonnement grave chez un enfant de quatre ans qui avait pris par mégarde 15 gouttes de bromoforme en une seule dose.

En France, Marfan a employé le bromoforme dans 40 cas de coqueluche environ. Il a vu l'intensité des quintes s'atténuer rapidement, mais la durée de la maladie rester la même.

Il conseille la formule que voici :

Bromoforme....................'..   48 gouttes
Huile d'amandes douces.,.........   80 gr.
Gomme arabique ....   2 —
Eau de laurier-cerise............   4 —
Eau distillée.....................   q. s. pour 120 cmc.

Une cuillerée à café renferme 2 gouttes de bromoforme.

Quatrième indication : restreindre l'excitabilité des centres bulbaires. — Cette indication est une des plus essentielles : si on possédait un moyen sûr de la remplir, on peut dire que, pratiquement, on aurait triomphé de la maladie, car une coqueluche sans spasme n'est plus la coqueluche.

Le *sulfate de quinine*, préconisé il y a plus de vingt ans par Binz, donne d'excellents résultats dans beaucoup de cas : outre son action incontestable sur l'élément spasmodique, il a une action tonique très utile au point de vue de l'état général. Sauerhering l'administre à dose fractionnée : il prescrit 4 centigrammes par jour pour les enfants au-dessous d'un an, 25 centigrammes pour les enfants de 8 ans, 50 centigrammes pour l'adulte. Cette dose est divisée en huit prises à absorber de trois en trois heures. Au bout de trois jours, on suspend le médicament pour reprendre de la même façon, après trois jours de repos. On continue cette ordonnance jusqu'à la disparition des quintes, qui surviendrait d'ordinaire vers le quinzième jour du traitement.

La quinine à doses fractionnées est difficilement acceptée par les enfants qui se lassent vite de l'amertume du remède ; d'autre part, elle a l'inconvénient de provoquer la gastrite quinique et de faire disparaître entièrement l'appétit. Misrachi et Ungar, d'accord avec la plupart des cliniciens, préfèrent donner le sulfate de quinine à dose massive : 50 centigrammes pour un enfant au-dessous de deux ans, 1 gramme ou 1 gr. 50 pour les adultes, en une ou deux prises. Ces doses élevées sont très bien supportées par les malades qui voient au bout de trois à six jours, les quintes diminuer de fréquence et d'intensité, les vomissements disparaître, le caractère de la maladie se modifier dans un sens favorable. Au bout de quinze jours, en moyenne, le sifflement caractéristique a disparu.

Baron, Fischer, d'autres encore, ont confirmé ces résultats.

Pour les enfants au-dessous de cinq ans, qui acceptent difficilement la quinine et la rejettent fréquemment à peine avalée, Tervers a proposé les injections sous-cutanées. Nous croyons préférable d'administrer le sel quinique en suppositoire, pratique simple, commode, et dont nous usons chaque jour avec un succès constant. On prescrit :

```
Sulfate de quinine .......................... 0,25
Beurre de cacao.............................. 1 gr.
```

pour un enfant de six mois ou un an.

Le succès de la quinine devait nécessairement amener les expérimentateurs à essayer, dans la coqueluche, l'action de *l'antipyrine*. On sait avec quelle efficacité cet agent atténue l'excitabilité réflexe, dans les névralgies notamment. En fait, l'antipyrine a si bien réussi entre les mains de Dubousquet-Laborderie, de Sonnenberger, que ce dernier n'a pas hésité à en faire un spécifique de la coqueluche. Il donne autant de fois dix centigrammes que le malade compte d'années (soit cinquante centigrammes pour un enfant de cinq ans) et répète cette dose trois fois par jour. Institué dès le début, ce traitement transformerait le tableau de la coqueluche en celui d'un catarrhe bénin. Genser et Wendt ne voient dans l'antipyrine qu'un palliatif, mais un palliatif d'une grande efficacité.

Nous devons avouer que notre expérience personnelle ne confirme pas absolument cette opinion et

que l'antipyrine nous a toujours paru très inférieure
à la quinine.

La *belladone* a longtemps occupé le premier rang
dans la thérapeutique; de la coqueluche : Rilliet et
Barthez prescrivaient le sirop de belladone à la dose
de 5 à 25 grammes par jour, ou la teinture à la dose
de 10 à 25 gouttes. J. Simon donne un mélange à
parties égales de teinture de belladone et de teinture de racine d'aconit; il commence par une dose
faible (3 à 5 gouttes trois fois par jour selon l'âge)
et augmente les doses d'une goutte tous les jours ou
tous les deux jours, jusqu'à l'apparition des phénomènes d'atropisme (sécheresse du gosier, dilatation
pupillaire, érythème cutané).

La belladone rend des services incontestables : elle
atténue les quintes, qui deviennent moins fréquentes
et moins spasmodiques, mais elle est d'un maniement difficile : la dose toxique est peu éloignée de la
dose thérapeutique, et, chez certains sujets, une seule
dose suffit pour amener des accidents. Ce fait explique pourquoi un grand nombre de médecins (dont
nous sommes) ont à peu près renoncé à l'employer.

On n'éprouvera pas les mêmes ennuis avec un
autre médicament dont il nous reste à parler, et qui
nous paraît supérieur à tous les autres.

Ce médicament est le *drosera*. Après une courte
vogue il a été complètement délaissé, à la suite des
expériences instituées à l'hôpital des enfants par
Labric, Archambault et J. Simon, expériences qui
avaient donné des résultats négatifs. Amené il y a
six ou sept ans à constater la rapide guérison de
trois enfants traités par la teinture de drosera à
dose progressive, nous avons continué à prescrire
ce remède dans tous les cas que nous avons ren-

contrés, et toujours avec un succès incontestable.

Non que la maladie soit jugulée ou avortée, elle suit son cours sans abréviation notable, mais elle est en quelque sorte dépouillée de tous ses symptômes pénibles : les quintes perdent leur intensité, deviennent moins fréquentes (12 à 15 par jour au lieu de 30 à 40), les vomissements cessent entièrement, et ce seul fait, en empêchant la détérioration de l'état général, contribue plus que tous les soins à écarter les complications thoraciques. Chez un de nos propres enfants, alors âgé de trois ans et demi, nous avons vu à deux reprises les quintes, absolument disparues, revenir après la cessation du médicament, pour rétrocéder de nouveau après qu'on en eut repris l'usage ; cette expérience si probante, nous l'avons renouvelée plus d'une fois depuis.

Mais le drosera présente, dans son action thérapeutique, une particularité dont il faut être prévenu : c'est l'accoutumance rapide qui oblige à élever constamment les doses, sous peine d'échec complet. Nous prescrivons en général la teinture de drosera fraîchement préparée ; nous donnons comme dose initiale autant de gouttes que l'enfant compte de mois, et nous répétons cette dose trois fois par jour, de préférence avant les repas, dans un peu d'eau ; tous les deux jours on augmente les doses, de deux gouttes pour les enfants au-dessous de deux ans, de cinq gouttes pour les plus grands ; on progresse ainsi jusqu'au triple de la dose initiale. — Si l'estomac se fatigue, on suspend le médicament pendant deux jours ; on le reprend ensuite à la même dose. — La période spasmodique se prolonge rarement plus de trois semaines, durée normale dans une coqueluche de moyenne intensité.

Pour compléter la liste des moyens qui agissent sur l'excitabilité réflexe, nous devons mentionner de nouveau les *insufflations de poudres médicamenteuses* dans les narines, dont nous avons déjà parlé plus haut (page 98). Les auteurs qui ont imaginé ce traitement croyaient agir par antisepsie locale sur le microbe de la coqueluche, supposé habiter les fosses nasales. Mais bientôt on signala des résultats aussi favorables obtenus à l'aide des poudres insolubles ou inertes, dépourvues de tout pouvoir antiseptique, comme le café torréfié (Guerder), la poudre de gomme arabique (Bachem). Tout récemment, Kurt a donné la clef de l'énigme en montrant qu'on réussit à calmer les quintes en excitant mécaniquement la conjonctive ou la muqueuse nasale : il n'y a là qu'un simple phénomène d'inhibition, comme la physiologie expérimentale en enregistre chaque jour, depuis la découverte de Brown-Séquard. — Nous avons dit pourquoi, malgré ses résultats, que nous ne prétendons pas nier, la méthode des insufflations nasales ne nous semblait pas mériter d'être généralisée.

Cinquième indication : procurer le sommeil. — C'est seulement dans les formes très intenses et chez les enfants très nerveux que le sommeil est réellement troublé. D'habitude les petits malades se rendorment aussitôt après chaque quinte : souvent même celle-ci ne les éveille pas entièrement ; mais quand les accès se répètent toutes les demi-heures, et même tous les quarts d'heure, l'enfant n'a plus de repos, et le dépérissement serait rapide si on n'y prenait garde.

En pareil cas on aura recours au *chloral* et au *bromure* associés, plutôt qu'à l'opium :

Eau distillée.......................... 90 gr.
Sirop de fleurs d'oranger 30
Bromure de potassium................)
Hydrate de chloral......... .... } ââ 6 gr.

une cuillerée à entremets chaque soir, pour enfant de deux à trois ans.

Sixième indication : sauvegarder la nutrition et l'état général. — L'alimentation du coquelucheux est un point essentiel et qui exige la plus grande vigilance, tant de la part du médecin que de celle des parents.

Si les vomissements sont fréquents, on donnera un peu d'eau champagnisée comme tisane, et on fera manger l'enfant à de courts intervalles, autant que possible *après* les quintes violentes. On surveillera l'état de la bouche surtout s'il s'agit d'un nourrisson; l'ulcération sublinguale, due au frottement du frein de la langue contre les incisives médianes, contribue à gêner la succion : on la touchera une fois ou deux par jour avec un pinceau trempé dans le collutoire suivant :

Glycérine......... .... 10 gr.
Eau distillée de laurier-cerise 3
Borax................................. 2 |
Chlorhydrate de cocaïne............... 0,50 cent.

Quand la maladie dure longtemps, souvent l'appétit disparaît et le petit malade refuse les aliments : cette inappétence est parfois telle qu'on éprouve les plus grandes difficultés à empêcher l'inanition de s'établir.

Fait singulier au premier abord : le dégoût des aliments n'est pas du tout en rapport avec la fréquence des vomissements ; au contraire, on voit des enfants qui rendent tous leurs repas, mais qui mangent gloutonnement aussitôt l'estomac vidé et ne maigrissent pas. L'inappétence est plutôt due à une sorte de paresse digestive, provoquée tantôt par l'action des médicaments prodigués d'une main trop large, tantôt par l'étiolement des forces qui résulte du séjour prolongé à la chambre.

En pareil cas, il faut éviter le parti pris et de deux maux choisir le moindre : au risque de réveiller les quintes, on suspendra pendant quelques jours toute médication active et on se contentera d'un tonique agréable, si on en peut trouver un au goût du malade ; le *café noir*, assez fort et sucré, donné à petite dose le matin et à midi, rend à ce point de vue les plus grands services. En même temps on fera sortir l'enfant ou du moins on le changera de chambre de façon à lui faire respirer un air renouvelé.

La question de l'hygiène générale n'a pas moins d'importance que celle de l'alimentation : l'expérience des services hospitaliers spéciaux, où les coquelucheux réunis en grand nombre sont décimés par la broncho-pneumonie, a montré qu'il est indispensable de fournir aux malades un air pur, et de les mettre à l'abri de toutes les sources d'infection. Beaucoup de médecins, justement pénétrés des dangers de l'encombrement et d'une aération insuffisante, conseillent de faire sortir les enfants pendant toute la durée de leur coqueluche, même dans la mauvaise saison : cette pratique est justifiée dans les cas où les conditions hygiéniques laissent absolument à désirer, par exemple chez la population ouvrière des villes, où la famille entière est logée pêle-mêle dans une chambre étroite.

Mais, en règle générale, il vaut mieux, pendant l'hiver surtout, interdire absolument les sorties, dont le moindre inconvénient est de prolonger beaucoup la durée de la période spasmodique.

On tiendra le malade dans une chambre aussi vaste et aussi aérée que possible, avec une température égale ne dépassant pas 16 à 18 centigrades. Quand les conditions matérielles le permettent, il est bon d'avoir pour le coquelucheux deux chambres, l'une de nuit, l'autre de jour, et de tenir les fenêtres constamment ouvertes dans celle où il ne séjourne pas. En été au contraire et surtout à la campagne, on pourra laisser le malade toute la journée au grand air : la coqueluche d'été est d'ailleurs relativement bénigne.

Septième indication : la quinte. — Quand la quinte de coqueluche est modérée, on se borne à soutenir le malade, la tête un peu penchée en avant pour faciliter l'expectoration ; chez les très jeunes enfants il est utile de passer doucement le doigt au fond de la bouche pour détacher les mucosités visqueuses qui restent collées au voile du palais ; dès que la toux a cessé, on fera boire au malade une gorgée d'eau fraîche.

Quant la quinte se complique de spasme glottique avec apnée absolue et menace de syncope, il faudra recourir aux *inhalations de chloroforme* (Schilling) : on versera six ou huit gouttes de chloroforme anesthésique bien pur sur un mouchoir qui sera tenu au-devant de la bouche et du nez, à trois ou quatre centimètres de distance, de façon à permettre l'accès de l'air. Ce moyen demande de la prudence et du sang-froid de la part de l'entourage.

Les inhalations de *nitrite d'amyle* recommandées par Bowles sont tout aussi efficaces et beaucoup moins dangereuses : on pourra faire usage des *ampoules* en verre scellées à la lampe, et brisées sur un mouchoir au moment du besoin ; on évitera ainsi d'avoir à verser précipitamment d'un flacon, ce qui expose à employer des doses excessives.

Souvent, chez les jeunes enfants, les longues quintes déterminent un véritable état asphyxique avec teinte violacée des téguments, perte de connaissance absolue et arrêt de la respiration. Une flagellation vigoureuse des fesses est le moyen que les nourrices emploient d'instinct, et qui réussit le plus souvent. Si cela ne suffit pas, on asperge le visage d'eau froide, on chatouille l'épiglotte avec le doigt introduit dans la gorge, et on pratique la respiration artificielle (voyez Traitement de l'asphyxie); l'injection sous-cutanée d'éther, quand on peut la faire tout de suite, est parfois d'un grand secours (1).

En terminant ce long exposé, résumons le traitement de la période spasmodique tel que nous le formulons d'ordinaire :

Vomitif tous les quatre ou cinq jours;

Drosera trois fois par jour à doses régulièrement croissantes;

Sulfate de quinine au repas de midi;

En cas de nervosité ou d'insomnie, potion bromurée le soir (pendant quelques jours seulement);

Hygiène alimentaire et générale très soignée;

Séjour à la chambre, sauf durant les mois d'été : si

---

(1) Tout récemment Naegeli a fait connaître un procédé qui, selon lui, réussit constamment à arrêter les quintes, et par conséquent à prévenir les accidents asphyxiques : il consiste à élever le larynx, par l'intermédiaire de l'os hyoïde. Placé en face du malade, l'opérateur embrasse des deux mains les côtés de la tête et applique les pouces sur les grandes cornes de l'os hyoïde, qu'il repousse fortement en haut. La quinte cesse en un instant. Il s'agit sans doute encore d'un phénomène d'inhibition, peut-être par pression directe sur le nerf laryngé supérieur.

la chambre est étroite et l'aération difficile, pulvérisations phéniquées ou térébenthinées.

Chez l'adulte, les vomitifs sont inutiles; si l'expectoration est pénible, on donnera chaque matin une ou deux pastilles de kermès.

4° *Période de déclin.*

Quand les quintes spasmodiques ont disparu ou à peu près, quand il ne reste plus qu'une toux catarrhale ordinaire, la famille n'attend pas l'autorisation du médecin pour cesser les médicaments, que l'enfant fatigué prenait avec une répugnance croissante. Souvent alors la toux augmente de nouveau, devient plus fréquente, et en même temps reparaît le sifflement caractéristique : on reprend le traitement, mais sans conviction, et les résistances du malade s'accroissent; l'appétit disparaît, la pâleur, la maigreur augmentent; des complications sont à craindre.

C'est le moment de recourir au moyen héroïque : *le changement d'air.* Le malade est transporté à la campagne ou aux bains de mer, et, dès le lendemain du voyage, son état n'est plus le même. Les quintes cessent comme par enchantement, l'appétit se réveille, les couleurs et l'embonpoint reparaissent : au bout de quelques jours, la convalescence est en train et ne se démentira plus.

Cependant, il ne faut pas s'y tromper : l'enfant reste vulnérable. Pendant plusieurs semaines (parfois même pendant plusieurs mois), il y a un peu de toux le matin au réveil : la poitrine est grasse, suivant l'expression vulgaire. Le petit malade s'essouffle facilement, et parfois, quand il rit, quand il fait un effort, quand il avale de travers, il est pris d'une véritable quinte, absolument semblable à celles de la période spasmodique. Ces particularités s'expliquent aisément : d'abord, la muqueuse laryngo-bronchique, longtemps enflammée, est restée irritable; puis il existe, chez la plupart des enfants, à la suite de la coqueluche, un certain degré de tuméfaction des ganglions péri-trachéaux, un peu d'adénopathie trachéo-bronchique.

La terpine, l'hypophosphite de soude, au besoin l'iodure de fer, auront promptement raison de ces reliquats de la coqueluche; tant qu'ils n'auront pas entièrement disparu, on exercera une grande surveillance; le convalescent portera des vêtements de laine, évitera les transpirations et sera tenu à l'abri du vent et de l'humidité. Il va sans dire que les bains de mer et les amusements dans l'eau seront strictement interdits.

Pour être complet, nous devrions parler ici des complications de la coqueluche et de leur traitement. Mais les complications thoraciques, de beaucoup les plus importantes, ont été ou seront étudiées dans d'autres chapitres. Les autres, qui sont du domaine exclusif de la pathologie infantile, ont été exposées en détail par Josias dans le volume de cette Bibliothèque consacré à la *thérapeutique infantile* : nous ne pouvons mieux faire que d'y renvoyer le lecteur.

CHAPITRE III

La bronchite chronique.

Il est rare que l'inflammation chronique de la muqueuse des bronches se développe primitivement chez un individu en pleine santé : il faut pour cela des conditions hygiéniques ou météorologiques particulières, qui ne sont presque jamais réalisées dans nos climats.

Le plus souvent, la bronchite chronique est consécutive à une bronchite aiguë, et la transformation résulte, soit d'une malignité spéciale de la maladie première, soit du mauvais terrain organique, soit de conditions extérieures qui ont entravé la guérison : ces trois ordres de causes sont fréquemment réunis.

C'est ainsi que les bronchites infectieuses, celles de la rougeole et de l'influenza notamment, ont une tendance marquée à s'implanter et à devenir chroniques. D'autre part, il existe une prédisposition toute particulière de la part des enfants rachitiques ou mal nourris, des jeunes gens entachés de lymphatisme ou d'arthritisme nerveux, des vieillards débilités par la goutte ou par l'artério-sclérose. Ces conditions prédisposantes sont puissamment favorisées par le froid, l'humidité, les changements brusques de la température et de l'état hygrométrique ou électrique de l'atmosphère ; aussi la bronchite chronique, rare dans les pays à température élevée, sèche et constante, devient-elle plus commune à mesure qu'on remonte vers les contrées du Nord, où les variations climatériques sont étendues.

Ajoutons que toutes les causes capables d'irriter la muqueuse bronchique entretiennent et développent le catarrhe naissant, si elles ne suffisent pas à le faire naître : il en est ainsi des poussières végétales ou minérales qu'on respire dans beaucoup de professions, de certains gaz tels que le chlore et les vapeurs nitreuses, enfin de la fumée du tabac, inoffensive pour un grand nombre, poison véritable pour quelques-uns.

Anatomiquement, la bronchite chronique procède de la bronchite aiguë : il y a tuméfaction inflammatoire de la muqueuse avec dilatation considérable des réseaux vasculaires, infiltration de cellules rondes, altération des épithéliums qui perdent leurs cils vibratiles et passent à l'état cubique, formation d'un exsudat muco-purulent plus ou moins riche en leucocytes.

Au bout d'un temps plus ou moins long, les lésions deviennent plus profondes : les fibres musculaires lisses, les fibres élastiques, les cartilages même, étouffés par les éléments embryonnaires, s'atrophient et disparaissent; l'inflammation se propage à la charpente propre du poumon : il se développe de la péri-bronchite. Peu à peu, les conduits privés de soutien se laissent distendre, soit par l'accumulation des produits exsudés, soit par la pression de l'air contenu dans les bronches : les parois une fois forcées ne reviennent pas sur elles-mêmes; il se fait de la dilatation des bronches. La muqueuse altérée se transforme en une véritable membrane granuleuse, dont la sécrétion, activée par l'action irritante de ses propres produits, devient facilement très abondante ; les impuretés extérieures, introduites à la faveur de la disparition des épithéliums vibratiles, se développent dans les cavités des bronches dilatées et amènent la décomposition des produits exsudés.

Plus tard encore, les travées conjonctives du poumon, atteintes par l'irritation de voisinage, perdent leur élasticité, se sclérosent ou s'atrophient et finissent par se rompre ; l'emphysème pulmonaire ainsi constitué progresse rapidement sous l'influence mécanique des efforts de toux, et la circulation intra-pulmonaire, l'hématose, sont gênées à leur tour ; l'organisme s'efforce d'y suppléer par des efforts respiratoires plus grands, qui ne font qu'aggraver le mal.

Un moment vient où le cœur droit fléchit sous sa charge : le ventricule, l'oreillette, se dilatent ; la grande circulation, à son tour, est entravée ; la stase veineuse générale se traduit par de l'anasarque, de l'albuminurie, de l'ascite.

Enfin, quand l'asystolie a épuisé les forces, quand les centres nerveux insuffisamment hématosés cessent de réagir, le réflexe respiratoire devient défectueux, la toux cesse, les bronches qui se vidaient mal ne se vident plus du tout, et le malade succombe avec les symptômes du catarrhe suffocant.

On voit par ce tableau sommaire combien est étroit l'enchaînement des phases de la bronchite chronique et combien ardue la tâche du médecin aux prises avec elle. Pour scinder une étude que nous voulons tâcher de rendre claire, nous étudierons successivement au point de vue thérapeutique :

1° la forme commune de la bronchite chronique ;

2° les variétés rares ;

3° les complications.

§ Ier. — FORME COMMUNE.

La bronchite chronique dans sa forme commune est une maladie de tous les âges ; on l'observe le plus souvent chez les enfants à la suite de la coqueluche ou de la rougeole, chez les adultes et les vieillards à la suite de la grippe ; l'asthme, comme nous le verrons ailleurs, est également une cause de bronchite chronique.

Elle se caractérise par une toux plus ou moins fréquente, revenant surtout le matin et après les repas, ou quand le malade passe brusquement du chaud au froid et réciproquement; par une expectoration muco-purulente plus épaisse et plus abondante le matin, plus fluide dans la journée.

Le malade n'accuse aucune douleur, mais seulement une gêne légère rétro-sternale, avec dyspnée quand il marche ou quand il séjourne dans un air confiné.

L'examen physique de la poitrine révèle une sonorité normale ou même exagérée, des râles sonores et humides prédominants aux bases et d'une variabilité extrême : ces râles disparaissent quelquefois entièrement après une quinte de toux.

La fièvre est nulle, sauf en cas de complication ; les fonctions digestives sont intactes ; l'état général et l'embonpoint sont satisfaisants.

La maladie d'abord a une marche discontinue : les symptômes disparaissent presque entièrement pendant la belle saison, pour se montrer de nouveau en hiver; puis la toux ne cesse plus, persiste l'année entière, mais toujours avec des exacerbations dans les temps froids et humides. Le catarrhe abandonné à lui-même s'aggrave lentement ; peu à peu le malade devient emphysémateux, s'oppresse facilement ; d'autre part, l'expectoration augmente et devient puriforme.

Souvent la marche des accidents est hâtée par un épisode aigu : grippe ou broncho-pneumonie, rétention et fétidité des crachats, gangrène des extrémités bronchiques, etc., ou bien le malade continue sa carrière jusqu'au terme de l'évolution logique dont nous avons tracé à grands traits le tableau.

Traitement. — La bronchite chronique n'a pas fatalement la marche que nous venons d'indiquer : elle est au contraire parfaitement curable surtout aux périodes rapprochées du début. Aussi importe-t-il de ne rien négliger pour décider le malade à se soigner de bonne heure et à profiter, pendant qu'il en est temps, de toutes les ressources thérapeutiques.

Les indications telles qu'elles résultent de la physiologie pathologique et des symptômes, peuvent se résumer ainsi :

1° Modérer l'irritation phlegmasique de la muqueuse des bronches ;

2° Faciliter l'expectoration ;

3° Tarir la sécrétion bronchique ;

4° Combattre l'élément spasmodique quand il existe ;

5° Modifier l'état général diathésique ;

6° Prévenir les récidives en améliorant l'hygiène.

L'art du clinicien consiste à combiner, d'une façon aussi rationnelle et aussi pratique que possible, les prescriptions capables de remplir ces indications multiples.

Première indication : modérer l'irritation bronchique.
— La première chose à faire pour y parvenir est de
confiner strictement le malade à la chambre et de lui interdire toute sortie, même en voiture, tant que la toux
et l'expectoration n'ont pas à peu près complètement
cessé.

Nombre de catarrheux sont à ce point de vue
absolument intraitables, sortent à toute heure, même
pendant la mauvaise saison, et s'étonnent de voir leur
maladie s'aggraver : ces mêmes malades, lorsqu'ils
ont une poussée aiguë qui les force à se soigner,
s'émerveillent d'aller beaucoup mieux ensuite et sont
disposés à croire que la bronchite aiguë a exercé
une action salutaire, qu'elle a nettoyé les bronches;
en réalité elle les a surtout forcés à rester tranquilles
et à éviter l'air extérieur dont l'action irritante sur les
bronches malades n'est pas à démontrer.

En second lieu on prescrira les *inhalations médica-*
menteuses : eaux sulfureuses (Enghien, Labassère,
Challes) pour les malades lymphatiques, eaux bicar-
bonatées sodiques (Vichy, Vals) ou arsenicales faibles
(Royat, Mont-Dore) pour les sujets à bronches irritables, les neuro-arthritiques, les goutteux, les artério-scléreux; essences aromatiques (teinture d'eucalyptus, de benjoin) pour ceux qui ont une tendance
à la stagnation des exsudats et au catarrrhe putride.
Ces inhalations seront faites plusieurs fois par jour,
pendant dix à quinze minutes chaque fois, à l'aide
d'un pulvérisateur à vapeur de petite dimension,
pourvu d'un embout en verre qui concentre le jet de
poussière aqueuse et le dirige vers la bouche tenue
demi-ouverte (fig. 1).

A ces pratiques, quelques médecins joignent des
instillations intra-trachéales.

Dès 1855, Horace Green avait proposé de pulvé-
riser directement dans les voies aériennes une solution très étendue de nitrate d'argent. Reichert, en
1884, a repris cette idée : il introduit dans la trachée,
à l'aide du miroir laryngoscopique, un long tube

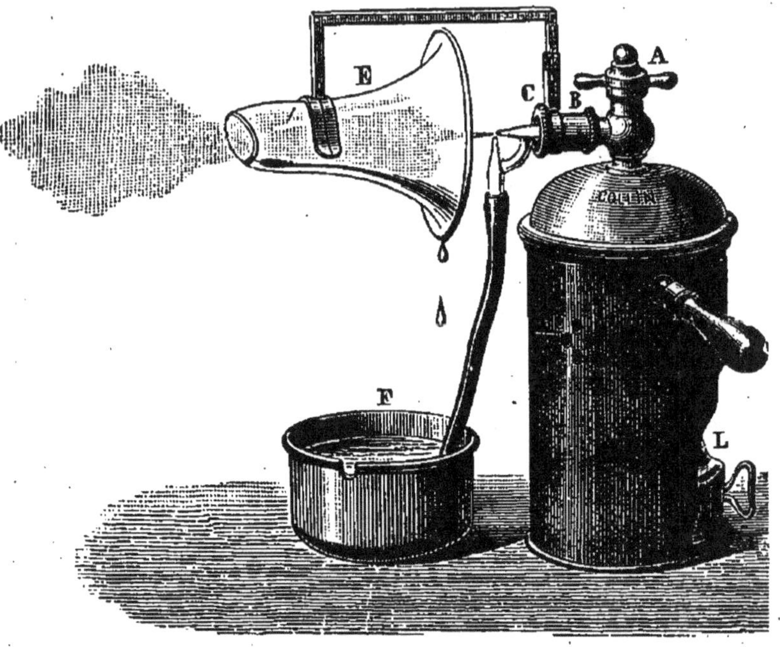

Fig. 1. — Pulvérisateur à vapeur avec embout.

recourbé monté sur un appareil de Richardson et
fait pénétrer dans les voies aériennnes une solution
aromatique réduite à l'état de poussière aqueuse. Sa
formule est la suivante :

Eau distillée............................ 200 gr.
Essence de menthe ....   3 à 6 gr.
Acide salicylique.............. .... 1 à 2 gr.

Plus récemment, Lubet-Barbon a cherché à vulga-
riser cette méthode : il se sert d'une solution huileuse de menthol à 5 ou 10 pour 100.

Il va sans dire que ces injections, qui exigent la présence d'un spécialiste, doivent être réservées à certains cas, dans lesquels les autres procédés se sont montrés ou impuissants ou inapplicables. Nous en reparlerons à propos d'une forme particulière de trachéite, l'*ozène trachéal*, où leur emploi est justifié.

Deuxième indication : faciliter l'expectoration. — Il est très important que les bronches se vident bien, qu'il n'y ait aucune stagnation de produits exsudés dans les voies aériennes : ces produits, en effet, sont loin d'être inoffensifs ; indépendamment de leur action mécanique, ils ont encore, grâce à leur décomposition facile, une action chimique très fâcheuse sur la muqueuse avoisinante.

Au début du traitement un *vomitif* est parfois indiqué : chez les enfants, on donnera l'ipéca. Riegel et d'autres auteurs préfèrent l'apomorphine en injection sous-cutanée, à la dose de 6 à 15 milligrammes : nous ne voyons pas grand avantage à ce prétendu perfectionnement, d'autant que, si l'apomorphine donne moins de nausées, elle ne laisse pas d'avoir aussi ses inconvénients, et même ses périls, comme le prouve l'expérience de Pécholier sur lui-même (1).

Chez l'adulte on peut en général se passer de vomitif : quand les moyennes bronches sont très prises, les râles humides très nombreux, quand surtout il y a des signes de congestion pulmonaire compliquant la bronchite, on se trouve bien d'administrer pendant un ou deux jours le tartre stibié à doses fractionnées :

---

(1) Pécholier, Relation de mon empoisonnement par l'apomorphine. (*Bull. de Thérap.* 1882.)

Julep gommeux........................ 120 gr..
Tartre stibié......... .... 0,10 cent.

une cuillerée à bouche toutes les deux heures.

Dans les formes plus légères ou plus torpides, chez les sujets âgés et chez ceux dont les voies digestives sont susceptibles, on se contentera du kermès à la dose de dix ou quinze centigrammes dans une potion à prendre dans les 24 heures. Il peut être continué plusieurs jours.

Récemment Murrell a conseillé l'apomorphine, non plus en injections sous-cutanées, mais en potion; il donne par jour de 1 à 3 centigrammes en doses réfractées selon l'âge et le tempérament du sujet. Cet agent serait, à l'en croire, le meilleur de tous les expectorants.

Troisième indication : *tarir la sécrétion bronchique.* — Dans la bronchite chronique, la sécrétion n'est plus exclusivement, comme dans la bronchite aiguë, le fait de l'inflammation : il y a une hypercrinie véritable qui tient à la fois à l'hyperémie permanente par dilatation des vaisseaux, et aux lésions cellulaires et glandulaires de la muqueuse.

Aussi la *révulsion* a-t-elle, en pareil cas, une activité réelle, soit qu'elle provoque, par action réflexe, la contraction des artérioles capillaires, soit qu'elle agisse, par un mécanisme du même genre, sur les nerfs sécréteurs des bronches et du poumon.

Souvent dans le catarrhe chronique, même lorsqu'il est consécutif à l'asthme, l'application d'un vésicatoire est suivie d'un soulagement notable et d'une diminution très marquée de l'hypersécrétion bronchique. Les pointes de feu, ou cautérisations ponctuées, appliquées très légèrement sur toute la surface postérieure du thorax, ont un effet encore plus marqué; elles ont, d'autre part, sur le vésicatoire l'avantage de ne pas mettre le derme à nu, de ne pas risquer d'irriter les reins, enfin de pouvoir être répétées aussi souvent qu'on le désire (il n'est pas nécessaire d'attendre que les croûtelles soient tombées pour faire de nouvelles cautérisations dans les intervalles des premières) : nous n'hésitons donc pas à leur donner la préférence.

Les *balsamiques* et les *astringents* ne sont pas moins utiles : ceux-ci par leur action tonique sur les vaisseaux et les tissus, ceux-là par l'irritation substitutive qu'ils exercent sur les éléments glandulaires par lesquels ils s'éliminent.

Parmi les astringents, on prescrit en général le tannin, en pilules ou capsules de quinze centigrammes, à prendre aux repas; on en donne de deux à six par jour. Le ratanhia, le cachou, sont moins employés.

Parmi les balsamiques, le premier rang appartient à la créosote, qui est particulièrement efficace chez les enfants strumeux. Aux plus jeunes, on la donnera sous forme de vin médicamenteux :

Vin de Banyuls........................	110 gr.
Alcool à 90° bon goût............	10
Créosote de hêtre..................	0,50 à 1 gr.

une ou deux cuillerées à entremets par jour, avant le repas.

Aux plus âgés on peut la prescrire en capsules, associée soit à l'huile de foie de morue, soit à d'autres substances balsamiques, telles que le baume de Tolu, le goudron ou la térébenthine. La dose moyenne est de 15 à 25 centigrammes par jour pour enfants au-dessus de douze ans et pour adultes.

Chez les malades qui ont passé la quarantaine, pour peu qu'ils soient dyspeptiques, goutteux ou atteints d'artério-sclérose, la créosote est à écarter : elle est irritante pour les voies digestives et mal supportée aussi par les bronches. On se rabattra sur la térébenthine, la terpine et le terpinol, dont nous avons parlé assez longuement déjà pour n'avoir plus à y revenir (voy. pages 42 et suiv.).

Quatrième indication : combattre l'élément spasmodique. — Cette indication n'existe que chez un petit nombre de malades : chez ceux dont le catarrhe est plus ou moins mélangé d'asthme, soit que ce dernier ait précédé la bronchite, soit (comme il arrive souvent) qu'il semble provoqué et développé sous l'influence de l'emphysème qu'elle a produit. A côté des véritables asthmatiques il y a encore les malades nombreux qui sont atteints d'artério-sclérose avec lésions rénales commençantes et qui ont facilement des poussées fluxionnaires laryngo-bronchiques, provoquant des quintes de toux convulsive avec étouffements surtout la nuit.

Chez les uns et les autres, l'usage de l'*iodure de potassium* s'impose, et donne des résultats merveilleux dans beaucoup de cas. Son action est des plus complexes : il a une influence sédative sur les centres nerveux ; il dilate les vaisseaux périphériques et diminue ainsi la tâche du cœur (important résultat chez les artério-scléreux qui ont souvent de l'hypertension artérielle) ; il favorise les échanges nutritifs, la désassimilation cellulaire et l'élimination des produits usés ; enfin, par son action spéciale sur la muqueuse aérienne, il fluidifie les sécrétions et nettoie, mieux que par tout autre procédé, les culs-de-sac glandulaires.

Voilà de nombreux avantages, mais qui ne vont pas sans quelques inconvénients. Chez certains sujets il provoque une saveur styptique dans la bouche qui détruit rapidement l'appétit; chez d'autres les doses même faibles produisent rapidement des phénomènes d'iodisme : catarrhe oculo-nasal, gonflement des paupières avec chémosis des conjonctives, angine plus ou moins intense et, ce qui est encore plus fâcheux, acné pustuleuse et autres manifestations suppuratives du côté de la peau.

Aussi faut-il l'administrer avec prudence; on proportionnera la dose à la tolérance connue ou présumée de l'organisme; on prescrira le médicament en solution aqueuse, dans du lait ou tout autre véhicule qui en facilite l'absorption; on donnera en même temps les alcalins et notamment le bicarbonate de soude qui paraît avoir la propriété de ralentir la mise en liberté de l'iode dans le sang, et qui par là s'oppose jusqu'à un certain point aux accidents d'iodisme. On aura ensuite la précaution (si le cas paraît l'exiger) de faire dans le traitement des pauses fréquentes, de donner par exemple l'iodure pendant trois jours de suite, pour le reprendre seulement après quatre jours d'intervalle : en procédant de la sorte, on obtiendra souvent une tolérance relative qui permet au traitement ioduré d'agir sans provoquer des troubles notables.

La dose utile varie de 10 centigrammes à 1 gramme par jour, qu'on donnera en une fois le matin selon la formule suivante :

```
Eau distillée............................ 200 gr.
Iodure de potassium .................... 1 à 10 gr.
```

une cuillerée à bouche le matin dans du lait.

Souvent on se trouvera bien, quand il y a de la

toux nocturne, de l'insomnie, de la dyspnée sans
accès asthmatiques véritables, d'associer à l'iodure
l'extrait thébaïque ; la belladone, la jusquiame sont
aussi des adjuvants utiles ; on donnera alors le médicament de préférence le soir, afin d'obtenir le
sommeil ;

Eau distillée	80 gr.
Sirop de fleur d'oranger...............	20
Iodure de potassium	1 à 5
Extrait de jusquiame.................	} āā 0,10 cent.
Extrait thébaïque	}

Une cuillerée à bouche en se mettant au lit. Il va
sans dire que ces formules peuvent être variées à
l'infini par l'introduction de divers calmants anodins,
agréables au goût ou jouissant de la confiance du
malade.

Cinquième indication : modifier l'état diathésique. —
Cette indication est peut-être la plus importante
de toutes, et c'est pour la perdre de vue que beaucoup de médecins échouent malgré la thérapeutique
la plus active.

Les moyens à employer varient, cela va sans dire,
suivant le tempérament du sujet, et il est beaucoup
de cas où ce tempérament ne saute pas aux yeux :
on s'éclairera par la recherche des antécédents et
par l'étude des prédispositions héréditaires et ata-
viques : les enfants ont généralement les aptitudes
morbides de celui de leurs ascendants auquel ils
ressemblent physiquement et moralement.

Si le malade est lymphatique, on joindra aux révulsifs, à la créosote, le sirop d'iodure de fer, l'hypophosphite de soude, les amers et les préparations
de quinquina ; on conseillera au cours du traitement
une saison à Cauterets, aux Eaux-Bonnes ou à une
autre station sulfureuse.

A-t-on affaire à un arthritique nerveux, à muqueuses irritables, on associera le bromure à l'iodure, qu'on alternera avec une préparation arsenicale telle que les gouttes de Fowler ou les granules de Dioscoride. Le sujet est-il chétif en même temps qu'excitable, on lui conseillera les eaux sédatives de Royat, ou celles d'Ems dont les effets sont analogues ; est-il au contraire vigoureux, on l'enverra aux eaux arsenicales de la Bourboule ou du Mont-Dore.

Enfin aux goutteux menacés d'obésité, dont le foie est paresseux, qui désassimilent lentement et mal, on prescrira de l'exercice physique, l'usage fréquent des alcalins, un régime alimentaire sobre, avec exclusion des féculents d'une part, des alcools et des vins généreux de l'autre ; on fera prendre régulièrement un laxatif cholagogue tel que l'évonymine, ou mieux encore on prescrira chaque semaine un léger purgatif salin, un verre d'eau de Pullna ou d'Hunyadi-Janos. Ces malades se trouveront bien d'une saison aux eaux salines sulfatées de Carlsbad et de Marienbad.

Sixième indication : prévenir les récidives en améliorant l'hygiène. — Les moyens qui précèdent, employés méthodiquement, chez un malade docile, réussiront, dans la plupart des cas, à faire disparaître tous les symptômes du catarrhe.

Mais si, une fois guéri, le malade reste livré à lui-même, s'il reprend ses anciennes habitudes, s'il s'expose de nouveau aux mêmes agents morbides, il a toutes les chances de voir son catarrhe récidiver à bref délai. Le médecin devra donc, après avoir combattu et vu disparaître tous les symptômes morbides, s'attacher encore à soustraire son malade à toutes les influences nocives susceptibles de compromettre sa santé reconquise.

Il y a une série de prescriptions d'hygiène à imposer au convalescent de bronchite chronique, et ces prescriptions, il devra les suivre, s'il est jeune, pendant de longues années, s'il est d'âge mûr, pendant sa vie entière.

On partira de cette double notion : que les rechutes sont presque toujours dues à une influence extérieure, météorologique ou autre, agissant sur les bronches soit directement, soit par l'intermédiaire de la peau ; que, d'autre part, les effets nuisibles sont généralement en proportion inverse de la résistance organique. De là un double problème à résoudre : accroître la résistance du sujet ; écarter les influences délétères.

Chez les individus jeunes, chez les enfants surtout, on s'efforcera d'abord d'endurcir la peau, intermédiaire obligé du réflexe qui constitue le refroidissement. On fera prendre chaque matin, d'abord un bain tiède suivi d'affusions froides sur la poitrine et le dos, plus tard et progressivement, un *tub* complet qui sera continué, si possible, en toute saison.

A tous les malades quel que soit leur âge, on fera porter la flanelle sur la peau été comme hiver, seul moyen de rendre les transpirations inoffensives.

Pour améliorer la nutrition, on réglera soigneusement la question du régime : l'alimentation devra être saine, substantielle, modérément abondante ; si l'estomac laisse à désirer, on prescrira de temps en temps l'usage des alcalins, des amers, de la strychnine à petites doses.

On recommandera au malade un exercice physique proportionné à son âge et à ses forces. Beaucoup d'hommes, adonnés au professions libérales ou aux affaires, cessent de marcher quand leurs occupations augmentent, ne vont plus qu'en voiture pour économiser le temps ; bientôt ils se sentent vulnérables, deviennent frileux, s'enrhument au moindre courant d'air ; ils exagèrent les précautions, se couvrent davantage et ne s'en portent pas mieux ; pris d'une grippe ou d'une bronchite, ils ne parviennent pas à se débarrasser et vont droit au catarrhe. Qu'ils renoncent à leur voiture, ou plutôt qu'ils s'astreignent à faire chaque matin, par tous les temps, une longue course à pied : souvent il n'en faudra pas davantage pour les remettre.

Mais ce conseil n'est pas à l'usage de tous les malades : la plupart d'entre eux, au contraire, surtout ceux qui sont âgés, éviteront soigneusement les intempéries, les changements brusques de température, l'humidité du matin et du soir ; ils ne sortiront qu'au milieu du jour, ils redouteront le grand vent et les plages non abritées. Ils se garantiront avec non moins d'attention du contact des poussières, des gaz irritants ; ils fuiront les milieux à air confiné, les salles de réunion, les cafés surtout ; ils ne s'exposeront pas à la fumée de tabac et surtout ils renonceront à fumer eux-mêmes.

La température dans l'habitation sera modérée, aussi égale que possible et ne dépassera jamais 18° centigrades pour la chambre à coucher ; on assurera la pureté de l'air par une ventilation convenable.

Au besoin, si le climat d'hiver est mauvais et si le malade a la faculté de se déplacer, on lui conseillera de passer la saison froide dans un séjour choisi ; les sujets délicats, nerveux, à circulation excitable, iront à Hyères, à Menton, à Pise, à Arcachon ou à Pau ; ils pourront faire, auparavant, un séjour en Suisse à une altitude modérée, à Montreux par exemple, ou dans le Tyrol, à Méran. Les jeunes gens lymphatiques, à tissus flasques, à circulation languissante, iront à Cannes, à Nice, à Alger ; ceux d'entre eux qui n'ont ni emphysème, ni tendance à la dilatation du cœur droit, pourront essayer du séjour d'hiver à Davos, ou à Leysin dans le canton de Vaud ; ils ont la chance d'y acquérir, par un entraînement soutenu, l'endurance qui les mettra peut-être définitivement à l'abri des rechutes.

Quant aux gens âgés et à ceux qui ne peuvent affronter les longs voyages, ils devront se considérer, sinon comme des malades, au moins comme des infirmes, et se résigner à garder la chambre tout l'hiver. Nous en connaissons plusieurs qui, autrefois éprouvés par d'incessantes bronchites, n'ont plus, depuis qu'ils ont pris ce sage parti, qu'un rhume très court à chaque changement de saison, se portent bien dans l'intervalle, et supportent à merveille leur hivernage (1).

(1) Dans la traduction italienne de la première édition de ce livre, le Dr Cavallero, de l'Université de Turin, appréciant en termes d'ailleurs très courtois, les règles thérapeutiques développées ci-dessus, déclare que la plupart des moyens indiqués par nous dans le traitement des bronchites lui paraissent surannés et démodés, bons tout au plus à agir par suggestion sur le moral des malades. Selon lui, tout ou presque tout l'arsenal thérapeutique pourrait être avec avantage remplacé par l'aérothérapie, autrement dit par l'inhalation d'air comprimé suivie d'exhalation dans l'air raréfié. Il décrit avec détail un appareil dû à son maître, le professeur Forlanini, et analogue à l'appareil à double effet de Schnitzler et Weil (voy. page 276). Il donne à entendre que l'usage méthodique de cet appareil, associé aux inhalations médicamenteuses, suffit à guérir les bronchites de toute espèce, tant aiguës que chroniques, sans le secours d'aucun autre moyen de traitement. — Nous ne doutons pas que l'appareil de Forlanini ne puisse donner les meilleurs résultats dans des cas appropriés : mais nous ne saurions trop énergiquement protester contre le dogmatisme des modernes intro-mécaniciens

§ II. — VARIÉTÉS RARES.

On en a décrit un très grand nombre; nous nous bornerons à passer rapidement en revue les principales et à dire pour chacune d'elles sur quels points spéciaux doit porter l'effort de la thérapeutique.

A. Catarrhe sec. — Cette variété, décrite pour la première fois par Laennec, a des rapports étroits avec l'asthme qui, souvent, la précède ou l'accompagne. Elle s'observe chez les individus plutôt âgés, arthritiques et nerveux. Elle a le caractère congestif et semble liée à une turgescence plutôt fluxionnaire qu'inflammatoire, et en tous cas très mobile, de la muqueuse bronchique.

Le catarrhe sec se manifeste par une toux fréquente, quinteuse, revenant par accès à certaines heures du jour et provoquant l'expectoration de petits globules muqueux, demi-transparents, *perlés*, difficiles à arracher ; une sensation perpétuelle de chatouillement derrière le sternum ; souvent une dyspnée surtout nocturne, à caractère paroxystique (asthme). A l'auscultation, râles peu nombreux, exclusivement sibilants ; parfois on constate une crépitation fine dans les parties déclives, ou dans une zone circonscrite du côté droit, et le tableau clinique rappelle alors ce que Collin a décrit sous le nom de congestion arthritique du poumon. — Le catarrhe sec se complique rapidement d'emphysème ; au bout d'un certain temps, il se modifie, prend les caractères du

qui, oublieux des leçons de la clinique, prétendent réduire toute la médecine à l'application aveugle de quelques principes de physique pure, et semblent ne tenir aucun compte, ni des réactions vitales, ni des individualités morbides.

catarrhe humide ordinaire, ou même du catarrhe purulent.

L'indication principale, dans cette forme de bronchite chronique, est de *calmer la toux* qui, par sa continuité, sa sécheresse, fatigue horriblement les malades, en même temps qu'elle entretient l'irritation trachéo-bronchique : on aura recours à l'aconit, à la belladone, à la jusquiame, soit en potion, soit sous d'autres formes ; si le malade ne présente ni lésion rénale, ni affection du cœur, on pourra employer les opiacés à dose modérée. La codéine, qui agit moins sur les voies digestives que la morphine ou l'extrait thébaïque, donne souvent de bons résultats.

La mixture suivante présente l'avantage d'un dosage facile :

Teinture de jusquiame................	} ââ 15 gr.
— de racine d'aconit...	
Codéine	0,60 cent.

de cinq à dix gouttes toutes les six heures.

Dix gouttes de cette teinture renferment environ un centigramme de codéine.

Les malades atteints de catarrhe sec éprouvent, comme les asthmatiques, un grand soulagement quand ils peuvent cracher : il est donc essentiel de tâcher de *faciliter l'expectoration*. On emploie dans ce but les fumigations de papier nitré, l'iodure de potassium ou de sodium à la dose de dix à cinquante centigrammes par jour. Riess a préconisé la pilocarpine en injections sous-cutanées : chez les malades atteints de catarrhe sec et torturés par l'impossibilité de cracher, il pratique d'abord tous les trois jours, puis tous les deux jours, une injection sous-cutanée de deux centigrammes de chlorhydrate de pilocarpine : l'expectoration se produit, et avec elle une atténuation notable de tous les symptômes.

Vu la précocité de l'emphysème, on est de bonne heure amené à chercher les moyens de *favoriser l'hématose* entravée par la diminution du champ respiratoire. On peut essayer des bains d'air comprimé, qui soulagent la dyspnée et calment momentanément la toux. On se méfiera des appareils à double effet de Waldenburg et de Dupont (voy. Emphysème pulmonaire), et surtout de l'expiration dans l'air raréfié : cette pratique est, il est vrai, très efficace au point de vue mécanique et réduit rapidement la dilatation du poumon ; mais, chez tous ceux dont les vaisseaux sont fragiles (ce qui est fréquemment le cas chez les malades atteints de catarrhe sec), on voit facilement des hémoptysies se produire.

On donnera une attention particulière aux voies digestives, et on combattra la flatulence gastro-intestinale, qui est fréquente chez ces malades et augmente beaucoup la dyspnée : on conseillera l'abstention des féculents et des graisses, les laxatifs et l'usage de l'eau de Vichy.

En été, le malade sera envoyé à Royat ou au Mont-Dore, en hiver dans une station *abritée* de la région méditerranéenne.

B. Catarrhe purulent. — Il est en quelque sorte la contre-partie du catarrhe sec, auquel il succède quelquefois. Il est surtout fréquent chez les enfants et chez les jeunes gens lymphatiques. Il est caractérisé par une inflammation atonique de la muqueuse des bronches, avec sécrétion très abondante et très riche en leucocytes.

La toux est rare, facile, très grasse, et suivie d'une expectoration de gros crachats purulents, concrets,

peu aérés, qui sont rendus sans effort; à l'auscultation on trouve de gros râles humides très nombreux,
surtout aux bases. Quelquefois il se fait de l'engouement bronchique, l'expectoration s'interrompt : aussitôt il se produit de la dyspnée, avec bouffissure et
cyanose du visage; ces rétentions momentanées sont
souvent accompagnées d'un léger mouvement de
fièvre. Dans cette forme, les poussées de bronchite
aiguë sont fréquentes et aboutissent facilement au
catarrhe suffocant.

Ici l'indication première est de *modérer l'hypersécrétion bronchique :* on aura recours aux balsamiques
énergiques, à la créosote d'abord, en capsules et en
inhalations; si elle est mal tolérée, on donnera la térébenthine ou la terpine, cette dernière sous forme
pilulaire de préférence. Witthauer a employé avec
succès l'eucalyptus; il prescrit :

Teinture d'eucalyptus................ } āā 15 gr.
Glycérine......................... }

de cinq à vingt gouttes toutes les trois heures, suivant
l'âge. En même temps il pratique des vaporisations
avec dix gouttes d'essence d'eucalyptus dans un
litre d'eau bouillante.

On s'efforcera d'autre part de *dériver l'inflammation*
broncho-pulmonaire par des applications révulsives :
les pointes de feu n'agissent pas assez énergiquement;
nous avons dit les inconvénients des vésicatoires;
quelques cautères à la pâte de Vienne, appliqués
avec précaution, sont le moyen le plus efficace.

Enfin il s'agit avant tout de *lutter contre la dyscrasie
lymphatique* et de fortifier l'état général : on donnera
l'huile de foie de morue à dose aussi forte que l'estomac peut la supporter; on y ajoutera l'iodure de
fer et les sulfureux.

C. **Bronchorrhée séreuse.** — Cette forme, décrite également par Laennec, est très rare; elle ne s'observe guère que chez les arthritiques nerveux héréditaires; elle alterne parfois avec une affection cutanée, et constitue plutôt un flux qu'une inflammation.

Elle est caractérisée par une toux quinteuse, incessante, avec dyspnée modérée, mais avec expectoration continue d'un liquide séreux, transparent, aéré, qui diffère de l'expectoration de l'œdème pulmonaire, parce qu'il ne renferme pas d'albumine.

Les moyens thérapeutiques ont peu d'action; cependant on sera en droit d'essayer la dérivation sur l'intestin, et on administera de temps en temps un purgatif drastique :

Eau-de-vie allemande............ | àà 10 ou 15 gr.
Sirop de nerprun......... .... |

à prendre en une fois dans de l'eau sucrée.

En même temps on tâchera de tonifier l'innervation vaso-motrice et de s'opposer à la diacrise en administrant les médicaments anti-sécréteurs : la jusquiame, la belladone sont indiquées, mais nous préférons, comme plus actif, l'ergot de seigle ou plutôt l'ergotinine préparée par Tanret. On donnera 3 à 10 gouttes de la solution hypodermique au millième, et on répétera cette dose matin et soir.

Enfin on instituera un traitement par l'arsenic, à petites doses longtemps continuées : par exemple, deux cuillerées à bouche d'eau de la Bourboule à chaque repas, dans le premier verre de boisson.

D. **Catarrhe avec dilatation des bronches.** — Nosologiquement la bronchectasie n'appartient pas à la bronchite chronique, mais bien à la broncho-pneumonie chronique avec cirrhose du poumon; mais en clinique cette affection a tant de rapport avec le catarrhe bronchique, qu'il nous paraît impossible de n'en pas parler ici.

La dilatation des bronches se manifeste tantôt d'une manière précoce comme conséquence d'une bronchite infectieuse qui a altéré la charpente conjonctive du poumon, tantôt d'une façon tardive à la suite d'un catarrhe chronique prolongé avec poussées aiguës successives. Elle est caractérisée anatomiquement, comme nous l'avons vu, par l'altération destructive des faisceaux musculaires de Reissessen, des fibres élastiques et des pièces cartilagineuses formant le squelette de la bronche. Celle-ci se laisse peu à peu dilater par les efforts de toux, et la muqueuse qui la revêt se transforme en une véritable membrane granuleuse : ainsi se trouve constituée une sorte de caverne, dont les parois sécrètent du pus en abondance.

Le début de la maladie est souvent insidieux et ne diffère pas d'une bronchite ordinaire; cependant on est frappé du volume et de l'homogénéité des crachats rendus. Une fois constituée, la dilatation bronchique se manifeste par une toux rare, peu fatigante et une expectoration muco-purulente épaisse, très facile et abondante, remplissant la bouche à chaque quinte. Les crachats, puriformes et peu aérés, sont rendus surtout le matin, après le repos de la nuit; chez certains malades, au premier changement de position, il se produit une sorte de vomique, et le malade remplit son crachoir en quelques minutes.

Si on examine la poitrine, on trouve souvent une légère submatité à la base du poumon, soit d'un côté, soit des deux, parfois aussi de l'emphysème qui masque les grosses lésions ; à l'auscultation il y a des signes cavitaires dans la région de la submatité : pas de tympanisme, mais un souffle caverneux avec gargouillement, et parfois de la pectoriloquie.

La marche de la maladie est lente; sa durée indéterminée; elle est compatible avec une santé générale satisfaisante, à condition de mener une vie très réglée ; mais facilement, sous le moindre prétexte, des complications surgissent : les crachats deviennent fétides, le malade a des hémoptysies et de la fièvre (voy. plus loin page 140).

Les lésions de la dilatation bronchique sont définitives et on ne peut espérer les voir rétrocéder : le traitement sera donc purement palliatif. Les indications se bornent à *modérer la formation des exsudats* et à en *faciliter l'évacuation*.

Pour répondre au premier *desideratum*, la *térébenthine* à haute dose, et à son défaut le copahu ou la créosote sont indiqués. On évitera pourtant ce dernier médicament si le malade a déjà eu des hémoptysies. Le traitement devant être continué longtemps, il est important de ne pas fatiguer l'estomac : on changera donc de temps en temps la prescription, et on n'hésitera pas à parcourir la gamme entière des agents balsamiques de façon à déterminer lequel est le plus efficace et le mieux supporté par le malade. On évitera l'intolérance gastrique en coupant le traitement par des périodes de repos.

D'autre part, on favorisera l'expectoration en administrant l'*infusion de polygala*, bon expectorant, trop délaissé aujourd'hui; on fera l'infusion faible pour éviter d'agir sur l'intestin :

<pre>
Racine de polygala concassée.............. 4 gr.
Eau bouillante......................... 1 litre
</pre>

Infusez pendant deux heures et passez ; le malade prendra de cette tisane trois tasses par jour, à distance des repas.

Chez certains sujets, vu la localisation des cavernes bronchectasiques, l'évacuation du pus ne se fait bien que dans certaines positions : par exemple quand le malade est couché sur le ventre. On lui recommandera, s'il ne le fait d'instinct, de prendre deux ou trois fois par jour la *position voulue*, pour que, la déclivité aidant, les produits de sécrétion arrivent facilement dans la trachée : il se produit alors une quinte de toux pénible, mais l'évacuation est rapide et complète, et le malade est soulagé pour plusieurs heures.

Dans les formes invétérées surtout, empêcher la stagnation des produits est la tâche capitale, on pourrait dire la seule tâche du médecin : tant que les bronches se vident bien, le malade court peu de risques ; dès qu'il y a rétention même relative, le danger commence, la fièvre, l'hémoptysie, la consomption sont à craindre. Comme moyen adjuvant, Gerhardt a recommandé (et plusieurs auteurs ont employé avec succès) la *compression méthodique du thorax* : le malade étant assis dans son lit, exécute des mouvements respiratoires rythmés, aussi amples et aussi lents que possible, et durant l'expiration, un aide comprime énergiquement la poitrine à l'aide des deux mains. On fait deux séances par jours, de quatre à cinq minutes.

Il semblerait rationnel, dans le même ordre d'idées, d'employer l'expiration dans l'air raréfié, si usitée dans l'emphysème ; mais on ne doit pas oublier que ce procédé est dangereux, que la muqueuse des bronches dilatées est fragile, et qu'on risque de provoquer une hémoptysie : en tout cas, si on se décidait à tenter l'expérience, il faudrait se borner à une tension négative très faible (3 centimètres d'eau ou $\frac{1}{300}$ d'atmosphère).

Exceptionnellement, si, par suite d'un refroidissement, d'un trouble digestif ou de toute autre cause, le malade cesse de cracher et si les bronches menacent de s'engorger, on sera autorisé à prescrire un vomitif; mais on aura soin d'administrer en même temps des toniques et de pratiquer une injection de caféine, pour éviter tout danger de collapsus.

On sera très avare de calmants : si la toux est pénible, on fera des inhalations de vapeurs aromatiques; au besoin, on assurera le sommeil de la nuit par un peu de chloral ; mais on évitera les opiacés qui, en calmant la toux, pourraient compromettre l'expectoration, aussi indispensable dans la dilatation bronchique que le drainage régulier dans une cavité qui suppure.

E. Ozène trachéal. — Cette forme rare de catarrhe chronique a été signalée par Störk, par Baginsky, plus récemment par Fränkel et par Luc. Elle consiste en une inflammation localisée dans la muqueuse trachéale, avec tendance à la suppuration, sécheresse et fétidité des exsudats. Elle peut succéder à une rhinite chronique; elle peut aussi être primitive, et il est alors permis de se demander si on n'a pas affaire à une ulcération d'origine phymatoïde, à un *lupus* de la trachée.

L'ozène trachéal se manifeste par une toux continuelle, très forte et pénible, accompagnée d'un cliquetis métallique (toux trachéale); l'expectoration est peu abondante et formée seulement de quelques grumeaux verdâtres, desséchés, très fétides. — L'haleine du malade est également d'une fétidité qui rappelle celle de l'ozène ; mais si on fait expirer le malade par la bouche, les narines étant fermées, l'air expiré est aussi fétide que lorsqu'il est rejeté par le nez (ce qui n'a pas lieu dans l'ozène nasal pur).

L'auscultation et la percussion ne révèlent rien, mais au laryngoscope on découvre une exulcération trachéale, à surface rouge, inégale et couverte de croûtes desséchées.

Abandonnée à elle-même, cette affection a une durée indéfinie. Les moyens généraux sont impuissants ; seul, le traitement local réussit quelquefois.

Dans les cas légers et récents, Lubet-Barbon et A. Martin ont employé avec succès les inhalations de vapeurs de menthol. Les cristaux de menthol, fusibles à 38°, se vaporisent à 45° ; on les place dans un flacon à deux tubulures dont l'une est munie d'un tube de caoutchouc avec embout. Au moment de pratiquer l'inhalation, le flacon est plongé à demi dans un vase plein d'eau chaude et aussitôt les vapeurs se dégagent. On ne fait pas plus de cinq ou six inspirations par séance ; les séances sont renouvelées quatre fois par jour.

Quand le mal est ancien et invétéré, on aura recours aux injections intra-trachéales, d'après la méthode indiquée autrefois par Green et reprise plus récemment par Reichert. Lubet-Barbon se sert d'une seringue munie d'une canule très allongée, mousse et recourbée, en forme de sonde laryngienne ; cette sonde est introduite à la faveur du laryngoscope jusque dans la trachée, où l'on instille quelques gouttes d'une solution huileuse de menthol à 5 ou à 10 0/0. Le contact de ce liquide est parfaitement toléré et la fétidité s'amende rapidement.

Ces injections exigent une dextérité de main que les spécialistes seuls peuvent posséder : pour les rendre accessibles à tous les cliniciens, Pignol a proposé de remplacer le cathétérisme du larynx par une ponction trachéale faite avec la sonde de Pravaz entre le cartilage cricoïde et le premier anneau de la trachée, ce qui permet d'injecter directement le liquide médicamenteux dans les voies aériennes.

§ III. — COMPLICATIONS.

α) **Catarrhe putride et gangrène des bronches.** — La décomposition putride des produits de sécrétion bronchique peut se manifester chez tous les individus atteints de catarrhe chronique, surtout chez ceux qui ont une sécrétion abondante et un état général mauvais. Mais neuf fois sur dix, c'est dans le catarrhe *avec dilatation des bronches* qu'on la voit survenir. — La *rétention* des produits exsudés, si aisée dans la bronchectasie, est en effet la cause première de la bronchite fétide ; l'action des micro-organismes, des saprophytes introduits accidentellement dans l'arbre respiratoire, fait le reste.

Le début est souvent insidieux : on en est averti par une certaine fétidité de l'haleine qui se manifeste au moment des quintes ; les crachats, dont l'odeur était fade ou nulle, prennent une odeur forte, fétide, rappelant celle de la macération anatomique ; en même temps ils changent de caractère, deviennent plus abondants, plus liquides d'un gris sale ou brunâtre : par le repos ils laissent déposer un magma verdâtre, puriforme, dans lequel on trouve des concrétions friables, formées d'amas de leptothrix et de cristaux d'acides gras (bouchons de Dittrich) ; l'analyse y fait découvrir toute une série de produits de décomposition (acide butyrique, valérianique, leucine, tyrosine, etc.).

L'état général, d'abord peu troublé, s'altère : au bout d'un certain temps l'appétit disparaît, il y a de la fièvre le soir ; le malade tousse davantage et se plaint de douleur thoracique ; parfois il se produit un véritable point de côté analogue à celui dés pleurétiques. Les crachats deviennent plus foncés, prennent le caractère et l'odeur de la gangrène pulmonaire, et en effet on y trouve des débris mortifiés des parois bronchiques : les produits putrides ont attaqué et gangrené le tissu même du poumon. Si un traitement efficace n'intervient pas, le malade succombe avec des phénomènes d'hecticité.

La première indication à remplir est de *désinfecter les bronches :* les inhalations antiseptiques doivent être instituées dès le début. On a le choix entre l'acide phénique, l'essence de térébenthine, l'essence d'eucalyptus. Curschmann et Haas se servent d'un masque ou muselière que le malade porte sur la bouche et dans lequel l'air inspiré traverse une solution phéniquée. Constantin Paul a eu des succès en faisant aspirer le malade dans un flacon de Woulff à demi rempli d'une solution d'acide phénique à 2 0/0. On peut associer ce procédé aux inhalations d'oxygène, qui sont aussi très utiles. Nous conseillons dans la bronchite fétide de faire inhaler, trois fois par jour, dix à vingt litres d'oxygène, avec l'appareil de Limousin, dont le flacon laveur renfermera, outre la quantité habituelle d'eau de chaux, une vingtaine de grammes d'essence de térébenthine : ces inhalations d'oxygène térébenthiné nous ont donné dans plusieurs cas d'excellents résultats.

On fera, autant pour l'entourage que dans l'intérêt du malade lui-même, de fréquentes pulvérisations phéniquées dans la chambre, qui sera aérée d'une façon constante.

En même temps on ne négligera pas les moyens internes : Jürgensen donne la préférence à la térébenthine et fait prendre par jour jusqu'à 1 gramme et demi d'essence ; Bucquoy préconise la teinture d'eucalyptus à la dose de 2 grammes dans une potion mucilagineuse. Da Costa a obtenu la guérison en un mois par l'huile de santal administrée à la dose de cinq gouttes quatre fois par jour. L'*hyposulfite de soude*, d'après Lancereaux et son élève Leviez, aurait une action encore plus remarquable : administré à la dose de 4 ou 5 grammes par jour dans une potion, il semblerait d'abord inactif; mais, au bout de six ou huit jours, on voit diminuer la fétidité de l'haleine ; les crachats deviennent plus consistants ; ils perdent leur couleur grisâtre et reprennent l'aspect muqueux ; en même temps la fièvre cesse et l'état général s'améliore. Dans les observations relatées par Lancereaux, la guérison n'a pas demandé plus de quinze à vingt jours en moyenne. Polli a essayé d'expliquer l'action antiputride de l'hyposulfite de soude en admettant qu'il s'empare de l'oxygène nécessaire à la fermentation des produits stagnants dans les cavités bronchiques ; mais cette explication est insuffisante, car le vibrion de la fermentation butyrique est anaérobie (Leviez).

On complètera le traitement par des toniques, du quinquina, un peu d'alcool : si l'appétit est absent ou l'irritation bronchique extrême, on mettra le maade au régime lacté ; s'il peut manger, on lui donnera des aliments substantiels sous un petit volume, des œufs, de la viande rôtie. On lui fera boire de l'eau de Vichy. — Si la toux est incessante et empêche le sommeil, mais dans ce cas-là seulement, on donnera le soir une dose de chloral ou un peu d'extrait de belladone ou de jusquiame pour assurer le repos de la nuit ; mais, dans la journée, on laissera le malade vider ses bronches : on s'efforcera même de lui faciliter cette tâche par la compression méthodique du thorax (voy. plus haut page 137).

Dans la majorité des cas, la bronchite putride ainsi traitée finit par guérir, même quand elle est compliquée de gangrène des bronches ; mais chez quelques malades l'état reste stationnaire : la sécrétion fétide persiste sans changement. Ou bien (fait encore plus fâcheux) elle cesse de temps à autre, mais pour faire place à des phénomènes de rétention : le malade accuse une sensation de poids dans la poitrine ; il respire plus difficilement, la fièvre se rallume. A l'auscultation on trouve, au lieu du souffle caverneux et du gargouillement habituel, un silence complet de la respiration, et ces symptômes persistent jusqu'au moment où se fait une véritable vomique : brusquement un accès de toux suffocante expulse une masse considérable de crachats purulents aussi fétides que jamais. Ces alternatives peuvent se succéder pendant des mois, et durant ce temps le malade maigrit, languit, perd ses forces.

Que faire en pareille occurrence? Un bon nombre d'auteurs ont proposé de drainer cette cavité suppurante, où la stagnation des produits en décomposition rend toute cicatrisation impossible. En fait, ce procédé hardi a donné quelques succès : Williams,

Lauenstein, Grainger-Stewart, ont rapporté des observations de malades bronchectasiques guéris par l'ouverture large et le drainage des cavernes à sécrétions fétides. Mais, pour quelques réussites, il y a eu beaucoup d'insuccès : les cavités, souvent profondément situées, anfractueuses et irrégulières, sont difficiles à aborder d'une manière sûre ; le tissu pulmonaire avoisinant, induré et sclérosé, donne des hémorrhagies profuses, en face desquelles l'opérateur est désarmé : bref la pneumotomie, nettement indiquée dans la gangrène pulmonaire en foyer, reste une méthode précaire et incertaine dans la dilatation bronchique. On ne sera en droit d'y songer que si les signes d'auscultation paraissent révéler une cavité unique, bien limitée et superficielle (1).

Mais, avant de tenter une opération aussi grave, on serait en droit, croyons-nous, d'essayer le procédé beaucoup moins dangereux des injections antiseptiques interstitielles, pratiquées en ponctionnant l'excavation avec une seringue à aiguille capillaire. Seifert, il y a plus de dix ans traitait avec succès deux malades par l'injection directe de 2 à 3 grammes d'une solution phéniquée à 3 0/0 ; il a montré que ces injections répétées tous les deux ou trois jours sont très peu douloureuses, ne provoquent la toux

---

(1) Au Congrès français de chirurgie de 1895, Walther a montré, par une très belle observation, la raison principale des insuccès si fréquents dans le traitement opératoire de la bronchectasie : à savoir la date presque toujours très tardive de l'intervention. Quand la cavité est récente, l'opération réussit presque toujours, parce que l'excavation une fois débarrassée de son contenu putride, se comble par bourgeonnement. Au contraire, quand la dilatation bronchique est ancienne et le tissu pulmonaire avoisinant très sclérosé, les parois sont incapables de végéter et le vide ne peut se combler que par affaissement du poumon : d'où la nécessité d'une large résection de la paroi thoracique.

que si elles parviennent dans une grosse bronche et
ne déterminent aucune élévation de température. Il
a même pu constater anatomiquement que la légère
infiltration hémorragique pleuro-pulmonaire déter-
minée par la piqûre n'était suivie d'aucune réaction
inflammatoire, et ne mettait que quelques jours à
disparaître.

Plus récemment Hewelke a obtenu chez quatre
malades d'excellents résultats par des injections
analogues.

Enfin Rokitansky, en 1895, a montré que, même à
la période la plus avancée, les injections antiseptiques donnent constamment de bons résultats. Son
expérience porte sur 43 cas de bronchite fétide et
sur 7 cas de gangrène pulmonaire.

Comme Seifert, il emploie une solution phéniquée
à 3 0/0 dont il injecte 1 ou 2 centimètres cubes dans
la cavité suppurante, tous les jours ou tous les deux
jours. Il observe toutes les précautions antiseptiques;
le point de piqûre est fermé chaque fois au collodion
iodoformé, et un sac de glace appliqué sur le thorax. Jamais on n'observe d'effets secondaires fâcheux.

β) **Emphysème et asthme.** — Nous avons dit plus
haut par quel mécanisme l'emphysème vient tôt ou
tard compliquer la bronchite chronique : cette complication est très précoce chez certains sujets, en
vertu sans doute d'une prédisposition spéciale (voy.
Emphysème); chez d'autres, elle est plus tardive,
mais finit cependant par se produire. Souvent avec
l'emphysème apparaît l'asthme, et les crises de dyspnée spasmodique ayant pour résultat de forcer
encore davantage l'élasticité pulmonaire, le malade

tombe dans un cercle vicieux, et son état s'aggrave rapidement.

L'apparition de l'emphysème est donc un symptôme fâcheux chez un malade atteint de bronchite chronique, et le médecin qui le constate doit donner tous ses soins à en empêcher, ou du moins à en retarder le développement.

C'est le moment d'insister sur la médication iodurée : le malade prendra, *chaque mois*, pendant huit, dix ou quinze jours, suivant la gravité du cas et le degré de la tolérance individuelle, une dose quotidienne d'iodure de potassium ou de sodium variant de 20 centigrammes à 1 gramme. Aux calmants déjà employés on joindra la teinture de lobélie enflée à la dose de dix ou vingt gouttes chaque soir.

On réformera l'hygiène et le régime en supprimant toutes les causes d'irritation pour la muqueuse respiratoire : on interdira les épices, le poivre, les conserves fumées ou marinées, les crustacés et coquillages, le vin pur et les liqueurs ; on recommandera au malade de ménager sa voix, d'éviter les efforts physiques, les courses trop rapides ; enfin, on lui imposera une grande prudence dans la vie de tous les jours : il devra s'abstenir de sortir le soir, de rester immobile en plein air et surtout de circuler en voiture découverte ; par les temps pluvieux et froids, le mieux sera d'éviter absolument toute sortie.

Si l'emphysème continue malgré tout à s'accroître, l'usage d'un appareil contenteur du thorax, tel que le respirateur de Féris, pourra rendre des services (voy. page 286).

γ) **Dilatation du cœur droit.** — Quand un catarrheux emphysémateux commence à se plaindre de palpitations, quand le visage se cyanose au moindre effort, et que le soir, après une journée fatigante, apparaît un peu d'empâtement des chevilles, on peut être certain que le cœur droit faiblit et que les accidents asystoliques sont proches.

Le médecin prévoyant ne se laissera pas surprendre : dès l'apparition des premiers indices, il aura les yeux sur cette complication redoutable et s'efforcera de la prévenir par une sage prophylaxie. Ce sera le cas de surveiller l'état des voies digestives et surtout du foie, l'organe qui souffre le premier de la distension du cœur droit et dont la souffrance retentit le plus directement et le plus fâcheusement sur le centre circulatoire. On conseillera, si on ne l'a déjà fait, les laxatifs fréquents et l'usage modéré mais régulier de l'eau de Vichy. Une diète lactée mitigée est souvent très utile. Aux malades riches qui ne se soignent que hors de chez eux, on conseillera les eaux de Vichy ou de Kissingen, ou une cure de raisin en Tyrol, à Méran par exemple, avec entraînement méthodique par la marche au grand air.

Plus tard, quand l'insuffisance cardiaque est démontrée, quand se montrent les congestions passives et les hydropisies, le traitement ne diffère pas de celui des autres variétés d'asystolie : la digitale, le strophantus, la caféine, trouvent successivement leur indication.

δ) **Catarrhe suffocant.** — La bronchite capillaire est moins une complication que l'issue naturelle du catarrhe chronique. Quand les réactions nerveuses sont épuisées, quand le malade n'a plus la force de rejeter les mucosités qui se forment incessamment, les bronches se remplissent peu à peu,

et le malade succombe par asphyxie progressive :
c'est ce que le vulgaire désigne sous le nom assez
juste, dans son incorrection apparente, de *paralysie
du poumon*.

Mais, avant cette crise finale, on voit souvent, sous
des influences diverses, le catarrhe s'aggraver, se
compliquer de noyaux broncho-pneumoniques, qui
rétrocèdent sur un point pour se reproduire le lendemain sur un autre. En pareil cas, le danger est
toujours prochain, surtout quand la maladie est invétérée, le malade âgé et son état général mauvais.

On ne s'endormira donc pas dans une fausse sécu-
rité : on administrera les toniques, l'alcool, la caféine,
et on poursuivra les localisations catarrhales par
une série de petits vésicatoires.

En même temps on surveillera la bouche et on
fera lever fréquemment le malade, pour éviter les
inconvénients du décubitus prolongé. Par ces moyens,
on parviendra quelquefois à écarter le péril immi-
nent et à procurer à des malades qui semblaient
condamnés une survie inespérée.

CHAPITRE IV

L'asthme.

L'asthme doit être envisagé comme une névrose pneumo-bulbaire liée à un état constitutionnel : l'hérédité arthritique.

Les accès dyspnéiques qui en sont la manifestation principale se composent de deux éléments essentiels :

Une fluxion vaso-motrice et sécrétoire de la muqueuse bronchique, avec spasme des muscles de Reissessen ;

Une contracture paroxystique des muscles inspirateurs et notamment du diaphragme.

Mais, en dehors de l'asthme vrai, on peut observer toute une série de dyspnées paroxystiques avec spasme inspiratoire, qui simulent plus ou moins l'accès d'asthme et qui, en clinique, sont parfois confondues avec lui. Nous sommes tenu, dans un manuel pratique, d'en dire quelque chose.

Nous étudierons donc successivement, au point de vue thérapeutique :

1° L'asthme vrai ;

2° Les dyspnées paroxystiques simulant l'asthme,

§ Ier — ASTHME VRAI.

Tableau clinique. — L'asthme fait partie de la grande famille des maladies arthritiques et goutteuses attribuées par Bouchard au ralentissement de la nutrition ; il appartient surtout à cette catégorie d'individus qu'on nommait autrefois des dartreux et qu'on qualifie aujourd'hui de neuro-arthritiques : leur stigmate spécial étant de présenter, en même temps qu'une insuffisance plus ou moins marquée des processus de désassimilation, une irritabilité particulière du système nerveux, avec réflectivité exagérée.

L'asthme débute soit dans le jeune âge, soit comme la goutte articulaire, dans les années moyennes de la vie : tantôt il se montre à la suite d'une bronchite, ou d'une autre maladie aiguë des voies respiratoires ; tantôt, comme l'ont montré Hænisch et Voltolini, il semble lié à une affection nasale, au développement d'un polype muqueux du nez ou d'un épaississement inflammatoire de la muqueuse des cornets ; plus rarement il succède à une affection cutanée comme l'eczéma, l'urticaire (Bulkley, Pryce) ou paraît suivre la disparition d'une autre manifestation arthritique (migraine, goutte articulaire). Il se manifeste par des accès d'abord isolés, puis réitérés en séries, et dont le retour est provoqué par des causes déterminantes de nature diverse, variables suivant les individus : conditions météorologiques (froid, humidité, état orageux de l'atmosphère); inhalation de poussières ou de vapeurs odorantes ; émotions morales même.

L'accès d'asthme débute brusquement ou progressivement par une toux sèche, accompagnée d'une gêne respiratoire, d'une dyspnée qui, d'abord légère, s'accroît rapidement jusqu'à l'orthopnée : le malade respire lentement, avec effort ; l'inspiration est relativement facile, mais l'expiration, prolongée et sifflante, est incomplète; les poumons ne peuvent chasser l'air qui les remplit. A l'auscultation on trouve le murmure vésiculaire presque aboli; à peine si quelques râles sibilants, musicaux, se font entendre çà et là. Bientôt la poitrine est dilatée au maximum; le diaphragme, contracturé, est presque immobile; le visage est cyanosé, l'asphyxie semble imminente.

Puis insensiblement une détente se produit; la toux, auparavant sèche et douloureuse, devient plus facile, plus grasse et amène une expectoration filante, transparente, dont l'abondance et la viscosité augmentent peu à peu; cette expectoration paraît soulager le malade; la crampe respiratoire se détend graduellement, les mouvements du thorax reprennent plus d'ampleur, l'oreille appliquée sur la poitrine perçoit maintenant une pluie de râles sonores et humides mélangés, de toute dimension, donnant l'idée d'un catarrhe bronchique d'une grande intensité. Au bout de quelques heures l'accès est dissipé, tout est rentré dans l'ordre : le malade respire librement, et il ne reste d'autres traces de la crise qu'un peu d'emphysème aigu, qui lui-même disparaîtra en peu de jours.

Dans l'intervalle des crises, la santé est parfaite : bien différents des emphysémateux artério-scléreux, que le public qualifie volontiers d'asthmatiques, les sujets dont nous parlons peuvent courir, gravir des montagnes, se livrer à la chasse et aux exercices les plus violents; ils sont parfaitement valides jusqu'au moment où une cause, en apparence futile, viendra ramener une nouvelle crise.

Les accès d'asthme n'ont pas toujours une allure aussi franche : souvent ils sont masqués, défigurés par des symptômes anomaux, tels que le flux nasal, l'éternuement spasmodique, les éructations gazeuses; on donne à ces variétés le nom d'accès larvés. D'autre part l'asthme, comme la goutte articulaire avec laquelle il offre plus d'un point de ressemblance, s'altère peu à peu en vieillissant : chez les asthmatiques invétérés les accès deviennent moins intenses, mais aussi moins francs; ils se prolongent davantage; la santé dans les intervalles n'est plus aussi parfaite; peu à peu il se développe de l'emphysème et du catarrhe permanent des bronches.

Traitement. — On doit envisager successivement la conduite à tenir pendant l'accès, et le traitement de l'asthme considéré comme maladie.

1° *Traitement de l'accès*.

Il convient d'aller au plus pressé : en présence d'un asthmatique qui suffoque, les moyens les plus prompts sont les meilleurs. On commencera par aérer la pièce en ouvrant les fenêtres; le malade protégé par un paravent ou un rideau sera assis dans son lit ou dans un fauteuil, suffisamment couvert, mais le cou et la poitrine dégagés de tout lien.

On pourra essayer du procédé indiqué par Winternitz et qui consiste à plonger, dès le début de l'accès, les mains dans l'eau très chaude : ce moyen enraye quelquefois l'accès, mais il n'y faut pas compter.

Si le sujet est jeune, indemne de toute maladie cardio-vasculaire, si d'autre part la crise est très violente et menace de se prolonger, on n'hésitera pas à pratiquer une *injection sous-cutanée de morphine*, remède héroïque en pareil cas. Une dose assez forte (1 à 2 centigrammes) est nécessaire; si on ne connaît pas l'idiosyncrasie du sujet, il sera prudent de l'administrer en deux fois : 6 à 8 milligrammes d'abord, et une dose égale au bout d'une demi-heure s'il ne s'est produit aucun effet fâcheux.

Dans les cas où la morphine est contre-indiquée, ou si la répétition des accès est trop fréquente, on pourra donner le *chloral* à la dose de 2 à 4 grammes dans un sirop, selon la formule suivante :

```
Sirop de cerises ........................ 150 gr.
Chloral ................................   15
```

Une ou deux cuillerées à bouche dans un quart de verre d'eau.

Les stupéfiants tels que la belladone, le chanvre indien, administrés à l'intérieur, n'agissent pas assez vite pour être utiles pendant l'accès; on ne les prescrira que dans les formes traînantes, où les crises se renouvellent chaque nuit, pendant des semaines ou des mois.

Les *fumigations*, en revanche, sont dans la crise d'asthme un remède très précieux : elles semblent agir en hâtant l'expectoration qui soulage les malades et marque en général la fin de la crise.

Les plus usitées sont celles qui résultent de la combustion de certaines poudres végétales : le datura, la stramoine, la belladone, la jusquiame, le tabac, en un mot la plupart des solanées vireuses peuvent être employées ensemble ou isolément. Le procédé le meilleur consiste à faire fumer au malade des cigarettes composées de ces diverses substances; la cigarette Espic, vantée par Trousseau, se formule ainsi :

```
Feuilles choisies de belladone........... 0,36 cent.
   —        de jusquiame ..........  |
   —        de stramoine ..........  | àà 0,18
   —        de phellandrie aquatique     0,06
Extrait d'opium ......................    0,08
Eau de laurier-cerise.................    q. s.
```

Les feuilles séchées et hachées sont humectées avec l'eau distillée de laurier-cerise dans laquelle on a fait dissoudre l'extrait d'opium ; on les façonne ensuite en cigarettes avec un papier imbibé d'une macération des mêmes plantes dans l'eau de laurier-cerise.

On prépare les cigarettes arsenicales avec du papier trempé dans une solution d'un gramme d'arsénite de potasse dans quinze grammes d'eau, puis séché. Il est facile de calculer la quantité de solution absorbée par chaque feuille, et de doser ainsi l'emploi du sel arsenical. On remplira la cigarette soit de tabac, soit du mélange indiqué plus haut.

Le malade fumera une ou plusieurs de ces cigarettes pendant l'accès, en ayant soin d'avaler la fumée et de la faire pénétrer le plus profondément possible dans ses bronches. Pour les malades qui ne savent pas fumer, on se contente de faire brûler les poudres végétales ou le papier médicamenteux sur une assiette : le malade concentre les vapeurs et les dirige vers sa bouche à l'aide d'un écran ou d'un journal roulé en cornet.

Le papier nitré qu'on emploie de la même manière est préparé avec une solution de nitrate de potasse à 10 %; il est très utile surtout comme préventif; beaucoup d'asthmatiques sujets aux accès nocturnes se mettent à l'abri en brûlant chaque soir une feuille de papier nitré entre leurs rideaux : la crise se borne à un peu d'agitation avec respiration anxieuse et sifflante qui n'interrompt même pas le sommeil.

Selon G. Sée, les fumigations de toute espèce, datura, belladone, papier nitré, etc., n'agissent que par les vapeurs de pyridine dégagées des matières organiques en combustion. Il y aurait donc avantage à remplacer l'emploi de ces substances par de simples inhalations de pyridine en nature.

La *pyridine* (C^2H^5Az) est un liquide incolore très volatil, facilement absorbé par les voies respiratoires ; elle agirait sur l'organisme en diminuant la réflectivité de la moelle et du centre bulbaire.

G. Sée conseille de verser dix ou quinze gouttes de pyridine sur un mouchoir, que l'asthmatique tiendra au-devant de son nez et de sa bouche : on voit l'oppression diminuer rapidement, la respiration devient libre et facile, tandis que le cœur reste calme et régulier, que le pouls conserve son rythme et sa force.

Sans nier l'efficacité de la pyridine, dans certains cas, nous croyons que c'est aller trop loin de lui attribuer un rôle exclusif et d'en faire le seul élément utile des fumigations anti-asthmatiques : nous connaissons des malades qui se trouvent à merveille du papier nitré et que les inhalations de pyridine ne soulagent pas ; la réciproque est également vraie.

Du reste, comme l'ont remarqué Trousseau et tous les auteurs après lui, dans l'asthme plus que dans toute autre maladie il faut faire la part des idio-syncrasies.

Chaque malade se fait peu à peu son expérience propre ; chaque asthmatique a son remède favori qui n'est pas celui du voisin. Nous ne voulons pas dire qu'il ne s'y mêle souvent un peu de superstition, ni que les malades n'aient pas une tendance à préférer d'instinct la recette empirique ou l'annonce du journal au traitement prescrit par le médecin ; mais il n'en est pas moins vrai que les prédispositions individuelles varient à l'infini : nous en aurons une nouvelle preuve à propos de la prophylaxie.

Le médecin doit donc, pour être capable de trouver. le bon remède, en posséder un grand nombre. Après ceux qui viennent d'être énumérés, nous devons citer encore les inhalations de *nitrite d'amyle*, surtout efficaces chez les asthmatiques qui ont en même temps de l'artério-sclérose et de l'hypertension artérielle.

Les *vapeurs ammoniacales* ont aussi leurs partisans. Il y a trente ans Ducros (de Sixt) arrêtait les accès d'asthme en badigeonnant le pharynx avec une solution ammoniacale concentrée : nul doute que cette excitation brutale des filets nerveux sensitifs n'agisse par inhibition sur le bulbe, mais une observation de Trousseau a montré le danger d'une pareille pratique.

Si on est tenté de l'essayer, on devra auparavant tâter la susceptibilité du malade en lui faisant respirer des vapeurs ammoniacales; sans quoi on s'expose à un accès de suffocation formidable.

Dans les formes invétérées, compliquées d'emphysème pulmonaire, les *inhalations d'oxygène* peuvent rendre des services.

2° *Traitement de la maladie.*

Si on se reporte à ce que nous savons de la pathogénie de l'asthme, on verra qu'il y a deux éléments à considérer : d'une part le tempérament particulier du malade, cette nervosité spéciale qui augmente chez l'asthmatique l'excitabilité bulbaire et périphérique; — d'autre part, l'acte réflexe en lui-même, variable quant à son point de départ, variable surtout quant aux influences occasionnelles qui le mettent en mouvement.

De là deux indications, dont la première sera remplie par le traitement général, la seconde par le traitement local aidé d'une hygiène et d'une prophylaxie rationnelles.

Traitement général. — Dans l'asthme nerveux héréditaire des enfants et des jeunes sujets, l'agent curatif par excellence est incontestablement l'*arsenic*. Employé à doses très petites, mais très longtemps prolongées, il fait souvent disparaître la prédisposition asthmatique, en même temps qu'il fortifie singulièrement la constitution.

Le meilleur mode d'administration de l'arsenic, celui qui fatigue le moins les voies digestives, consiste à prescrire l'acide arsénieux en granules : sa solubilité faible ne le rend absorbable que très lentement, et l'action est insensible. On emploie d'habitude les granules suivants, dits granules de Dioscoride :

Acide arsénieux	0,10 cent.
Sucre de lait pur	4 gr.
Gomme arabique	0,90 cent.
Sirop de miel	q. s.

F. s. a. et divisez en 100 granules.

Chaque granule contient un milligramme d'acide arsénieux ; on en donne un ou deux par jour, au moment du repas ; on peut les continuer presque indéfiniment sans effet fâcheux. Cependant il est prudent de suspendre périodiquement, pendant une quinzaine sur trois par exemple.

La liqueur de Fowler ou solution d'arsénite de potasse contient un centième de son poids d'acide arsénieux :

Acide arsénieux	5 gr.
Carbonate de potasse	5
Eau distillée	500
Alcoolat de mélisse	15

On l'emploie par gouttes dans de l'eau ; elle est très active et assez irritante pour les voies digestives.

Aux très jeunes enfants on donne une goutte ou même une demi-goutte par jour. Chez l'adulte, la médication devant être longtemps continuée, on fera bien de ne pas dépasser cinq gouttes à chaque repas (soit dix gouttes au total qni font cinq *milli-grammes* d'acide arsénieux); on fera une pause de huit jours après quinze jours de traitement.

Il importe de remarquer que la liqueur de Fowler s'altère vite, se remplit de micro-organismes qui la troublent, précipitent une partie des sels et rendent le dosage incertain. On fera donc bien de la renou veler souvent.

Chez les enfants lymphatiques (le lymphatisme dans l'enfance complique volontiers le neuro-arthritisme), on se trouvera bien d'associer le fer à l'arsenic selon la formule suivante :

```
Teinture de Mars tartarisée..............  10 gr.
Liqueur de Fowler.......................   5
Acide citrique...........  ............. q. s. pour
                            redissoudre le précipité.
```

On donnera de deux à dix gouttes de cette solution à chaque repas, selon l'âge et la force du malade.

Les eaux du Mont-Dore, de Royat, de la Bourboule sont, dans le même ordre d'idées, très indiquées et produisent presque toujours les meilleurs résultats.

Pour beaucoup d'auteurs et notamment pour G. Sée, l'*iodure de potassium* serait le seul médicament vraiment curatif dans le traitement de l'asthme. Sans aller aussi loin, nous devons reconnaître qu'il est souvent d'une grande efficacité, surtout dans les formes tardives paraissant liées à l'état goutteux, dans celles qui s'accompagnent de catarrhe sec, d'emphysème précoce, et qui sont souvent compliquées d'artério-sclérose. Trousseau est le premier qui ait mis ce fait ce lumière, et montré que certains remèdes secrets comme celui d'Aubrée, depuis longtemps populaire, devaient leurs succès à l'iodure de potassium qu'ils renferment.

Nous avons déjà insisté, à propos de la bronchite chronique, sur les effets complexes de l'iodure de potassium : dilatation des réseaux capillaires, hyperémie sécrétoire de la muqueuse bronchique, accélération de la circulation et des échanges cellulaires. Toutes ces propriétés s'adaptent singulièrement à l'asthmatique chez lequel les processus de désassimilation sont ralentis, les petits vaisseaux contracturés, les bronchioles engorgées par des produits de sécrétion d'une viscosité tenace : l'iodure constitue donc une médication symptomatique très rationnelle, et les motifs théoriques sont d'accord avec les résultats cliniques pour en recommander l'emploi. Faut-il aller plus loin, et faire, comme le veut G. Sée, de l'iodure le médicament *curateur* de l'asthme ? Cela peut être vrai dans certains cas, mais les échecs sont nombreux; aussi conseillons-nous, dans un cas d'asthme récent, et surtout chez l'enfant, d'essayer toujours d'abord la médication arsenicale.

L'iodure de potassium, pour réussir, doit, selon G. Sée, être donné à haute dose : 2 ou 3 grammes par jour, et continué sans interruption pendant fort longtemps. C'est là un des inconvénients de cette méthode : en effet peu de malades supportent sans graves malaises l'imprégnation iodique prolongée. Beaucoup se dégoûtent à cause de la saveur détestable de ce médicament et n'ont pas l'énergie de vaincre leur répugnance. D'autres sont pris au bout de quelque temps d'état saburral des voies digestives, de fétidité de l'haleine, d'inappétence et parfois de diarrhée. Quelques-uns enfin éprouvent des accidents d'iodisme grave, qui obligent à suspendre la médication au plus vite.

Pour réduire ces inconvénients au minimum, le médecin a besoin de beaucoup d'attention et de patience, et d'examiner chaque cas en particulier. A ceux qui redoutent la saveur styptique de l'iodure on pourra donner le médicament sous la forme de capsules à enveloppe de gluten, qui se dissolvent très lentement et ne cèdent leur contenu que peu à peu, par une véritable dialyse : ces capsules sont en général très bien supportées et nous ont rendu plus d'une fois de grands services.

Aux troubles digestifs on remédiera en coupant le traitement par des pauses (non pas d'un jour, comme le dit G. Sée, mais d'une semaine au moins); on administrera en même temps les alcalins et notamment l'eau de Vichy; on y joindra l'usage des poudres antiseptiques, qui semblent, en diminuant les fermentations intestinales, mettre le tube digestif en état de mieux supporter le contact des iodures. La formule suivante remplit assez bien cette indication :

```
Craie préparée....................  )
Magnésie calcinée ................  } ãá 0,20 cent.
Salicylate de bismuth............  )
```

pour un cachet; en prendre un à la fin de chaque repas.

On se trouvera bien dans beaucoup de cas, notamment chez les malades affectés de catarrhe sec, avec toux persistante et insomnie, d'associer à l'iodure soit la belladone, soit la jusquiame, ou même l'extrait thébaïque à petite dose, selon la formule ci-suivante ou tout autre analogue :

Eau distillée............................ 200 gr.
Iodure de potassium.................... 10
Teinture de jusquiame................. 10
Extrait thébaïque....................... 0,50 cent.

une cuillerée à bouche en se couchant.

Quant aux malades qui présentent des accidents d'iodisme et surtout de l'acné pustuleuse, le mieux sera de renoncer complètement aux iodures et de chercher autre chose. On s'exposerait, en insistant, à provoquer des accidents plus graves que la maladie qu'on cherche à guérir.

Chez les sujets rebelles à l'iodure, G. Sée a proposé, comme médication presque aussi active, les inhalations de *pyridine* répétées méthodiquement même en dehors des accès. Le meilleur mode d'administration consiste, selon cet auteur, à verser 4 ou 5 grammes de pyridine dans une soucoupe posée au milieu d'une petite chambre de 25 mètres cubes environ, et à placer le sujet dans un angle de la pièce. La séance doit durer de 20 à 30 minutes et se répéter trois fois par jour.

D'autres auteurs, parmi lesquels Moncorvo et Nûnes, préconisent très fortement la *lobélie enflée*, vieux remède très usité il y a cinquante ans, et qui paraît mériter mieux que le discrédit dans lequel il est tombé. Peut-être la dose classique (10 à 20 gouttes de teinture trois fois par jour) était-elle trop faible : Moncorvo l'a employée à la dose de 8 à 15 grammes par jour avec des résultats satisfaisants et sans aucun phénomène toxique. Un autre auteur brésilien, Nûnes, assure avoir guéri de nombreux cas d'asthme, principalement chez les enfants, avec la lobéline, principe actif du lobelia inflata, qu'il administre à doses croissantes : de 1 à 5 centigrammes chez l'enfant ; de 5 à 30 centigrammes chez l'adulte.

Mais il est douteux que Nûnes ait eu à sa disposition un produit pur : en effet Dreser, par des expériences très consciencieuses, a montré que la lobéline vraie employée à pareille dose est toxique et douée d'une action vomitive très énergique. Le même auteur a vu que cet alcaloïde, administré à petite dose, active la respiration et fait disparaître l'action du pneumogastrique sur la contractilité des muscles de Reissessen. Son emploi semble donc rationnel chez les asthmatiques.

Enfin, chez certains malades rebelles à toute médication exclusive, on réussit parfois en s'adressant à plusieurs agents d'ordre divers : tel est le cas surtout chez les asthmatiques invétérés, dont le mal se complique d'emphysème, de catarrhe bronchique, parfois d'autres éléments morbides. Trousseau a donné quelques bons modèles de ces médications complexes, que le clinicien doit savoir varier et adapter aux indications de chaque cas spécial :

1° Pendant dix jours par mois, prendre chaque soir une à quatre de ces pilules :

Extrait de belladone.............. } ăă 0,01 cent.
Poudre de racine de belladone.....

commencer par une seule pilule, et augmenter ;

2° Pendant dix autres jours, prendre le matin, à midi et le soir une capsule de térébenthine de 15 centigrammes ;

3° Pendant les dix derniers jours fumer matin et soir une cigarette arsenicale.

Tous les dix jours le malade prendra quatre grammes de poudre de quinquina calisaya délayée dans du café noir.

Ce traitement devra être continué longtemps.

Traitement local. — Un des premiers soins du

médecin, quand il a affaire à un asthmatique, et surtout à un asthmatique jeune, doit être de porter son attention du côté des fosses nasales.

La clinique démontre en effet que les malades atteints d'asthme sont souvent porteurs d'une affection nasale (Voltolini, Hœnisch) telle que polype muqueux, rhinite chronique hypertrophique, épaississement du revêtement muqueux du cornet inférieur.

Il n'est pas irrationnel de penser que ces lésions, en augmentant l'excitabilité réflexe de la muqueuse affectée, peuvent créer en ce point une zone d'hyperesthésie, laquelle, mise en jeu par une cause extérieure, constitue le point de départ des accès (Schnitzler). En effet, l'ablation des polypes et autres excroissances de la muqueuse nasale a paru, chez beaucoup de malades, être suivie de la disparition de l'asthme.

Hack, l'auteur d'un des premiers travaux d'ensemble sur cette question, a proposé d'étendre le traitement chirurgical aux cas où il n'y a que de l'hyperplasie du tissu caverneux, qu'il traite par la cautérisation galvanique. Sur 62 cas opérés depuis un temps suffisant, il compte 33 malades paraissant guéris, 17 très améliorés, enfin 12 chez lesquels l'opération n'a produit aucun résultat. Ces derniers étaient ou des asthmatiques invétérés porteurs de lésions pulmonaires graves, ou des malades d'un âge avancé, ou des névropathes héréditaires. Hack explique l'insuccès en admettant que, dans l'asthme comme dans l'épilepsie réflexe, la névrose finit par provoquer des lésions du système nerveux central qui évoluent pour leur propre compte et ne rétrocèdent plus ; d'où l'incurabilité des cas anciens.

Quoi qu'il en soit, plusieurs auteurs ont obtenu

des résultats confirmant ceux de Hack : Sommer-
brodt, sur 52 cas traités par la cautérisation galvanique, a eu 18 guérisons ; Roe sur 42 malades a vu
17 guérisons paraissant définitives, 17 temporaires
avec récidives au bout d'un à trois ans, enfin 8 insuccès ; Bosworth, sur 46 cas opérés par divers procédés, aurait eu 28 guérisons.

Entraînés par ces résultats, les rhinologistes ont
voulu placer dans les fosses nasales la cause exclusive de l'asthme, et se sont mis à cautériser la muqueuse des cornets chez tous les asthmatiques (1).
Les insuccès ont été nombreux et une réaction n'a
pas tardé à se produire ; aujourd'hui on aurait plutôt
une tendance à nier toute influence des lésions nasales sur l'asthme.

Ce serait aller trop loin ; nous dirons, avec Cartaz,
qu'il faut examiner avec soin les fosses nasales dans
tous les cas d'asthme : si on constate une lésion

(1) Schmiegelow, dans un travail fort intéressant, a montré
que, si les polypes du nez et la rhinite chronique s'accompagnent
d'asthme, c'est seulement dans l'infime minorité des cas ; sa statistique est intéressante à cause du nombre considérable d'observations qu'elle embrasse.

Hommes : polypes..........	76 cas	asthme	19 cas
— rhinite chronique.	238	—	25
Femmes : polypes..........	63	—	12
— rhinite chronique.	276	—	15

La proportion des cas d'asthme est sensiblement plus forte
chez l'homme que chez la femme.

En résumé Schmiegelow considère l'asthme comme une névrose
bulbaire due à une excitation du centre respiratoire qui *peut* par-
tir du nez. On soupçonnera la relation entre l'asthme et l'affection nasale, quand les attaques s'aggravent au moment où l'état du
nez empire et quand les accès sont calmés par l'anesthésie locale
(cocaïne, menthol). Sur 50 cas opérés et suivis, l'auteur a vu
32 guérisons, 11 améliorations, 7 insuccès. (Asthma considered
specially in relation to nasal disease. — Londres 1890.)

quelconque (polype, hypertrophie de la muqueuse, rhinite chronique), on fera des badigeonnages à la cocaïne et, dans le cas où les accès paraîtraient céder à l'anesthésie nasale (mais dans ces cas-là seulement), on sera autorisé à intervenir.

S'il faut s'occuper des fosses nasales, il faut encore et bien davantage s'occuper des poumons. En effet, les causes occasionnelles qui amènent le retour des accès (brouillard, poussières, fumées irritantes), agissent dans la majorité des cas sur la muqueuse bronchique rendue pathologiquement irritable par une inflammation préalable. D'autre part l'emphysème et le catarrhe, s'ils ne sont chez la plupart des malades que la conséquence de l'asthme, favorisent évidemment le retour des accès par les lésions qu'ils engendrent, et finissent d'ailleurs par évoluer pour leur compte avec les conséquences que l'on connaît.

Les *pulvérisations médicamenteuses*, impossibles durant les grands accès, trouvent leur application dans la période intercalaire.

Leyden, mû par l'idée théorique de dissoudre les cristaux trouvés par Charcot dans l'exsudat bronchique, a employé avec succès la pulvérisation d'une solution de sel de cuisine et de bicarbonate de soude ainsi formulée :

Chlorure de sodium	10 gr.
Bicarbonate de soude	10
Eau	1 litre

Chez les jeunes sujets atteints de neuro-arthritisme on fera usage des eaux arsenicales faibles (Royat, Mont-Dore) ; chez ceux qui ont du catarrhe bronchique avec expectoration abondante, on pourra employer les eaux sulfureuses, mais avec précaution.

On se méfiera beaucoup des pulvérisations médicamenteuses chez les gens âgés, dont les bronches se congestionnent facilement.

L'*aérothérapie* trouve chez les asthmatiques de nombreuses indications. Les bains d'air comprimé, dans le cabinet pneumatique, sont depuis longtemps employés. Imaginés par Tabarié en 1838, ils ont trouvé beaucoup de faveur en Allemagne, où la plupart des grands hôpitaux sont actuellement munis de chambres pneumatiques. Chez certains asthmatiques ces bains atténuent les accès et même les suppriment; chez d'autres ils ont simplement pour effet d'améliorer l'hématose, en augmentant la quantité d'oxygène absorbée, et ils contribuent ainsi à relever l'état général. Pour être efficaces, ils devront durer au moins deux heures et être répétés deux ou trois fois par semaine.

Mais il faut bien reconnaître que l'action de l'air comprimé est purement palliative, et que même elle ne répond pas à l'indication principale, qui est de combattre la dilatation du thorax, et de rendre ainsi au poumon l'élasticité, qu'il tend à perdre sous l'influence d'une distension inspiratoire excessive. Pour cela il faut nécessairement établir une différence entre la pression intra-bronchique et celle qui s'exerce sur la surface du thorax, en d'autres termes, le malade étant plongé dans l'air comprimé, le faire respirer à l'air libre, ou (ce qui revient à peu près au même) le faire respirer dans l'air raréfié, le corps étant plongé dans l'atmosphère libre.

D'autre part, chez l'asthmatique les petites bronches sont habituellement obstruées par un exsudat glutineux, que les efforts de toux ne chassent point. Derrière cet obstacle beaucoup de lobules sont

atteints d'atélectasie au moins temporaire, pendant
que leurs voisins se dilatent : les uns et les autres
sont inutilisés pour l'hématose. Il y aurait donc avantage à mobiliser ces bouchons muqueux par un courant inspirateur énergique, capable de faire pénétrer
l'air dans les alvéoles les plus reculés du poumon.
Ce résultat sera obtenu en faisant respirer le malade
dans l'air comprimé, pendant que le corps est soumis à la pression normale.

C'est à Waldenburg que revient le mérite d'avoir
compris cette double indication, et de l'avoir réalisée
par l'invention d'un appareil à double effet, permet-
tant de combiner l'inspiration dans l'air comprimé
et l'expiration dans l'air raréfié.

L'appareil de Waldenburg, incommode et encom-
brant, a été fort perfectionné ; celui de Dupont, très
portatif et d'un prix abordable, est d'un maniement
facile ; son seul inconvénient est d'exiger pour fonctionner une forte pression d'eau, qu'on ne trouve
guère que dans les grandes villes. L'appareil de Biedert, un peu moins précis et moins scientifique, a
l'avantage de n'exiger aucun dispositif spécial ; en
outre il est robuste et peu sujet à se déranger ; dans
les petites localités et à la campagne il rendra les
plus grands services (voyez Emphysème).

Sous l'influence des inhalations pratiquées avec
l'appareil à double effet, inspiration dans l'air comprimé, expiration dans l'air raréfié, on voit parfois
disparaître rapidement la dyspnée ; le catarrhe diminue ou cesse, les mouvements respiratoires deviennent moins précipités, plus amples et plus
profonds, la capacité vitale augmente. Le malade
est, sinon guéri, du moins soulagé de la plus grande
partie de ses malaises.

Mais ce traitement exige une grande prudence :
on se rappellera que les différences de pression entre
l'intérieur et l'extérieur du thorax ont une influence
encore plus grande sur les vaisseaux du poumon
que sur les conduits aériens ; on n'oubliera pas surtout que l'expiration dans l'air raréfié peut, si elle
est faite sans modération, provoquer la congestion
pulmonaire et l'hémoptysie. On choisira donc soigneusement les cas et on s'en tiendra, surtout au
début, à des séances courtes, avec tension négative
très faible : trois à quatre centimètres d'eau tout au
plus. En aucun cas on ne dépassera le chiffre de
quinze centimètres.

Aux gens âgés atteints d'artério-sclérose ou d'affection cardiaque, on interdira strictement l'aérothérapie.

Quand l'asthme résiste à tous les moyens, ou reparaît opiniâtrément à la moindre relâche du traitement, il ne reste au malade qu'une ressource : *changer de résidence*.

L'importance de ce point est capitale, en même
temps qu'inexpliquée. Il faut avoir suivi de près un
certain nombre d'asthmatiques pour s'imaginer à
quel point beaucoup d'entre eux sont sensibles au
milieu ambiant. Ce qui complique le problème, c'est
que les idiosyncrasies sont innombrables, au point
que tel malade guérira comme par enchantement là
où son voisin ne peut séjourner un jour sans être
pris d'une crise. Trousseau a cité des exemples bien
typiques à cet égard.

Dans le choix d'une résidence on évitera le bord de
la mer (1), les rivages des lacs ou des cours d'eau ;

____

(1) Nous devons dire cependant qu'un auteur allemand, Kruse,
préconise le séjour au bord de la mer comme un des traitements

on se méfiera également des hautes altitudes. Ces deux points établis, le malade devra tâtonner, chercher et se guider d'après sa propre expérience. En règle générale, c'est dans les petites villes, aux rues tortueuses et abritées, et sur les plateaux protégés par des bois que les asthmatiques ont le plus de chances de trouver le repos.

Avant de finir, résumons en peu de mots les traitements des principales variétés de l'asthme.

L'asthme catarrhal des enfants se distingue par son début analogue à celui d'une bronchite, par l'abondance de la toux et de l'expectoration, par l'engouement des bronches qui peut persister plusieurs jours après l'accès; par la persistance d'une toux spasmodique, revenant par crises surtout nocturnes.

On donnera un vomitif au début de l'accès; puis une potion bromurée avec teinture de lobélie; la belladone et la jusquiame associées au sulfate de quinine en cas d'accès de toux périodiques; après la crise, hypophosphite de soude, quinquina; gouttes ferro-arsenicales longtemps continuées; eaux sulfureuses (Cauterets, Eaux-Bonnes, Saint-Honoré).

L'asthme dit de foin ou rhino-bronchite spasmodique des jeunes gens a pour cause occasionnelle ordinaire la présence dans l'atmosphère du pollen des graminées; il est remarquable par la prédominance du coryza, du larmoiement, sur la dyspnée

les plus efficaces de l'asthme rebelle. Sur 56 asthmatiques qui ont pu être observés et suivis assez longtemps, 29 auraient été entièrement guéris, et 10 très améliorés. (*Wiener med.*, Wochenschr. nᵒˢ 22 et 23, 1893.)

asthmatique proprement dite; il paraît lié à une hyperexcitabilité de la muqueuse nasale.[1]

On donnera dès le début l'antipyrine et la quinine à dose massive (1 gramme de sulfate de quinine à midi, 1 gramme d'antipyrine matin et soir); on fera dans les fosses nasales des badigeonnages avec la vaseline liquide cocaïnisée au vingtième, puis on placera dans les narines un coton imbibé d'une solution de sulfate d'atropine à 1 0/0 (Gluck); si les signes de congestion céphalique sont intenses, on pourra user avec précaution de l'aconitine (un granule d'un dixième de milligramme trois fois par jour).

Dans l'intervalle des accès on fera des injections d'eau boriquée dans les fosses nasales; on prisera un mélange de quinine et de bismuth (Mackenzie).

Une saison au Mont-Dore amène fréquemment la guérison définitive.

L'asthme nerveux des arthritiques héréditaires est remarquable par la soudaineté et la violence des accès, que la cause la plus futile réveille, par la sécheresse de la toux, le peu d'abondance de l'expectoration. Il a des rapports étroits avec le catarrhe sec, qui n'en est probablement qu'une forme atténuée.

On donnera d'une manière habituelle les antispasmodiques (belladone, jusquiame), et on associera le bromure à l'iodure qu'on alternera avec les préparations arsenicales; on pourra tenter la révulsion sur la peau, par des applications de sinapismes ou de teinture d'iode. On prescrira les eaux d'Ems, de Royat; on conseillera le lait et un régime rafraîchissant. On étudiera les causes occasionnelles des accès et on s'efforcera de les écarter de l'hygiène.

L'asthme goutteux, qui alterne avec les manifestations articulaires, procède rarement par accès francs; ses manifestations ont une allure congestive, presque inflammatoire; elles laissent souvent à leur suite un engouement marqué du poumon, localisé soit à la base, soit au sommet, et accompagné d'emphysème.

En cas de poussée fluxionnaire violente, on ne craindra pas de faire une saignée locale (de préférence ventouses scarifiées); on donnera les alcalins, quelques laxatifs, et on tiendra le malade au régime lacté; si l'engouement pulmonaire persiste, vésicatoires ou pointes de feu.

La crise achevée, on donnera l'iodure, mais avec modération et d'une manière discontinue; on tâchera, par une hygiène appropriée, d'accélérer les échanges nutritifs; on conseillera la marche, l'escrime ou mieux encore la pratique raisonnable du vélocipède. Nous connaissons plusieurs goutteux asthmatiques, sédentaires par profession, qui se sont mis à faire régulièrement une heure de bicyclette après leur journée de travail et qui, depuis cette habitude prise, n'ont plus ni accès d'asthme ni manifestations articulaires.

S'il a le foie gros et paresseux, le malade fera une cure à Vichy; s'il est obèse, il ira à Brides ou à Carlsbad.

L'asthme avec emphysème et catarrhe bronchique est caractérisé par un état dyspnéique habituel, avec exacerbations surtout nocturnes, très prolongées, se répétant presque journellement en certaines saisons. La toux est très tenace, très fatigante, l'insomnie souvent complète.

On emploiera les fumigations, le papier nitré et la pyridine comme préventifs; si les accès sont très violents et accompagnés d'agitation nerveuse, on fera chaque soir une injection de morphine d'un centigramme. On donnera l'iodure de potassium à la dose de cinquante centigrammes ou un gramme par jour, avec deux ou cinq centigrammes d'extrait thébaïque ou 2 grammes de teinture de lobélie; si le catarrhe est abondant, on prescrira la térébenthine ou la terpine.

On pourra, si les conditions matérielles le permettent, essayer les bains d'air comprimé, ou mieux encore, l'aérothérapie à double effet. Si l'emphysème est considérable et rend la marche difficile, le malade se trouvera bien de l'emploi du *respirateur Féris*, sorte de bandage thoracique qui exerce une compression élastique sur les régions voussurées, et favorise ainsi le retrait expiratoire du poumon (voy. plus loin page 286).

L'asthme compliqué de dilatation du cœur droit est presque toujours la suite et la conséquence du précédent : chez les malades qui peuvent et savent se soigner, une hygiène appropriée peut retarder longtemps cette grave éventualité; elle est précoce au contraire chez les sujets négligents et chez ceux qui, obligés de travailler pour vivre, ne se décident à faire halte que quand la machine est hors de service. A cette période, les accès spasmodiques font défaut; il n'y a plus qu'une dyspnée continue qui s'exaspère au moindre effort et atteint son maximum à la fin de la journée; on constate de l'œdème des membres inférieurs, de la tuméfaction du foie, de la cyanose du visage avec dilatation des veines jugulaires et pouls veineux : l'emphysème est masqué aux bases par la congestion œdémateuse des poumons ; on le retrouve sous les clavicules et au-devant du cœur.

Le traitement n'est autre que celui des cardiaques arrivés à la période d'asystolie : repos *absolu*, régime lacté, ventouses sèches tous les soirs, macération de digitale, et au besoin injections de caféine et d'éther. Ces moyens peuvent produire de véritables résurrections, mais le plus souvent ce n'est qu'un répit : à la première imprudence, le malade retombe et finit par succomber à une complication.

§ II. — LES FAUX ASTHMES.

Nous rangeons sous ce titre un certain nombre d'espèces de dyspnée paroxystique, que certains auteurs confondent plus ou moins avec l'asthme vrai et qui peuvent s'en rapprocher beaucoup cliniquement.

Ils s'en distinguent néanmoins parce qu'ils ne présentent pas l'association des deux éléments : névrose vaso-motrice et sécrétoire ; spasme des muscles inspirateurs et des anneaux de Reissessen. Le traitement, étant surtout étiologique, s'écarte aussi beaucoup de la thérapeutique de l'asthme.

Nous serons très bref sur cette question qui ne se rattache qu'indirectement à notre sujet.

A. Pseudo-asthme des cardiaques. — Il est surtout fréquent chez les aortiques, mais peut se montrer aussi dans les phases avancées des maladies mitrales ; en général, il est lié à la myocardite scléreuse. Il survient à l'occasion d'un effort violent, d'un trouble digestif, d'une émotion morale même ; les accès, accompagnés d'angoisse précordiale, donnent lieu à un certain degré de stase pulmonaire avec respiration sibilante et râles fins aux bases. D'abord rares, ils tendent à devenir quotidiens ; ils se compliquent bientôt de dilatation cardiaque.

Les laxatifs fréquents, l'hygiène alimentaire et les poudres carminatives, le lait, enfin l'iodure de potassium, sont les meilleurs moyens au début; plus tard, on aura recours aux injections de caféine et de morphine, en même temps qu'à la révulsion par les pointes de feu sur la région précordiale. Les inhalations d'oxygène constituent un palliatif utile.

B. Pseudo-asthme de l'artério-sclérose au début. — Il est lié à l'emphysème qui, chez ces malades, est le résultat presque constant des lésions artérielles broncho-pulmonaires (voy. Emphysème) : à cet emphysème se joint par la même cause une irritabilité marquée de la muqueuse des bronches ; d'autre part, il y a de l'hypertension artérielle, cause indirecte de dyspnée. Chez ces malades, la moindre influence atmosphérique produit de légères poussées congestives avec toux quinteuse, dyspnée, expectoration muqueuse : n'était le caractère sub-continu des symptômes et l'absence habituelle des phénomènes spasmodiques, ils ressembleraient beaucoup à des asthmatiques atteints de catarrhe.

L'iodure de potassium ou de sodium est, ici encore, le remède de choix : il sera donné à très petites doses (de 5 à 50 centig. par jour) et poursuivi pendant de longs mois avec intervalles.

C. Pseudo-asthme dans le mal de Bright. — La

dyspnée paroxystique dans les néphrites peut affecter deux formes principales. Tantôt elle est catarrhale, accompagnée de râles bronchiques sonores et humides et de crépitation fine en foyers : elle est due à l'œdème aigu du poumon ; tantôt elle affecte la forme sèche et se caractérise exclusivement par une sensation de soif d'air avec dyspnée à la fois inspiratoire et expiratoire, sans irrégularité du rythme ni angoisse précordiale, sans aucun signe d'engouement bronchique : c'est une dyspnée urémique d'origine bulbaire. Nous ne parlons pas de la respiration de Cheyne-Stokes, qui ne ressemble nullement à l'asthme.

Dans les deux formes de pseudo-asthme d'origine rénale, on prescrira le régime lacté absolu ; dans la forme catarrhale on fera une application de ventouses sèches ou scarifiées sur le thorax et on administrera un purgatif drastique ; dans la forme sèche, on mettra des ventouses et des sangsues *sur les reins*, on donnera le chloral à haute dose et on fera des inhalations de chloroforme.

D. Pseudo-asthme d'origine gastrique. — On donne ce nom à des accès dyspnéiques, bien étudiés par Potain et par Barié, qui se produisent quelquefois chez certains névropathes ou neurasthéniques atteints de dyspepsie et d'hyperexcitabilité de la muqueuse de l'estomac. Ces accès débutent tantôt pendant la digestion, tantôt dès le commencement du repas, au moment où le bol alimentaire arrive dans l'estomac : ils sont caractérisés par une angoisse à début subit, avec hoquets et renvois gazeux qui éclatent comme des coups de pistolet, dyspnée surtout inspiratoire d'une intensité foudroyante avec pâleur du visage, sueurs froides et sensation de mort prochaine. L'accès dure rarement plus d'une demi-heure et se termine en général brusquement, avec une nouvelle émission de gaz par le haut et par le bas, quelquefois une selle diarrhéique, et presque toujours une émission abondante d'urines claires. Il diffère de l'asthme par le caractère de la dyspnée, qui est surtout inspiratoire, et par l'absence des phénomènes d'hypersécrétion bronchique.

On emploie les perles d'éther, l'eau champagnisée, les sinapismes au creux de l'estomac et aux membres inférieurs ; on pratique au besoin une injection sous-cutanée d'éther. Le malade est soumis à un régime sévère, composé de lait, œufs, potages très réduits, purées ; on administre le bromure de potassium et le valérianate d'ammoniaque. On y joint l'hydrothérapie quand le malade est en état de la supporter.

E. Pseudo-asthme des hystériques. — C'est une des manifestations rares de cette névrose protéiforme : comme le précédent il est constitué surtout par une soif d'air, avec dyspnée exclusivement inspiratoire. Il est très capricieux dans son mode d'apparition et dans sa durée ; celle-ci est généralement courte.

On prescrira les révulsifs, la flagellation du visage avec une serviette mouillée, les pulvérisations d'éther ou de chlorure de méthyle au creux de l'estomac, ou sur la nuque et sur la colonne vertébrale. On ne dédaignera pas d'employer les moyens suggestifs (pilules dites *fulminantes*, élixir au *venin de serpents*) et même un peu de coercition.

F. Pseudo-asthme par adénopathie trachéo-bron-

chique. — Cette forme, indiquée par Williams, a été décrite par Joal sous le nom d'asthme ganglionnaire : elle se rapproche des faits de toux coqueluchoïde consécutive à la grippe, dont nous avons parlé à propos des bronchites symptomatiques. Il y a une toux quinteuse incoercible, avec sensation de gêne intra-thoracique, mais pas d'engouement broncho-pulmonaire, pas d'asthme véritable : la percussion et l'auscultation révèlent la tuméfaction des ganglions péri-trachéaux. Ces accès disparaissent peu à peu, au fur et à mesure de la résolution des engorgements ganglionnaires.

Les petits vésicatoires entre les deux épaules, le sirop d'iodure de fer, et au besoin l'huile de foie de morue à haute dose, sont les moyens de traitement les plus efficaces.

G. **Pseudo-asthme d'origine palustre.** — Nous en avons autrefois observé et décrit un cas remarquable. Ses caractères le rapprochent de la dyspnée réflexe d'origine gastrique. Il peut se montrer comme première manifestation paludéenne ou succéder à un accès régulier.

Le sulfate de quinine ou le bromhydrate à dose massive (1 gr. 50 à 2 grammes) le fait sûrement disparaître.

CHAPITRE V

La Pneumonie

Aperçu anatomique et clinique. — La pneumonie est une maladie spécifique et infectieuse due à un microbe particulier, le pneumocoque, qui peut exister à l'état latent et inoffensif dans la bouche et le pharynx de l'homme en bonne santé, mais qui, sous l'influence de certains troubles circulatoires et nutritifs d'origine variable, se multiplie avec une rapidité incroyable dans le parenchyme pulmonaire, donnant lieu à une inflammation aiguë, de forme généralement lobaire, avec exsudation fibrineuse coagulable dans les alvéoles du poumon et induration du tissu qui devient imperméable à l'air.

Ce processus local détermine une réaction générale de l'organisme, une fièvre à marche ordinairement cyclique, dont la durée est en rapport avec la virulence du germe infectieux et qui cesse brusquement dès que celui-ci a perdu sa vitalité (ce qui a lieu ordinairement vers le huitième jour). Alors l'exsudat se liquéfie, est désagrégé par des leucocytes émigrés en grand nombre des vaisseaux, et résorbé avec une rapidité souvent surprenante.

Au point de vue anatomique, les lésions de la pneumonie peuvent se résumer ainsi : congestion fluxionnaire intense du lobe pulmonaire atteint, avec dilatation énorme des capillaires et turgescence considérable du poumon; exsudation d'un liquide séreux, mêlé de globules blancs et rouges, qui remplit les alvéoles et les petites bronches et s'y coagule, probablement sous l'influence d'un ferment particulier sécrété par le pneumocoque; transformation du tissu pulmonaire en un bloc solide, imperméable, plus lourd que l'eau, rappelant l'aspect du foie (hépatisation); puis ramollissement et dégénérescence granuleuse de l'exsudat fibrineux, des globules privés de vie et des cadavres microbiens qu'il renferme; résorption tantôt rapide, tantôt lente des débris fragmentés, dont une partie est éliminée par la voie bronchique, une autre détruite par action phagocytaire. La charpente conjonctive du poumon ayant peu souffert, le processus étant resté purement exsudatif et limité aux cavités broncho-alvéolaires, la résorption dans les cas réguliers est suivie d'un retour complet à l'état normal (*restitutio ad integrum*).

Habituellement limitée au poumon, l'infection pneumococcique peut se généraliser primitivement ou secondairement et donner lieu à toute une série de localisations extra-pulmonaires occupant la plèvre, les méninges, l'endocarde, les cavités de l'oreille moyenne et même les articulations des membres. (*pneumonie infectante* de G. Sée). Elle peut aussi, par les lésions qu'elle crée dans le poumon, ouvrir la porte à des infections secondaires (streptocoque, bacille tuberculeux), qui évoluent ensuite pour leur compte.

Au point de vue clinique, la pneumonie est une des affections les mieux caractérisées du cadre nosologique, une de celles dont les symptômes, la marche, la durée, présentent le plus de régularité et dont le diagnostic, depuis Laennec, est devenu le plus facile.

Surtout fréquente aux deux extrémités de la vie, elle se montre cependant à tout âge : primitive, elle semble succéder à un refroidissement; secondaire, elle se montre au cours de plusieurs maladies aiguës (grippe, rougeole, fièvre typhoïde) et de presque toutes les maladies chroniques (diabète, mal de Bright, affections chroniques des centres nerveux), et elle est en quelque sorte la terminaison naturelle de beaucoup de cachexies. Elle se développe presque toujours par auto-infection, rarement par contagion directe ou indirecte, et alors la virulence accrue lui donne une gravité particulière.

Elle débute en général par un frisson (qui peut manquer chez les gens affaiblis ou déjà malades), par un point de côté accompagné de toux, de dyspnée et d'une expectoration visqueuse, jaune ou couleur de rouille : le pouls, ample et dur, est entre 100 et 110; la fièvre, intense dès le début, atteint facilement 40° et conserve la même intensité jusqu'à la défervescence. Il y a de la rougeur des pommettes, surtout marquée du côté malade, de la céphalée, parfois du délire et d'autres troubles nerveux. L'appétit est perdu, la soif vive, il y a constipation plutôt que diarrhée; les urines, rares et rouges, renferment de l'acide urique en excès, de l'albumine en quantité variable et souvent de l'urobiline. L'examen du thorax montre de l'obscurité du son en une zone circonscrite correspondant au point de côté; à l'auscultation, on perçoit des râles crépitants, fins, nombreux, purement inspiratoires, accompagnés d'une respiration soufflante, puis d'un véritable souffle tubaire; il y a de la bronchophonie et de l'exagération des vibrations thoraciques.

Cet état dure plusieurs jours, sans rémission notable et même avec une tendance à l'aggravation : le point de côté peu à peu s'apaise, mais la dyspnée reste intense. Les crachats, visqueux et adhérents au vase, traduisent par leurs variations d'aspect la marche du processus : plus opaques à mesure que l'exsudat subit la désintégration granuleuse, ils redeviennent fibrineux et sanguinolents quand la pneumonie s'étend dans une zone jusqu'alors indemne ; ils sont liquides, brunâtres, jus de pruneaux quand le parenchyme trop peu résistant se laisse désorganiser. — Les signes d'auscultation sont les mêmes qu'au début, avec plus d'étendue et d'intensité : matité à la percussion, souffle tubaire sec au milieu du foyer, accompagné à la périphérie de nombreux râles crépitants, bronchophonie intense ; — souvent il y a un peu de congestion diffuse à la base de l'autre poumon, ou quelque petit foyer de râles fins, indice d'un nouveau noyau pneumonique en voie de développement ; la respiration dans les parties saines est intense et a les caractères de la respiration puérile. Les forces du malade, d'abord intactes, s'altèrent rapidement, le pouls mollit, devient dépressible, les battements cardiaques sont moins énergiques, parfois un peu inégaux ; il y a de l'angoisse, des sueurs et même des menaces de collapsus. Au sixième jour, la situation paraît tout à fait grave.

Brusquement, dans les cas favorables, la fièvre tombe : de 40° ou davantage, la température descend à 37°, 36°5, plus bas encore. En même temps, le pouls se ralentit, devient large et régulier ; des sueurs profuses se manifestent, accompagnées d'un grand sentiment de bien-être. La dyspnée diminue ou cesse, la toux devient facile et les crachats prennent le caractère muco-purulent ; la langue redevient humide et l'appétit se réveille. — Cependant la matité, le souffle tubaire persistent sans beaucoup de changement; mais les râles ne tardent pas à devenir plus gros et plus humides (râles sous-crépitants de retour). Ces gros râles sont l'indice de la désagrégation de l'exsudat : celui-ci va se résorber avec une étonnante rapidité. Souvent huit ou dix jours suffisent pour que les signes d'induration pulmonaire aient disparu, et, quand on examine le malade à nouveau, c'est à peine si on retrouve un peu de diminution de la sonorité avec crépitation pleurale légère. Les forces ne reviennent pas toujours aussi promptement et beaucoup de malades restent faibles, s'essoufflant facilement, incapables de reprendre leurs occupations avant un délai de plusieurs semaines.

Une complication peut retarder ou même empêcher la guérison : la plus fréquente est une pleurésie qui se déclare au cours de la fièvre pneumonique ou même après la défervescence. Ces pleurésies dites méta-pneumoniques prennent fréquemment le caractère purulent et peuvent aboutir à une vomique.

Plus rarement la résolution reste incomplète, ou ne se fait pas du tout, et la pneumonie passe à l'état chronique : la charpente conjonctive du poumon se sclérose alors, s'épaissit et se transforme en tissu fibreux. Nous aurons à revenir sur les cas de ce genre à propos des phlegmasies chroniques du poumon (voy. pages 259 et suiv.).

Tel est le tableau clinique réduit à ses traits essentiels. Arrivons maintenant au traitement. Pour mettre un peu d'ordre et de clarté dans son étude, nous envisagerons d'abord les indications thérapeutiques de la *pneumonie en général*, réservant pour un second sous-chapitre ce qu'il y a de spécial aux diverses *formes* et aux *complications* principales.

§ Ier. — THÉRAPEUTIQUE DE LA PNEUMONIE EN GÉNÉRAL.

Méthode d'immunisation. — Dans toute maladie spécifique d'origine microbienne, l'idée s'impose d'empêcher, s'il se peut, ou du moins d'atténuer le développement des germes morbides. — A défaut d'un agent médicamenteux capable d'atteindre le pneumocoque dans le poumon, on s'est efforcé, dans ces dernières années surtout, de le paralyser d'une façon indirecte par la stérilisation du terrain organique. Tel est l'objet de la médication immunisante, qui n'est guère sortie jusqu'ici de l'enceinte des laboratoires, mais dont nous devons cependant dire quelques mots.

Elle est basée sur le principe de l'action anti-parasitaire du sérum des animaux vaccinés (séro-thérapie). Emmerich, Foa et Scabia, Arkharow, ont réussi, chez les lapins, à arrêter l'infection pneumococcique, *en voie de développement*, par l'injection du sérum d'autres lapins rendus réfractaires par inoculation de cultures atténuées ou vieilles.

Partant de cette donnée, les frères Klemperer ont inoculé à des pneumoniques le sérum extrait d'une saignée faite à un autre malade immédiatement après la crise ; cette inoculation a été suivie dans tous les cas d'un abaissement de température qui, chez deux des six malades, a été le signal de la défervescence définitive.

Foa et Scabia ont traité dix pneumoniques par injection, sous la peau du dos, de 5 à 7 centimètres cubes de sérum de lapins rendus réfractaires : ces injections ont été répétées jusqu'à trois fois ; chez quatre malades elles semblent avoir hâté la crise.

Janson de Stockholm a appliqué le même traitement chez dix malades, et cinq fois la défervescence a paru notablement hâtée par les injections (une fois le 4e jour, deux fois le 5e, deux fois le 6e).

Lava a rapporté les observations de dix autres pneumoniques soumis aux injections de sérum et d'extrait de viscères d'animaux pneumoniques. Il conclut de ces observations que les injections ne déterminent aucune réaction locale, immédiate ou ultérieure. La crise se montrerait généralement peu après les injections, et s'accomplirait en un temps limité : la convalescence est d'ordinaire rapide, et la guérison complète, sans complications.

Silva a obtenu également de bons résultats en injectant du sérum emprunté à des malades convalescents de 'pneumonie.

A en croire Emmerich, la question serait jugée : la sérothérapie pratiquée avec du sérum de lapins immunisés (c'est-à-dire capables de supporter une injection intra-péritonéale de quinze centimètres cubes de culture virulente par kilogramme de leur poids, sans autre phénomène qu'une élévation passagère de la température), un tel sérum, disons-nous, guérirait sûrement la pneumonie chez l'homme et rendrait tout autre traitement inutile !

Ces conclusions sont prématurées : les résultats de la sérothérapie, bien qu'intéressants et encourageants, ne sont encore ni assez nombreux, ni assez décisifs, pour permettre d'apprécier l'avenir de la médication immunisante dans la pneumonie.

Traitement pathogénique. — S'il nous est jusqu'ici impossible de détruire la *cause* du mal, notre tâche doit se borner à en combattre les *effets*. Dans ce but, notre premier soin doit être d'analyser le processus pathologique, d'étudier quelles réactions vitales il détermine et par quelles voies il met l'existence du malade en péril. Cela fait, nous rechercherons, parmi les moyens thérapeutiques à notre disposition, quels sont ceux qui s'appliquent le mieux à chacun des éléments morbides et qui sont le plus capables de les neutraliser sans dommage pour l'organisme.

Cette thérapeutique, que nous nommons pathogénique, suivant l'expression de Bouchard, est la seule rationnelle ; nous en étudierons avec soin les indications générales, nous réservant d'en préciser plus loin les applications à propos de chacune des formes et variétés de la pneumonie.

L'évolution du pneumocoque détermine une lésion locale caractérisée par une congestion intense, suivie d'exsudation séro-fibrineuse dans les cavités alvéolaires et de coagulation de l'exsudat, qui transforme le lobe atteint en un bloc imperméable. Cette lésion supprime à la fois la circulation sanguine et la circulation aérienne : elle restreint donc l'hématose, et en même temps elle met obstacle à la déplétion du cœur droit ; si elle envahit une grande partie du parenchyme pulmonaire, elle peut causer directement la mort, soit par asphyxie, soit par affaiblissement paralytique du cœur..

La première indication est donc de limiter l'extension du processus pneumonique.

D'autre part, le microbe spécifique, comme la plupart de ses congénères, fabrique en abondance des produits toxiques dont une partie est résorbée par

les vaisseaux sanguins ou lymphatiques et va porter son action nuisible sur l'organisme tout entier :
de là toute une série de réactions morbides dont les
principales sont : la fièvre, l'altération des échanges
cellulaires et l'affaiblissement fonctionnel de tous les
grands organes, surtout du cœur et des centres nerveux. — De là des indications symptomatiques nombreuses, qu'on peut résumer dans les trois formules
que voici :

Modérer la fièvre ;

Favoriser l'élimination ;

Soutenir les forces.

Étudions les moyens de satisfaire à ces diverses
indications.

Première indication : limiter le processus local. —
Nous sommes impuissants contre la prolifération du
microbe pneumonique, mais celui-ci ne se développe
(la chose est hors de doute) qu'à la faveur d'une
hyperémie très prononcée, d'une dilatation fluxionnaire ou neuro-paralytique des capillaires du poumon, condition préalable de la transsudation séreuse
intra-alvéolaire qui va fournir au pneumocoque son
terrain de culture favori. Nous pouvons agir sur l'é-
lément congestif, stade initial de l'hépatisation pneumonique, et, à ce point de vue, l'action thérapeutique
sera évidemment d'autant plus efficace qu'elle aura
lieu à une période plus rapprochée du début.

La *saignée générale* pratiquée dès l'apparition des
premiers symptômes, diminue, au moins momentanément, la congestion pneumonique, comme le
prouve l'atténuation étonnamment rapide de la dyspnée et du point de côté ; faite avec modération, elle
n'a pas, surtout chez les individus vigoureux, les effets
secondaires déplorables que lui attribuent les clini-

ciens allemands. Il est donc permis de trouver trop absolue la proscription dont la mode l'a frappée. Nous n'hésitons pas à l'employer dans les formes sthéniques inflammatoires, et aussi quand la fluxion initiale, par son étendue, menace directement la vie du malade.

Les *émissions sanguines locales*, sans agir aussi rapidement que la saignée, ont beaucoup de ses avantages. Une application de sangsues, faite au début de la maladie, modère le raptus congestif et transforme souvent une pneumonie étendue et grave en pneumonie circonscrite. Les ventouses scarifiées, qui réduisent la perte du sang à très peu de chose, sont applicables aux gens âgés ou affaiblis : leur action, à la fois déplétive et révulsive, en fait un très précieux moyen, non seulement dans toutes les formes de la pneumonie primitive, mais encore dans la pneumonie secondaire, notamment dans celle de la grippe et de la fièvre typhoïde.

Un peu plus tard, quand l'exsudation commence à remplir les alvéoles et à refluer jusque dans les petites bronches, il est rationnel de tâcher de restreindre ce flux séreux et en même temps d'en favoriser l'expectoration avant qu'il ait le temps de se coaguler et de transformer ainsi le poumon en un bloc solide.

Les *expectorants* trouvent ici leur indication : le *tartre stibié*, déconsidéré par les excès de Rasori et de ses disciples, est cependant très utile dans la période initiale de certaines pneumonies, alors que l'intensité du mouvement fluxionnaire et la violence des phénomènes généraux font redouter une rapide extension du mal. A la dose de 10 à 30 centigrammes dans une potion, à prendre par sixièmes toutes les deux heures, il provoque des efforts de vomissement énergiques, accompagnés d'une contracture réflexe intense des capillaires pulmonaires, conséquence nécessaire de l'état nauséeux (Peter).

On aura soin de couper les doses par des grogs intermédiaires ou même de les suspendre entièrement si des symptômes d'adynamie se produisent.

Le *kermès*, à la dose de 10 à 25 centigrammes fractionnée par douzièmes, est au tartre stibié ce que les ventouses scarifiées sont à la saignée générale. Il produit l'état nauséeux plus lentement, mais aussi sûrement que l'émétique, et sans exercer sur la muqueuse digestive l'action irritante de cette dernière substance. On le préférera chez les gens délicats à estomac susceptible, chez les personnes âgées ou faibles, dont la bouche très irritable doit être ménagée, et en général dans les formes secondaires de la pneumonie, dans celles, par exemple, qui surviennent au cours de la grippe.

L'*ipéca* peut aussi être employé, dans les mêmes conditions que le tartre stibié et le kermès, chez les enfants très jeunes et chez les sujets qui ne tolèrent pas les antimoniaux, quels qu'ils soient. On donnera 20 à 60 centigrammes de poudre, dans une potion de 120 grammes à prendre par douzièmes toutes les deux heures. Rarement il pourra être nécessaire d'administrer l'ipéca à dose vomitive : c'est seulement dans les pneumonies dites bilieuses, c'est-à-dire compliquées d'embarras gastrique, que cette pratique peut trouver son indication, surtout au début ; on donnera alors la dose ordinaire d'un gramme et demi en trois prises à dix minutes d'intervalle dans de l'eau tiède.

L'hépatisation effectuée, le tissu pulmonaire transformé en une masse imperméable, on n'a plus de prise sur le processus local. Lépine a bien essayé, et quelques autres avec lui, de hâter la mort du pneumocoque et la désintégration de l'exsudat par des *injections parenchymateuses* d'iodure de potassium ou d'autres substances, faites à l'aide d'une aiguille capillaire dans l'épaisseur du poumon hépatisé; mais cette pratique, qui n'est pas exempte de dangers, semble avoir donné des résultats peu encourageants, car les essais n'ont pas été continués.

Si on peut espérer agir localement sur la lésion pneumonique confirmée, c'est au décours de la maladie, quand l'exsudat en voie de désintégration granuleuse est assailli par les phagocytes émigrés des vaisseaux, quand la circulation sanguine et lymphatique reprend son activité pour entamer la tâche considérable de la résolution. A cette période il est important d'activer les échanges nutritifs dont le poumon hépatisé est le théâtre, car un ralentissement dans le processus de résorption peut être suivi, soit du développement d'une complication, telle que pleurésie, abcès du poumon, soit d'une inflammation secondaire de la charpente conjonctive, aboutissant à la sclérose.

Les *révulsifs*, inutiles sinon nuisibles pendant la période d'état, ont ici une efficacité incontestable : un vésicatoire, appliqué aux premiers indices du ramollissement de l'exsudat, hâte notablement le retour de la perméabilité alvéolaire. Il est prudent de n'en pas exagérer la dimension, à cause de l'organe rénal, toujours un peu éprouvé dans la pneumonie ; mieux vaudra le mettre petit (8 centimètres sur 10) et le répéter au besoin après cinq ou six jours. Les pointes de feu, moins actives que le vésicatoire, mais qu'on peut réitérer indéfiniment sans inconvénient, trouvent leur indication dans les cas où la résolution est lente et tardive.

Nous devons dire un mot d'un procédé de *révulsion à distance*, imaginé par Fochier de Lyon, et qui consiste à pratiquer, chez les pneumoniques gravement atteints, des abcès artificiels au moyen d'injections sous-cutanées d'essence de térébenthine. L'auteur de la méthode en question s'est inspiré de ce qui se passe fréquemment dans les septicémies graves, et notamment dans la fièvre puerpérale, où l'on voit les accidents généraux s'amender après l'apparition d'une suppuration périphérique. Les *abcès de fixation*, comme il les nomme, auraient pour effet d'empêcher la pneumonie de passer au 3e degré, à l'infiltration purulente.

Dans les cas de pneumonie grave, avec symptômes menaçants, Fochier pratique aux quatre membres des injections d'un centimètre cube d'essence de térébenthine, avec l'aiguille de Pravaz enfoncée profondément dans le tissu cellulaire : ces injections très douloureuses sont suivies d'un gonflement phlegmoneux énorme et de la formation d'un abcès volumineux, à développement lent ; la fièvre et les accidents généraux disparaîtraient peu après l'injection ; quant aux abcès, on les ouvre quand ils commencent à pointer et on les trouve remplis d'un pus blanchâtre, mêlé de lambeaux de tissu cellulaire mortifié, mais ne renfermant aucun microbe.

Le procédé de Fochier a été employé avec des résultats divers. Lépine, Dieulafoy, Olivier, Gingeot, Franc (de Bruxelles), ont publié chacun une observation suivie de succès ; Revilliod a eu deux succès et deux insuccès ; Rendu, Chantemesse, Mossé, n'ont eu que des insuccès. D'accord avec ce dernier auteur,

nous croyons que, pour réussir, cette révulsion à distance doit être employée d'assez bonne heure, avant
que l'organisme soit trop épuisé pour réagir. D'un
autre côté ne risque-t-on pas, par une intervention
aussi grave, d'accroître l'adynamie et les chances de
collapsus ? Pour en décider, de nouvelles expériences
sont nécessaires.

Deuxième indication : combattre la fièvre. — Dans la
pneumonie, comme dans les autres maladies infectieuses, la fièvre est proportionnée, moins à l'étendue et à l'intensité de la lésion locale, qu'aux
réactions de l'organisme contre le processus infectieux : elle n'est donc qu'un symptôme, et un symp
tôme d'une signification très variable selon l'âge du
malade, sa constitution, l'état de son système nerveux, etc. Néanmoins il est juste d'observer, avec
Jürgensen et son école, que l'hyperthermie est par
elle-même un danger, à cause de son action débili-
tante sur le cœur : il y a donc lieu de la combattre,
toutes les fois qu'elle dépasse un certain degré, toutes
les fois, par exemple, que la température atteint 40°
et ne descend pas au-dessous de 39°, 5.

Le *sulfate de quinine* est souvent employé comme
antipyrétique ; il faut, pour en obtenir un résultat,
le donner à dose massive : deux grammes divisés
en quatre prises que le malade absorbera dans la matinée, au moment où la rémission spontanée rend la
fièvre plus traitable. Le sulfate de quinine joint à
son action antipyrétique l'avantage d'être tonique et
anti-parasitaire : raison de plus pour y avoir recours.
Il est peut-être encore plus indiqué dans les pneumonies secondaires, chez les malades affaiblis par une
affection chronique, et vis-à-vis desquels la thérapeutique est trop souvent désarmée.

L'antipyrine et les autres médicaments du même ordre (antifébrine, thalline, kairine) doivent être absolument proscrits du traitement de la pneumonie, à cause de leur action hyposthénisante et des phénomènes toxiques qu'ils déterminent parfois. On ne sera même pas en droit de prescrire l'antipyrine pour calmer le mal de tête ou pour combattre certains symptômes nerveux ; il suffit en effet de quelques doses pour amener d'une manière imprévue des accidents de collapsus très sérieux. De plus, comme l'a montré Posadsky, elle favorise le développement de l'albuminurie. Il faut donc la rayer sans hésitation de la liste des médicaments applicables à la pneumonie.

Bien autrement efficace est l'action de l'*eau froide*, journellement employée, depuis les travaux de Liebermeister, de Fismer, de Jürgensen, comme moyen d'abaisser la température. Ces auteurs ont traité la pneumonie comme la fièvre typhoïde par les bains froids employés systématiquement, dès que la température du malade dépasse 39°. Ils n'hésitent pas à donner les bains très froids et à les prolonger jusqu'à chute suffisante de la fièvre. Cette façon d'agir a l'inconvénient d'exposer à de fréquents accidents de collapsus.

On obtient des résultats tout aussi bons, avec moins de risque, en donnant des bains non pas froids, mais seulement frais (24 à 28°) et en les refroidissant progressivement dans la limite de ce que le malade peut supporter.

Cette méthode nous a donné, depuis huit ans que nous l'appliquons, des succès nombreux et inespérés. Quelques médecins, en Angleterre surtout, redoutant les bains, se bornent à des enveloppements mouillés, ou à des applications de sacs de glace (Lees, Fenwick); mais ces pratiques, bonnes pour atténuer quelques symptômes pénibles, sont beaucoup moins efficaces que les bains.

L'action des bains, en effet, ne se borne pas à produire une soustraction de calorique : elle est infiniment plus complexe.

Dans un mémoire lu à la Société des hôpitaux, nous nous sommes attaché à analyser les effets de la balnéation chez le pneumonique et chez le fébricitant en général. Nous avons montré que le bain, en augmentant l'amplitude des mouvements respiratoires, provoque la toux et l'expectoration, que par la réaction cutanée qui le suit immédiatement, il contribue à modérer la congestion pulmonaire (1) ; nous avons fait voir encore que le bain froid est un stimulant énergique pour le cœur et les centres nerveux, enfin qu'il réveille et active les sécrétions, notamment la plus importante de toutes : la sécrétion urinaire.

Malheureusement les bains ne conviennent pas à tous les pneumoniques : inoffensifs et très bien supportés dans l'enfance et la jeunesse, ils deviennent

(1) Une intéressante expérience, due à Jaquet, démontre bien nettement cette influence décongestionnante des bains frais dans les pyrexies. En pratiquant la numération des globules chez un fébricitant, l'auteur constate qu'après le bain le nombre des globules rouges paraît considérablement augmenté. Le phénomène inverse s'observe quand on élève artificiellement la température d'un lapin jusqu'à 40 ou 42 degrés : le chiffre des globules rouges dans les veines cutanées diminue de plus d'un million. Mais, si on a soin d'examiner en même temps le sang des veines auriculaires et celui du foie, on reconnaît qu'avant le chauffage, les deux sangs ont à peu près la même teneur en hématies, tandis qu'après, le nombre des globules rouges se montre très diminué dans le sang des veines auriculaires et considérablement augmenté dans le sang hépatique. L'hyperthermie produit donc une stase sanguine dans les organes viscéraux, stase que les bains frais font disparaître.

dangereux chez les gens plus âgés, dont la résistance nerveuse est amoindrie par l'alcoolisme ou par toute autre cause, chez ceux dont le cœur fonctionne mal ou dont les artères sont fragiles ; enfin ils sont complètement inapplicables chez les vieillards. On les réservera pour les malades au-dessous de 50 ans indemnes de tare organique et paraissant offrir une certaine résistance ; on les donnera toujours avec précaution, en commençant par un ou deux bains presque tièdes pour éprouver la susceptibilité du système nerveux : on aura soin de combiner avec les bains l'emploi des toniques et notamment de la caféine.

Une autre méthode thérapeutique, aussi hardie que celle des bains froids, mais d'une application plus facile, commence à fixer l'attention des cliniciens : nous voulons parler du traitement de la pneumonie par la *digitale à haute dose*. L'action antipyrétique de la digitale, autrefois mise en relief par les travaux de Traube, de Duclos et surtout de Hirtz, était à peu près tombée dans l'oubli quand Petrescu (de Bucharest) en a repris l'étude sur une grande échelle. Ce médecin donne par jour à ses pneumoniques *de 6 à 12 grammes* de feuilles de digitale en infusion et continue la même dose pendant deux, trois ou même quatre jours, selon les modifications du pouls et de la température. Il dit n'observer jamais ni phénomènes d'intoxication ni malaises gastriques sérieux (1). Après la première dose, la tem-

(1) Pour s'assurer de la qualité du produit qu'il emploie, Petrescu a fait analyser comparativement les feuilles de digitale dont il se sert, avec celles employées dans les hôpitaux de Paris et d'autres grandes villes, et les a trouvées sensiblement aussi riches en principes actifs.

pérature s'abaisse de 1 à 3° ; après deux ou trois doses,
elle peut tomber jusqu'à 34° ; le pouls est entre 40 et 60.
Cette dépression thermique et circulatoire persiste
plusieurs jours, pendant lesquels les signes locaux
de la pneumonie disparaissent rapidement. La statistique de Petrescu, poursuivie depuis plus de dix
ans, dépasse 1000 cas, avec une mortalité de moins
de 2 0/0. On doit noter qu'il s'agit de soldats de la
garnison de Bucharest, c'est-à-dire de jeunes gens
robustes entre vingt et vingt-cinq ans, chez lesquels
la pneumonie est habituellement bénigne.

Fikl, sans aller jusqu'aux doses énormes recommandées par Petrescu, a administré également chez
des soldats 2 grammes, puis 3 grammes par jour de
feuilles de digitale. Sur 46 cas de pneumonie lobaire
ainsi traités, il n'a pas eu un seul décès : il a vu se
produire des symptômes d'intoxication digitalique
tels que lenteur et irrégularité du pouls, mais ces
troubles n'ont présenté aucune gravité.

Hoepfel, à son tour, a traité 15 cas par la dose de
3 à 4 grammes de poudre de feuilles, sans incidents
fâcheux. Selon lui, l'intolérance digitalique tiendrait
à une idiosyncrasie et se produirait tout aussi facilement par les petites doses que par les grosses ; chez
tous ses malades il a vu la dyspnée, le point de côté
diminuer considérablement, la fièvre tomber par
lysis dès le 2° ou le 3° jour du traitement : la convalescence s'établit deux ou trois jours plus tôt que
dans l'évolution spontanée de la maladie.

Bloch en Autriche et plus récemment Lop à Lyon,
ont confirmé ces résultats : Lop a traité 15 pneumoniques, dont plusieurs très âgés et très gravement
atteints, par la dose initiale de 10 grammes de
feuilles de digitale, dose continuée en décroissant

pendant 3 à 5 jours. Il a obtenu constamment la
défervescence en 48 heures ; peu ou pas de phénomènes d'intoxication ; contrairement à la plupart des
observateurs, il a noté une diurèse allant jusqu'à
2 litres.

Franc (de Sarlat) et Lagain ont obtenu des succès
analogues par l'emploi de la digitaline, à la dose de
2 à 3 milligrammes par jour, en solution titrée.

Nous-même avons expérimenté, depuis trois ans,
le traitement de Petrescu (1), timidement d'abord,
puis avec plus d'assurance, et, contrairement à ce que
nous supposions *à priori*, nous avons vu que la médication digitalique est remarquablement bien supportée, même par les pneumoniques âgés, entachés
d'alcoolisme ou d'artério-sclérose. A la dose quotidienne de 2 ou 3 grammes, la poudre de feuilles,
administrée en infusion détermine presque constamment une chute appréciable de la température, avec
diminution de la fréquence du pouls qui devient plus
fort et plus régulier ; la tension artérielle se relève ;
en même temps la lésion pulmonaire semble se cir-
conscrire, et la congestion péri-pneumonique dis-
paraissant, la dyspnée, le point de côté même s'atténuent. Ces résultats sont obtenus sans malaise
appréciable ; à peine quelques nausées ou quelques
vomissements à la suite des premières prises.

Avec des doses plus considérables, on peut obtenir la chute brusque et complète de la température
fébrile ; mais c'est là un assez vain résultat, car sou-

(1) Les recherches de Lucatello (de Gênes) tendent à démontrer que la digitaline exerce une action neutralisante sur les
toxines pneumococciques, ce qui expliquerait et la tolérance des
malades pour de fortes doses de ce médicament, et l'efficacité du
traitement de Hirtz et de Petrescu (Congrès de la Société italienne de médecine interne, 1896.)

vent cette défervescence artificielle est suivie d'une réascension thermique plus ou moins forte, et la durée totale de la maladie n'est pas sensiblement abrégée.

D'autre part, comme nous l'avons fait remarquer ailleurs (1), ces doses massives ne vont pas sans quelques inconvénients, et même sans quelques risques : l'hypothermie, le ralentissement excessif du pouls, les vertiges, la dépression cérébrale, peuvent passer pour des symptômes sans gravité chez de jeunes soldats vigoureux; il n'en est pas de même chez les malades alcooliques et affaiblis qui forment le fonds de la clientèle hospitalière des grandes villes.

Mieux vaut donc se borner, et demander seulement au traitement digitalique ce qu'il peut donner sans péril sérieux, c'est-à-dire de relever l'activité cardiaque et la tension artérielle, de modérer la congestion du poumon, et de faciliter la diurèse, si nécessaire à l'élimination des toxines pneumoniques.

On prescrira :

Poudre de feuilles de digitale........... 1 à 3 gr.

Faire infuser une demi-heure à 70 degrés dans

Eau.................................. 100 gr.

Passez, laissez refroidir et ajoutez :

Rhum vieux............................ }
Sirop d'écorces d'oranges.............. } āā 25 gr.

à prendre par cuillerées à bouche toutes les deux heures.

(1) Voy. *Semaine médicale* du 22 juillet 1896.

On surveillera attentivement le malade. S'il n'y a
ni vomissements ni diarrhée, on continuera la même
dose jusqu'à la défervescence; en cas de ralentissement excessif du pouls, sans abaissement de la
température, on suspendra le médicament; presque
toujours on verra la fièvre tomber dès le lendemain.

Le traitement par la digitale est indiqué dans tous
les cas de pneumonie *grave* où la balnéation ne peut
être employée, c'est-à-dire chez les malades débiles,
ou déjà âgés, chez ceux qui sont entachés d'alcoolisme, ou d'altérations organiques du cœur et des
vaisseaux, enfin chez les gens très nerveux que les
bains épouvantent. Il va sans dire qu'on joindra,
s'il y a lieu, à la digitale les injections sous-cutanées
de caféine, l'alcool et les autres ressources de la
thérapeutique symptomatique.

Troisième indication : favoriser l'élimination des toxines.
— La pneumonie, nous l'avons vu, ne tue pas seulement par lésion locale : elle provoque la pénétration dans le torrent circulatoire de principes toxiques,
produits directs ou indirects de la vie des pneumocoques, et doués de propriétés nocives qui s'exercent sur l'organisme tout entier. La fièvre est la
plus manifeste des réactions qu'ils déterminent,
mais elle n'est pas la seule : tous les actes intimes
de la nutrition cellulaire sont modifiés par leur
influence, et c'est à eux bien plus qu'à l'hyperthermie, qu'il faut attribuer les altérations organiques
parfois si rapides du cœur et des centres nerveux.

Il est donc essentiel, ne pouvant empêcher la formation des toxines, de provoquer du moins leur
élimination aussi rapide et aussi complète que possible. L'emploi des *évacuants*, et surtout des chola-
gogues à dose modérée, est très utile dans beaucoup

de pneumonies, surtout quand il y a concomitance d'embarras gastrique, et de congestion du foie : chez les gens âgés, dont l'intestin fonctionne mal, un verre d'eau saline purgative, répété tous les deux ou trois jours, peut avoir une influence très favorable.

Les *diurétiques* sont aussi à recommander : l'urine au cours de la pneumonie est rare, très chargée d'urates et de matières extractives; elle renferme souvent de l'albumine, indice. d'un léger degré d'altération du filtre rénal.

Les boissons abondantes, quand l'estomac du malade les tolère, peuvent exercer un lavage utile.

L'alimentation par le lait, avec le même avantage, en présente un autre encore plus grand : celui de réduire au minimum la formation des ptomaïnes digestives et de soulager d'autant l'organisme, aux prises avec les poisons morbides.

Ajoutons que les bains, quand ils ne sont pas contre-indiqués d'autre part, répondent mieux que tout autre moyen à l'indication diurétique, et activent la sécrétion urinaire, au cours de la pneumonie, plus que ne fait la digitale elle-même (voy. plus haut).

Quatrième indication : soutenir les forces. — On l'a dit souvent : dans les pneumonies autres que la pneumonie maligne (laquelle est au-dessus des ressources de l'art), il s'agit moins de guérir le malade que de lui fournir les moyens d'atteindre la défervescence, d'être encore en vie au moment de la terminaison spontanée du processus morbide.

Or l'expérience a montré que, dans la pneumonie, la mort est amenée tantôt par paralysie cardiaque, tantôt par adynamie des centres nerveux.

Que le cœur soit exposé à faiblir, on se l'explique

aisément : l'oblitération des capillaires d'une portion
étendue du poumon rend très difficile la déplétion
du cœur droit ; en même temps la fièvre, la dyspnée,
exagèrent au plus haut point l'activité circulatoire ;
le myocarde, mal nourri par un sang altéré, souffre
dans son innervation et dans son intégrité maté-
rielle ; pour peu que sa résistance organique soit insuffisante, il se laisse dilater, des coagulations sanguines s'y développent et l'asphyxie n'est pas loin.

Le cerveau de son côté, fatigué par la fièvre, la
toux, l'insomnie, ne reçoit qu'un sang imparfaitement hématosé : ce sang charrie des produits toxiques, dont plusieurs exercent sur la cellule nerveuse
une action directement nocive ; facilement l'équilibre
nutritif de cet organe délicat est troublé, des réactions anormales s'établissent et l'adynamie survient,
avec ses conséquences funestes pour l'organisme en
butte à un assaut furieux, auquel il succombera si la
force directrice fait défaut.

Il faut donc soutenir le cœur et soutenir les centres
nerveux.

L'*alcool* répond, dans une certaine mesure, à cette
double indication, et, pour beaucoup de médecins, le
traitement par l'alcool est le premier et le dernier
mot de la thérapeutique dans la pneumonie. Ici encore il faut se garder des excès et surtout des sys-
tèmes. Robert Bentley Todd, et Béhier à son exemple,
donnaient l'eau-de-vie coupée par moitié, à la dose
d'une cuillerée à bouche d'heure en heure, soit deux
à trois cents grammes par jour. Cette médication a
pu réussir dans la population hospitalière des grandes
villes, composée en grande majorité d'ouvriers alcooliques ; elle est absolument désastreuse lorsqu'on
veut l'étendre aux cas si divers de la pratique privée

et traiter indifféremment par l'alcool les pneumoniques de tout sexe et de tout âge.

L'alcool, en effet, est avant tout un agent irritant d'une extrême énergie : irritant pour la muqueuse buccale et gastrique, pour le foie, pour les centres nerveux, pour les voies respiratoires par lesquelles il s'élimine en partie. Chez les gens accoutumés à l'usage des liqueurs fortes, l'action irritante est émoussée; l'alcool absorbé sans difficulté joue le rôle d'un aliment d'épargne, et produit une incitation utile du cerveau, qui faiblirait s'il était privé de son stimulant habituel. Chez les abstèmes au contraire, l'excitation cérébrale est promptement excessive; une dose un peu forte produit l'ivresse, avec la dépression inquiétante qui lui succède; si on insiste, les voies digestives se révoltent promptement, il y a des renvois, du pyrosis, de l'érythème buccal et pharyngien, et on est contraint de renoncer promptement à tout alcool, avec le sentiment d'avoir fait une médication nuisible.

On choisira donc attentivement les cas, et on modifiera la prescription en conséquence; aux hommes vigoureux, sanguins, ou fortement entachés d'alcoolisme, on donnera des grogs préparés non à moitié, mais au quart, et à la dose de deux cuillerées à bouche environ toutes les deux heures. Pour les enfants la concentration sera deux fois moindre, la dose proportionnée à l'âge et à la gravité de l'état général. Aux femmes, aux vieillards habitués à une sobriété absolue, on donnera seulement deux fois par jour dix grammes de bonne eau-de-vie, dans un verre d'eau sucrée ou dans une tasse de thé léger. Si on n'a pas de bonne eau-de-vie à sa disposition, il vaudra mieux (pour éviter les mélanges falsifiés et toxiques) prescrire, selon le conseil de Vigier, une dose moitié moindre d'alcool de maïs, dit alcool bon goût.

Le *bon vin*, et de préférence le bon vin de Bordeaux, est très utile aux malades qui ne peuvent supporter aucune boisson forte ; il est préférable aux vins de liqueur, Xérès, Malaga, dont l'estomac se fatigue vite. Les dyspeptiques, les estomacs délicats, feront usage de vin de Champagne largement coupé d'eau.

Dans les formes adynamiques d'emblée, dans celles où on redoute la généralisation infectieuse, il y a avantage à donner l'*extrait de quinquina*, soit en pilules, soit sous la forme suivante, qui est généralement bien tolérée :

Eau distillée............................	140 gr.
Sirop d'écorces d'oranges................	60
Vin de quinquina........................	40
Extrait de quinquina	8

par cuillerées à bouche trois fois par jour.

La *strychnine*, associée ou non à la digitale, rend de grands services dans les formes prolongées, et surtout dans les pneumonies d'origine grippale, développées sur un terrain nerveux déjà ébranlé par la maladie première :

Teinture de noix vomique...............	
— de digitale	àà 5 gr.

dix gouttes trois fois par jour.

L'*ergot de seigle*, préconisé par Duboué comme méthode générale de traitement, agit à la fois sur la moelle et sur l'innervation vasculaire ; il nous a rendu plus d'une fois de grands services chez des malades âgés, disposés à l'hypostase et aux œdèmes périphériques. Nous employons générale-

ment la solution d'ergotinine de Tanret, au millième
(usitée pour les injections hypodermiques); il suffit
d'en faire prendre deux à cinq gouttes dans un peu
d'eau, et de répéter deux fois par jour.

Enfin, quand le cœur faiblit, quand le pouls devient mou, inégal et irrégulier, quand la respiration
s'embarrasse, on aura recours sans hésiter aux injections sous-cutanées d'éther et de caféine.

Les *injections d'éther*, sur lesquelles un des premiers,
en France, nous avons appelé l'attention, constituent
un stimulant très énergique, mais dont l'action est
courte. Par la douleur très vive qu'elles provoquent,
elles semblent réveiller le sensorium; de plus, l'élimination rapide de l'éther par les bronches stimule
la respiration et les efforts de toux.

Les *injections de caféine*, proposées en 1884 par Riegel, ont des effets plus durables : elles relèvent l'action du cœur et du pouls, raniment les forces et font
succéder à la dépression adynamique des centres
nerveux une excitation qui peut aller jusqu'au délire :
il faut en user avec modération. Huchard, à qui l'on
doit la vulgarisation de ce précieux moyen, à proposé
deux formules :

1°	Benzoate de soude......................	}
	Caféine.................................	} àà 2 gr.
	Eau distillée...........................	q.s. pour 10^{cme}

Une seringue de Pravaz contient 20 centigrammes
de caféine.

2°	Caféine...............................	4 gr.
	Salicylate de soude	3 gr. 10
	Eau distillée..........................	q.s. pour 10^{cme}

Cette solution est deux fois plus concentrée que
la première, mais elle est moins facile à préparer,
encrasse beaucoup les seringues et se solidifie très

facilement à basse température, ou au contact de la moindre impureté ; nous ne voyons aucun avantage à l'employer, sauf quand les injections sont mal supportées, déterminent de la réaction locale, et qu'il y a nécessité à les faire aussi rares que possible.

On commence par une très petite dose (cinq à dix centigrammes du principe actif) et on augmentera rapidement selon la tolérance du sujet. Sauf dans certains cas exceptionnels, il convient de ne pas dépasser 40 centigrammes, trois fois par jour; encore cette dose ne doit-elle être continuée que jusqu'à disparition des symptômes de collapsus.

Dans beaucoup de cas, l'une des sources de l'adynamie est dans l'exagération de la dépense nerveuse pendant les premiers jours : le malade est agité, ne dort pas, tousse et se plaint incessamment. Les meilleurs toniques en pareille circonstance sont les *calmants* qui font cesser l'agitation nerveuse et ménagent par conséquent les forces : l'opium à dose modérée en cas d'insomnie, la piqûre de morphine si le point de côté est d'une intensité excessive, le bromure de potassium, le musc même s'il y a du délire et du cauchemar, peuvent trouver leur indication.

L'*alimentation* se borne en général à des boissons, pendant toute la durée de la période fébrile : dans les premiers jours, beaucoup de malades, les enfants notamment, se mettent d'eux-mêmes à la diète presque absolue, réclamant seulement de temps en temps une gorgée d'eau fraîche qu'on ne leur refusera pas; plus tard, ils acceptent le lait coupé ou non d'eau de Vichy, le bouillon léger, parfois un jaune d'œuf ou un potage. La fièvre tombée, l'appétit se rétablit vite, et il n'y a aucun inconvénient à le satisfaire, la résorption de l'exsudat marchant en général parallèlement avec le rétablissement des forces.

Chez les vieillards et les individus débilités, dont la réaction fébrile est peu intense, on ne craindra pas de donner, et au besoin d'imposer quelques aliments pendant toute la durée de la maladie, sans quoi le collapsus est à redouter au moment de la défervescence.

Au point de vue de l'*hygiène*, on agira comme dans toutes les maladies infectieuses : le malade sera tenu au lit, modérément couvert, dans une chambre aussi spacieuse que possible, à la température constante de 18°; on s'assurera une aération suffisante, renouvelée au moins deux fois par jour, dût-on pour cela ouvrir les fenêtres dans la chambre du malade; on en sera quitte pour le protéger avec un paravent ou des rideaux.

Dans les formes graves, où l'infection est à redouter, on se trouvera bien de pratiquer, selon le conseil de Bottari, des pulvérisations d'acide phénique à l'aide du *spray*.

Dans ces mêmes formes, on n'oubliera pas que le germe morbide peut être contagieux, et on prendra toutes les précautions d'isolement et de désinfection.

§ II. — TRAITEMENT DES FORMES ET VARIÉTÉS.

On a décrit à la pneumonie des variétés très nombreuses.

Nous nous bornerons à signaler celles qui sont cliniquement distinctes et à marquer brièvement pour chacune d'elles les principaux repères du plan thérapeutique.

Nous envisagerons d'abord les formes primitives, puis les formes secondaires, et nous dirons un mot des complications.

A. Formes primitives.

Forme commune. — C'est celle que nous avons décrite au début de ce chapitre. Quand elle est simple, elle ne nécessite aucun traitement actif : on se bornera donc à surveiller les complications possibles ; on sera attentif à l'hygiène générale et à l'alimentation du malade, on assurera la régularité des selles par un lavement quotidien, aidé au besoin d'un léger purgatif, et on attendra patiemment la défervescence.

Chez les enfants, surtout quand la pneumonie siège au sommet, il y a parfois, pendant les premiers jours, une excitation cérébrale excessive avec délire et convulsions, pouvant faire craindre le début d'une méningite : en pareil cas, on prescrira le chloral et le bromure de potassium associés, à la dose de 50 centigrammes ou 1 gramme, suivant l'âge. Il est rare qu'on soit obligé de continuer cette médication plus de deux jours : les symptômes cérébraux se calment en général, à mesure que la pneumonie se développe.

Chez les vieillards, la fièvre est peu intense, les troubles fonctionnels sont souvent à peine accusés ; mais il y a de la sécheresse de la langue, du désordre des idées, parfois du délire d'action : on administrera des boissons vineuses ou légèrement alcoolisées, on insistera sur l'alimentation malgré la répugnance du malade, on surveillera très attentivement l'état de la bouche.

Chez les femmes enceintes, la pneumonie, même bénigne en apparence, prend une gravité particulière, en raison de la facilité avec laquelle elle provoque l'avortement ou l'accouchement prématuré :

la saignée générale est souvent indiquée au début,
si la malade est vigoureuse ; on évitera les vomitifs
et surtout le tartre stibié ; on insistera sur les calmants, et en cas de toux fréquente, de dyspnée et de
point de côté intense, on fera bien de pratiquer une
ou plusieurs injections de morphine ; on se gardera
de toute manœuvre ayant pour but de provoquer
l'accouchement ; si celui-ci a lieu, on fera des lavages
vaginaux fréquents et on observera les précautions
antiseptiques les plus rigoureuses.

Forme inflammatoire ou sthénique. — Cette forme,
rare dans les grandes villes, est bien connue des
médecins de campagne : on l'observe chez les jeunes
gens vigoureux des deux sexes et chez les adultes
non alcooliques. Elle est caractérisée par l'exagération des phénomènes fluxionnaires et de la réaction
fébrile : rougeur vultueuse de la face, dyspnée excessive, céphalée intense, souvent épistaxis ; congestion pulmonaire étendue dès le début, parfois bilatérale ; les signes d'hépatisation se produisent rapidement, l'expectoration visqueuse est abondante et
contient beaucoup de sang.

On pratiquera au début une saignée de 300 à
500 grammes, selon la vigueur du sujet ; si celui-ci
est alcoolique, ou si, pour tout autre motif, la saignée
paraît contre-indiquée, on fera une large application
de ventouses scarifiées ou même de sangsues sur le
côté affecté, et on administrera le tartre stibié en
potion, à la dose de 5 centigrammes toutes les deux
heures, en donnant dans l'intervalle du rhum ou de
l'eau-de-vie. Si la température est élevée, on donnera
le jour suivant 1 gr. 50 ou 2 grammes de sulfate de
quinine, en trois doses à une demi-heure d'intervalle
dans la matinée; en cas de délire persistant, on pourra

administrer du musc. La défervescence obtenue, si la pneumonie est étendue et menace de ne pas se résorber vite, il sera très utile d'appliquer un vésicatoire et de donner l'iodure de potassium à petite dose.

Forme adynamique. — Elle est très fréquente parmi la population pauvre des grandes villes, minée par la misère, les excès, les mauvaises conditions hygiéniques : aussi l'observe-t-on en proportion considérable dans la pratique hospitalière.

Elle peut débuter franchement, mais plus souvent elle commence d'une manière insidieuse, sans cause appréciable, par des troubles généraux : céphalalgie avec obnubilation des sens, courbature générale, douleurs de reins, épistaxis, tous symptômes qui font penser au début d'une fièvre typhoïde.

Les phénomènes locaux ne se développent que graduellement; la douleur de côté est sourde, diffuse; cependant la dyspnée est très marquée. La langue est blanche, l'appétit nul; il y a souvent de la diarrhée. A l'auscultation, on ne perçoit que quelques bouffées de râles crépitants, prédominants d'un côté. Après deux ou trois jours, les signes d'hépatisation apparaissent, la toux augmente, et il y a expectoration de crachats sanglants, plutôt foncés, médiocrement visqueux.

En même temps, les symptômes généraux s'aggravent, il y a souvent un délire violent, presque furieux (surtout chez les alcooliques) avec tremblement musculaire et soubresauts des tendons; plus souvent encore un état adynamique absolu : le malade reste étendu inerte; la langue est sèche et comme parcheminée, il y a des fuliginosités sur les dents. La température est ordinairement très élevée, mais le fait n'est pas constant : elle peut même être relativement basse (surtout chez les individus très affaiblis). Le pouls dépasse 120, il est mou et inégal. Il y a presque constamment une tuméfaction marquée de la rate, parfois aussi du foie ; de l'urobilinurie, rarement de l'ictère et presque toujours une albuminurie notable.

Les cas de ce genre sont souvent mortels, et les malades succombent moins par asphyxie que par adynamie. La résolution, quand elle a lieu, se fait avec lenteur et est souvent entravée par quelque complication.

Ici l'indication essentielle, presque unique, est de soutenir le cœur et les centres nerveux : si on est appelé à une période rapprochée du début, si le malade est âgé de moins de cinquante ans et indemne de toute affection cardiaque, enfin, s'il n'est que modérément alcoolique, on n'hésitera pas à instituer le traitement par les bains : ceux-ci seront donnés toutes les trois heures, d'abord à 28°, puis de 24° à 22° ; rarement il sera utile de les donner plus froids ; à moins d'intolérance, on les continuera jusqu'à la chute de la température. — Les bains sont-ils contre-indiqués ou impraticables, on donnera l'infusion de feuilles de digitale à haute dose selon les règles posées plus haut (page 197). En même temps, on administrera du vin et de l'alcool en quantité proportionnée aux habitudes antérieures du malade. Si néanmoins l'état général s'aggrave, s'il y a menace de collapsus, on pratiquera deux ou trois fois par vingt-quatre heures une injection sous-cutanée de 20 ou 40 centigrammes de caféine, suivie d'une injection d'un centimètre cube d'éther. La fièvre a-t-elle disparu, on surveille de près la poitrine, on fait au besoin quelques cautérisations ponctuées sur le thorax du côté malade, et on lutte contre l'as

thénie cardio-vasculaire et nerveuse en administrant
l'ergot de seigle, la kola et la noix vomique.

Forme maligne. — Elle est propre aux épidémies
de pneumonie et ne s'observe guère que dans les
milieux insalubres, dans les camps, les prisons, les
casernes; elle peut atteindre tous les âges et toutes
les constitutions, mais elle frappe de préférence les
individus dont la santé générale a subi quelque
épreuve grave, par suite de fatigues exagérées, de
privations, de souffrances morales. C'est ainsi qu'elle
a affecté une grande fréquence en 1870, pendant le
siège de Paris, au milieu d'une population abattue
par la défaite et la famine. C'est ainsi encore qu'on
l'a vue reparaître à la suite des récentes épidémies
d'influenza.

Son début est brusque, sa marche rapide et souvent foudroyante. Dès les premières heures, la car-
dialgie, les douleurs musculaires, l'abattement
excessif des forces, dénoncent la gravité du mal; la
lésion pulmonaire se développe rapidement; l'expectoration est abondante, foncée, presque liquide. En
très peu de temps, souvent dès le second jour, le
malade tombe dans un état ataxo-adynamique d'où
il est impossible de le tirer, et la vie s'éteint sans
agonie, avec tous les symptômes des états infectieux.
Les cas de ce genre sont rarement isolés : souvent
on en observe coup sur coup plusieurs dans la même
maison, dans le même appartement; parfois la maladie semble se transmettre directement d'un individu à un autre.

Bien que cette forme de pneumonie soit en général au-dessus des ressources de l'art, on tentera
cependant la seule médication qui ait quelque chance
de réussir: le sulfate de quinine à très haute dose

(2 grammes par 24 heures), associé à l'alcool et aux injections sous-cutanées de caféine ; on pourra, en même temps, selon le conseil de Bottari, faire usage du thymol et de l'acide salicylique à l'intérieur ; on pratiquera des pulvérisations phéniquées ou térébenthinées dans la chambre du malade.

B. Formes secondaires.

Pneumonie des buveurs. — Elle est remarquable par son début insidieux : le frisson manque souvent, il n'y a pas de point de côté, pas de dyspnée ni d'expectoration, à peine de toux. Mais la température s'élève rapidement, et, en même temps, le malade paraît agité, bizarre ; il y a de la volubilité et de l'incohérence dans les réponses, du tremblement de la langue et des lèvres, une insomnie complète.

Bientôt le délire se prononce, offrant tantôt le caractère professionnel, tantôt la forme d'hallucinations terrifiantes de la vue et de l'ouïe ; le malade cherche à se lever et à fuir. Au bout de vingt-quatre ou quarante-huit heures, le délire fait place à l'adynamie, la langue devient sèche et fuligineuse, le pouls atteint 130 ou davantage. La dyspnée en même temps s'accentue et l'examen de la poitrine révèle tous les signes d'une pneumonie étendue. Le malade ne crache pas ou ne rend que quelques crachats purulents ou couleur jus de pruneaux, le râle trachéal apparaît, et la mort arrive rapidement entre le quatrième et le sixième jour, parfois précédée des signes d'une méningite pneumonique.

Chez ces malades, le danger principal vient de l'anémie cérébrale et du *delirium tremens*, qui s'établit si facilement chez les alcooliques fébricitants. Pour le prévenir, deux indications principales se présentent : soutenir l'incitation des centres nerveux et procurer du sommeil. On donnera donc le rhum ou le cognac à haute dose, et en même temps on administrera l'opium soit par la voie digestive (5 à 20 centigrammes d'extrait thébaïque), soit sous la forme plus facile à manier des injections de morphine. On commencera par une injection d'un centigramme, et on n'hésitera pas à répéter cette dose toutes les heures ou toutes les deux heures jusqu'à sédation du délire. Si la température est élevée et si l'adynamie n'est pas excessive on pourra tenter d'administrer les bains ; plusieurs médecins, parmi lesquels Letulle et nous-même, ont obtenu ainsi des succès inespérés ; mais c'est là une médication très périlleuse, à cause de la facilité avec laquelle se montre le collapsus, chez ces malades dénués de toute résistance organique : si on n'est pas sûr de la confiance de l'entourage, et surtout si on ne peut pas exercer une surveillance permanente, mieux vaut ne pas tenter l'aventure, et se borner à administrer la quinine ou la digitale.

Pneumonie des cachectiques. — Dans le cancer, dans le mal de Bright, dans la cachexie sénile, dans les paralysies chroniques, la pneumonie se manifeste comme accident ultime. Il n'y a ni point de côté, ni expectoration ; à peine de dyspnée, presque pas de fièvre.

L'alcool à dose fractionnée et la caféine à l'intérieur (vingt centigr. par jour en plusieurs fois) sont le seul traitement rationnel à employer chez ces malades.

Pneumonie dans la grippe. — Elle peut se montrer à une période rapprochée du début ; plus souvent c'est entre le huitième et le quinzième jour qu'elle fait son apparition. Elle s'annonce d'ordinaire par plusieurs petits frissons, suivis d'un point de côté d'intensité variable, avec douleurs vagues dans la tête et les membres, dyspnée et abattement.

Les crachats fibrineux, striés de sang, sont enrobés dans du mucus incolore ; on constate de la submatité en un point, avec râles crépitants et souscrépitants et un souffle ordinairement voilé, analogue au souffle pleurétique. En même temps, état général mauvais : visage pâle, orbites excavés, lèvres bleuâtres ; état saburral très prononcé. Le pouls est petit et fréquent, la température offre de grandes oscillations. La marche de la maladie est souvent très rapide : en deux ou trois jours le foyer pneumonique s'étend, envahit la presque totalité d'un poumon, gagne même le côté opposé. L'adynamie fait de rapides progrès, et le malade peut succomber avec les symptômes de la pneumonie infectieuse. Dans les cas les plus favorables, la marche est toujours traînante ; il se fait des foyers successifs, et la fièvre, très capricieuse dans sa marche, peut durer jusqu'au 13ᵉ ou au 16ᵉ jour. La résolution se fait lentement : la matité, le souffle, peuvent persister plusieurs semaines, et on voit parfois des malades qui, deux mois après leur pneumonie, ont encore des frottements pleuraux.

La pneumonie grippale est généralement grave, surtout au cours des épidémies d'influenza, comme celles qui se sont succédé depuis la fin de l'année 1889.

Le traitement à suivre est à peu près le même que celui de la bronchite grippale grave : sulfate de quinine au début, potion kermétisée ; en cas d'engouement étendu avec fièvre et dyspnée intenses, bains frais répétés toutes les trois heures; s'il y a menace de collapsus, injections de caféine et d'éther, digitale et strychnine à l'intérieur, alcool et quinquina, légers purgatifs salins, applications réitérées de ventouses sèches. Après la chute de la fièvre, vésicatoire, ou pointes de feu réitérées; fer, arsenic, hypophosphite de soude, selon le tempérament du malade (voy. pages 56 et suiv.).

Pneumonie dans le diabète. — Elle est remarquable par sa marche foudroyante et son extrême gravité. C'est à la suite d'une fatigue exagérée, d'un voyage pénible ou d'une émotion violente que la pneumonie fait invasion. Il n'y a souvent ni frisson ni point de côté, mais toujours une dyspnée intense qui va en augmentant. La température s'élève peu; cependant l'état du malade s'aggrave rapidement, et la mort arrive en 24 ou 48 heures : à l'autopsie on trouve un noyau de pneumonie déjà suppurée ou même à l'état de sphacèle commençant.

Vu l'excessive gravité de la pneumonie chez les diabétiques, on donnera une attention particulière à la prophylaxie : le malade sera tenu soigneusement à l'abri, non seulement des causes de refroidissement, mais encore et surtout des causes d'infection.

On soignera donc l'hygiène générale, l'aération du logis, on évitera le voisinage d'autres malades; on sera attentif à la propreté personnelle du sujet : la bouche surtout, si facile à contaminer chez le diabétique sera l'objet de lavages antiseptiques réguliers. Enfin on mettra le malade en garde contre les occasions de fatigue, d'émotion et surtout de colère, cause occasionnelle fréquente des complications.

La pneumonie déclarée, on aura recours au sulfate

de quinine à haute dose et à la caféine, mais sans se faire d'illusions sur le résultat probable.

C. Suites et complications.

Résolution incomplète. — Chez les individus âgés ou malingres, ou débilités, ou chez ceux dont la pneumonie a présenté quelque complication, la désintégration de l'exsudat se fait lentement, les cellules migratrices, trop peu nombreuses, ne fragmentent pas suffisamment la fibrine, les lymphatiques à demi oblitérés ne résorbent qu'avec peine, et le travail de réparation ne s'effectue qu'avec lenteur.

Les symptômes sont en rapport avec cette persistance des lésions anatomiques : pendant quinze, vingt jours et souvent davantage, la matité persiste au niveau du foyer, avec un peu de souffle bronchique et quelques bouffées de râles. Le malade ne reprend pas complètement ses forces ; il a de temps en temps un peu de fièvre le soir ; la moindre fatigue ramène une toux sèche, quinteuse, accompagnée d'une gêne respiratoire, d'un certain degré de dyspnée qui lui rappelle son point faible. Cet état peut durer plusieurs mois : la guérison finit cependant par se faire, à moins que le malade ne subisse l'infection tuberculeuse, à laquelle il est très exposé.

Quand on reconnaît, aux signes énumérés ci-dessus, que la résolution d'une pneumonie, franche du reste, tarde à s'effectuer et menace de rester incomplète, la première chose à conseiller, c'est un *changement d'air*. Le malade sera envoyé à la campagne, dans un air pur et sec, loin de toute agglomération urbaine. Outre l'action stimulante sur le poumon et sur l'état général, cette mesure a l'avantage d'écarter les chances d'infection bacillaire, très à redouter, comme nous l'avons dit, surtout dans le milieu hospitalier.

Une alimentation réparatrice, des applications révulsives réitérées (petits vésicatoires ou pointes de feu), quelques toniques généraux, voire même un peu d'iodure de potassium, concourront, avec une hygiène irréprochable, à faciliter et à hâter l'achèvement du travail de résolution.

Quand la respiration reste courte, le poumon un peu induré et flasque, la gymnastique respiratoire, pratiquée comme nous le dirons à propos de la pleurésie avec épanchement, peut rendre des services.

Passage à l'état chronique. — Cette terminaison est exceptionnelle : nous n'en dirons rien ici, nous réservant d'en parler avec détail à propos des phlegmasies chroniques du poumon (voy. page 259).

Abcès du poumon. — Il est presque toujours le résultat d'une infection secondaire (Netter).

Il peut succéder à la pneumonie la plus normale : dix ou quinze jours après la défervescence, le malade, resté un peu dyspnéique et faible, ressent de petits frissons, suivis d'accès fébriles à marche rémittente ; les signes locaux persistent sans grande modification. Brusquement le malade est pris d'une quinte de toux violente, avec suffocation, et rejette une certaine quantité de pus verdâtre à odeur fade, dans lequel le microscope fait reconnaître des débris de tissu pulmonaire (Traube).

Parfois tout se borne là, et, après quelques semaines pendant lesquelles le malade conserve des signes d'irritation bronchique et un peu de catarrhe purulent, la guérison complète se fait (par rétraction cicatricielle de la cavité de l'abcès et emphysème compensateur). Mais, dans d'autres cas, le soulagement produit par la vomique est passager, les symptômes d'oppression reparaissent ainsi que la fièvre et les douleurs thoraciques ; puis une seconde vomique apparaît plus abondante que la première. Il est rare alors qu'une exploration attentive de la poitrine ne fasse pas découvrir, en un point très circonscrit, du souffle caverneux et du gargouillement, avec pectoriloquie, indice d'une excavation pulmonaire. Abandonné à lui-même le malade maigrit, s'épuise et finit par succomber.

Le traitement médical est ici peu efficace ; en effet, si on peut contribuer indirectement par les toniques, le phosphate de chaux, la térébenthine et les autres agents balsamiques à relever la nutrition du poumon et à favoriser ainsi le processus cicatriciel spontané, il est absolument impossible d'agir sur le foyer purulent lui-même : les inhalations, les pulvérisations médicamenteuses, ne peuvent parvenir dans une cavité virtuellement close, à orifice étroit, sinueux et irrégulier, presque toujours obstrué par du pus ou par un lambeau pulmonaire.

Aussi a-t-on proposé, dans les cas où le siège de l'abcès peut être déterminé par l'auscultation, de faire une ponction, suivie d'incision large non seulement de la paroi mais du poumon lui-même, et de placer un drain dans la cavité. Spillmann et Haushalter ont donné le manuel opératoire de la pneumotomie pour abcès du poumon et étudié les résultats de dix cas dans lesquels elle a été pratiquée. Une telle intervention n'est justifiée, cela va sans dire, que dans les cas où la persistance *prolongée* de la suppuration pulmonaire et l'aggravation des symptômes généraux montrent que le malade, livré à lui-même, est voué à une mort certaine.

Pleurésie méta-pneumonique. —La pleurésie avec épanchement peut se manifester au cours de la pneumonie : elle se révèle par la modification des signes physiques, mais n'influe guère sur les symptômes fonctionnels ni sur la marche de la maladie principale, qu'on désigne alors sous le nom de pleuropneumonie.

Il en est autrement quand la pleurésie débute après la défervescence achevée. Il n'y a pas de nouveau frisson, mais une élévation marquée de la température avec retour de la dyspnée, toux sèche et gêne thoracique plus ou moins marquée. La matité, qui avait presque disparu, se montre de nouveau à la base et s'accroît rapidement ; en même temps les râles crépitants de retour font place à de la respiration bronchique avec affaiblissement très marqué des vibrations ; l'égophonie est peu nette.

Si l'épanchement est séro-fibrineux, il peut se résorber spontanément en quinze ou vingt jours, sans laisser d'autres traces qu'un peu d'imperméabilité, ou plutôt d'atélectasie du poumon sous-jacent, avec épaississement de sa charpente conjonctive.

Mais souvent, surtout dans les pneumonies épidémiques, la pleurésie est purulente. Elle persiste alors avec aggravation progressive de la fièvre et de tous les symptômes, jusqu'au moment où le pus se fait jour soit dans les bronches (vomique), soit à travers la paroi thoracique (empyème de nécessité). La terminaison par vomique est relativement favorable et souvent suivie de guérison, mais au bout d'un temps fort long et au prix d'altérations souvent irréparables du poumon et de la plèvre. Il importe donc de ne pas se fier aux seuls efforts de la nature, et de traiter la pleurésie méta-pneumonique.

Au début, quand les signes d'épanchement apparaissent, on pourra essayer de provoquer la résorption à l'aide d'un ou de plusieurs vésicatoires ; ce traitement a d'autant plus de chances de réussir qu'il y a moins de fièvre et que l'état général est moins altéré.

Si au bout de quinze jours l'épanchement reste stationnaire ou tend à s'accroître, et surtout si la persistance de la fièvre, l'absence d'amélioration de l'état général, font redouter la présence du pus, on pratiquera une ponction selon les règles qui seront données plus loin (voyez Pleurésie). On donnera issue à un litre de liquide au plus ; on s'arrêtera dès que le malade accusera de la gêne intra-thoracique ou sera pris d'efforts de toux. Si le liquide est séro-fibrineux, on complètera l'évacuation quatre ou cinq jours plus tard par une seconde ponction, et la guérison s'achèvera en peu de semaines.

Si au contraire le liquide est purulent, on tâchera de s'assurer, par l'examen bactériologique et *les cultures*, de la nature des micro-organismes qu'il renferme. A-t-on affaire à des streptocoques, l'incision immédiate s'impose ; s'agit-il de pneumocoques, on pourra, chez l'enfant surtout, répéter une seconde et une troisième ponction avant de songer à une intervention plus énergique : en effet l'empyème pneumococcique est essentiellement bénin, comme l'a démontré Netter, et guérit souvent par simple ponction suivie ou non d'injections antiseptiques. Toutefois, comme on n'a pas toujours, notamment à la campagne, les moyens ni le temps de procéder à un examen bactériologique sérieux, il vaut mieux se laisser guider surtout par les symptômes cliniques :

la fièvre persiste-t-elle après la ponction, la reproduction du pus est-elle rapide, la pleurotomie s'impose, et donnera des résultats d'autant meilleurs qu'on aura moins tardé à s'y résoudre.

La pleurésie est-elle restée latente et n'est-on consulté qu'après l'apparition d'une vomique, on devra rechercher, par un examen attentif de la poitrine, s'il y a eu pénétration d'air dans le foyer. Si cette complication n'existe pas, si les parois de l'abcès pleural reviennent bien sur elles-mêmes et ne laissent pas de cavité béante (ce qui a lieu en cas de pleurésie interlobaire), le malade peut être abandonné à lui-même avec chance de guérison. Si, au contraire, il existe un pneumothorax, l'incision avec ou sans résection costale est la seule chance de salut, et il faut se hâter, car la putridité du foyer pleural est souvent rapide et le malade succombe en quelques jours aux accidents septicémiques.

Autres complications. — Il y en a un grand nombre, dues la plupart à des localisations extra-pulmonaires du pneumocoque sur les méninges, le péricarde, l'endocarde, le larynx, la caisse du tympan, les articulations. — Beaucoup de ces complications sont au-dessus des ressources de l'art : la méningite, notamment, n'est presque jamais reconnue qu'à l'autopsie. — Les autres, telles que l'otite, l'arthrite pneumonique, nécessitent un traitement variable suivant les cas, mais qui consiste essentiellement dans l'*évacuation* aussi prompte et aussi complète que possible du germe pyogène et de ses produits, et dans l'*antisepsie* des cavités accidentellement ouvertes. Nous ne pouvons y insister, et nous nous bornons à renvoyer le lecteur aux volumes spéciaux, où ces questions sont traitées avec les détails qu'elles comportent.

CHAPITRE VI

La broncho-pneumonie.

On donne le nom de broncho-pneumonie ou pneumonie catarrhale aux inflammations pulmonaires qui se développent par propagation d'un catarrhe bronchique et sous sa dépendance immédiate.

La broncho-pneumonie n'est donc jamais une affection primitive; elle n'est pas même, à vrai dire, une maladie distincte, et il serait plus rationnel de la décrire comme une complication de la bronchite. Elle a cependant, chez l'enfant surtout, une physionomie clinique assez tranchée pour qu'il soit utile de l'envisager isolément, surtout au point de vue thérapeutique.

Aperçu clinique. — La pneumonie catarrhale est surtout observée chez l'enfant et le vieillard; elle succède constamment à une bronchite, d'origine variable : c'est ainsi que, chez les enfants, elle se montre surtout au cours de la rougeole, de la coqueluche, de la diphtérie (surtout après l'opération de la trachéotomie), des bronchites consécutives aux affections gastro-intestinales (Sevestre); chez les vieillards, elle survient principalement dans la grippe et aussi dans le catarrhe chronique des bronches, lorsque celui-ci a subi une poussée aiguë.

Quelle que soit la nature de la bronchite antécédente, la broncho-pneumonie paraît constamment impliquer une infection secondaire par un des microbes qui habitent normalement la cavité bucco-pharyngienne, et qui se développent dans le poumon à la faveur d'un état morbide précédent : le pneumocoque, le streptocoque pyogène, le bacille encapsulé de Friedländer, se rencontrent dans les exsudats broncho-pneumoniques, tantôt isolés, tantôt associés (Netter).

Les lésions anatomiques peuvent se résumer ainsi : propagation du catarrhe des petites bronches à l'infundibulum, atélectasie lobulaire avec congestion, proliférations microbiennes dans les alvéoles, exsudation leucocytique ou fibrino-leucocytique, avec prolifération épithéliale de voisinage. Rarement distension de certains lobules par du pus qui provient au moins en partie des bronches.

Les lésions peuvent affecter la forme disséminée ou la forme pseudo-lobaire ; elles sont toujours accompagnées d'un catarrhe bronchique parfois très intense, avec engouement des petites bronches et congestion de voisinage. Il y a gêne mécanique de la respiration et de l'hématose, compliquée d'un élément infectieux, dont l'importance dans le processus morbide est variable.

Le début de la poussée broncho-pneumonique se manifeste par une ascension fébrile de la température, qui, chez l'enfant, dépasse facilement 40° ; le pouls s'accélère et devient incomptable ; la toux est fréquente et douloureuse ; il y a de l'agitation nerveuse et parfois du délire. — A l'examen de la poitrine on constate une accélération marquée des mouvements respiratoires et un léger tirage épigastrique, qui déprime les fausses côtes et la région xiphoïdienne à chaque inspiration ; ce phénomène permet de distinguer la dyspnée par obstacle mécanique de la dyspnée purement fébrile, si fréquente chez les petits enfants. — A la percussion on trouve un peu de diminution de l'élasticité du thorax, et parfois de petites zones de submatité, surtout vers la base des poumons. — A l'auscultation, la respiration est irrégulière, faible en certains points, soufflante ailleurs, et accompagnée de râles crépitants et sous-crépitants, fins, éclatant par bouffées sous l'oreille, mais rendus parfois difficiles à percevoir par les gros rhonchus bronchiques qui les couvrent.

Dans les cas graves, la marche est celle d'une maladie aiguë : la fièvre, très variable, subit des oscillations irrégulières ; il y a de l'abattement des forces, de l'inappétence et de la diarrhée ; la toux est continuelle, la dyspnée se calme par moments pour reparaître plus intense. Les signes physiques sont changeants : du jour au lendemain de nouveaux foyers apparaissent, la matité, le souffle, changent de place en quelques heures, mais tendent à se généraliser.

Au bout de peu de jours on voit apparaître les signes de l'asphyxie progressive : bouffissure et pâleur livide du visage, cyanose des lèvres et des extrémités, battements rythmés des narines. Le pouls de plus en plus fréquent est vide et sans force, la température s'élève et la mort arrive, souvent précédée de convulsions terminales.

Dans les cas moins graves, la marche est plus lente, hésitante pour ainsi dire : il y a des rémissions presque complètes, suivies de reprises foudroyantes annoncées par un violent accès fébrile qui fait reparaître en quelques heures tout le tableau symptomatique ; ces alternatives peuvent durer plusieurs semaines, avec une fièvre à allure rémittente, accompagnée d'un amaigrissement excessif, et d'un dépérissement rapide des forces qui fait redouter la tuberculisation. Peu à peu l'état fébrile s'atténue, puis disparaît, mais les lésions sont longues à disparaître ; parfois la convalescence est marquée par un éruption de furoncles ou de pustules d'ecthyma, indice de l'état infectieux.

L'emphysème pulmonaire, la cirrhose du poumon avec dilatation consécutive des bronches, sont les suites fréquentes des broncho-pneumonies graves. Dans tous les cas, l'appareil respiratoire reste longtemps sensible, irritable, et la moindre influence atmosphérique suffit, comme après la grippe grave, pour déterminer une rechute ou une nouvelle complication.

Traitement. — Nous avons déjà eu l'occasion d'en exposer les indications principales, à propos des bronchites symptomatiques (voy. pages 41 et 65.) Nous nous bornerons donc à rappeler qu'il comprend deux points d'importance égale :

la prophylaxie,

le traitement proprement dit.

A. *Prophylaxie.* — La broncho-pneumonie, nous l'avons dit, succède à la propagation du catarrhe bronchique aux infundibula : la meilleure prophylaxie est donc de soigner la bronchite et d'empêcher, notamment à l'aide des évacuants, la stagnation des exsudats dans les petits canaux. Nous avons insisté à ce propos sur l'utilité des vomitifs qui, dans la coqueluche, par exemple, doivent être répétés à de courts intervalles.

D'autre part l'obstruction mécanique des petites bronches ne fait que préparer un terrain favorable : à elle seule elle ne détermine que l'atélectasie, non l'inflammation ; pour que la broncho-pneumonie se développe, il faut (comme l'a bien montré Mosny) l'intervention d'un élément infectieux.

Ces microbes qui pénètrent dans les bronches peuvent venir de la bouche même du malade : ils peuvent, dans les hôpitaux notamment, provenir d'autres sujets atteints déjà de broncho-pneumonie (Sevestre) ; en un mot il y auto-infection ou hétéro-infection. L'existence d'un ralentissement circulatoire, d'un engouement hypostatique des poumons, favorise le développement des agents morbides ainsi introduits.

Tous les efforts seront donc réunis pour éviter chez les malades en puissance de bronchite tous les prétextes à l'infection : il faudra lutter de son mieux contre l'encombrement, aérer les locaux, éviter les émanations insalubres (cuisines, cabinets d'aisances, bouches d'égout). Il faudra surtout éviter le voisinage des autres malades. Dans les hôpitaux, on s'abstiendra de réunir les enfants atteints de broncho-pneumonie. Si on ne dispose pas de salles séparées, on isolera du moins les malades le mieux possible, à l'aide de paravents et de cloisons mobiles (Grancher).

En même temps, on fera une antisepsie buccale soignée : on lavera plusieurs fois par jour la bouche et la gorge des bronchitiques (et notamment celle des coquelucheux) avec de l'eau boriquée ou tout simplement de l'eau dentifrice. On favorisera l'évacuation des exsudats bronchiques par les vomitifs et les expectorants ; on combattra la diarrhée, s'il y en a. Enfin on évitera soigneusement le décubitus prolongé : à la moindre trace d'hypostase, le malade sera assis dans son lit et, s'il s'agit d'un enfant, on le couchera fréquemment sur le ventre, position que les nourrissons gardent volontiers.

B. *Traitement proprement dit.* — Dans la forme aiguë qui est spéciale aux enfants, dès l'apparition de l'accès fébrile initial, on recherchera attentivement la lésion pulmonaire. Si on ne la trouve pas, on se bornera à pratiquer une sinapisation énergique (bottes d'ouate sinapisées chez les petits enfants), on administrera l'ipéca suivant la formule habituelle et, peu après, le sulfate de quinine à haute dose (50 centigrammes pour un enfant de 3 à 5 ans).

On peut aussi, selon le conseil de Hostein et d'Edelheit, prescrire le calomel à la dose d'un demi-centigramme à trois centigrammes par jour selon l'âge : ce médicament, qui paraît agir comme antiseptique du tube digestif, serait très utile surtout dans les broncho-pneumonies secondaires comme celles de la rougeole.

Si on a pu constater la bouffée de râles crépitants fins, avec respiration soufflante et submatité, qui révèle la localisation broncho-pneumonique, on appliquera sans hésiter au point en question un petit vésicatoire de 4 à 6 centimètres de diamètre, recouvert d'un papier joseph huilé ; après trois ou quatre heures on le remplacera par un cataplasme de fécule sous lequel se forme l'ampoule, à l'abri de tout danger d'absorption cantharidienne.

L'enfant sera maintenu au lit, ou chaudement enveloppé dans les bras de sa nourrice ; la température de la chambre ne devra pas dépasser 18° ni descendre au-dessous de 16°. On aérera fréquemment, de façon à maintenir une pureté parfaite de l'atmosphère ; s'il y a danger de courant d'air, un drap couvrant le corps et le visage pendant que la fenêtre est

ouverte suffit à mettre le malade à l'abri. Si la toux
est fréquente, âpre, quinteuse, s'il y a (ce qui est fréquent) un peu de laryngite avec raucité de la voix, on
fera autour du lit des fumigations fréquentes avec
des terrines remplies d'eau chaude, et même au besoin des pulvérisations à l'aide du *spray*.

On continuera la quinine, associée ou non à la
belladone ; on alimentera légèrement le malade
avec du lait et quelques bouillons ; on lui donnera
toutes les deux heures une cuillerée à entremets de
la potion suivante :

<pre>
Julep gommeux....................   90 gr.
Sirop d'éther.....................)
Alcoolat de mélisse .... } aà 15 gr.
Sirop de tolu.....................)
Chlorhydrate d'ammoniaque.........   1 gr.
</pre>

Dans l'intervalle on lui fera prendre par cuillerées
un grog léger, de façon à lui faire absorber de 20 à
40 grammes d'eau-de-vie dans les vingt-quatre
heures.

Si, malgré ces soins, l'état s'aggrave, et surtout si
on découvre les premiers signes de l'asphyxie commençante, on n'hésitera pas, avant que le malade
soit trop affaibli, à prescrire les bains. On commencera par des bains tièdes (à 28° ou 30°) de cinq minutes de durée seulement, suivis d'affusions froides
qui séront faites sur la poitrine et le dos, l'enfant étant
tenu debout dans la baignoire. Ces bains n'abaissent
guère la température, mais, en activant les mouvements respiratoires, ils provoquent la toux, le déplissement du poumon, et combattent ainsi l'atélectasie
pulmonaire dont l'étendue, rapidement croissante,
est un des plus grands dangers de la broncho-pneumonie aiguë.

Les bains seront répétés aussi souvent que

l'exigera la situation et que le permettra l'état des forces (en moyenne toutes les trois heures). Ils seront précédés et suivis de l'administration d'un cordial. On aura soin, pour éviter la congestion encéphalique, de maintenir sur le front et les tempes un bandeau mouillé. Ce traitement sera continué jusqu'à ce que tout danger ait disparu, ce dont on est averti par la disparition des phénomènes dyspnéiques, par la chute de la fièvre et surtout la modification du pouls, qui se régularise, devient moins vide et retombe au-dessous de 100 par minute (1).

Dans les formes subaiguës le traitement de début est le même, mais les bains sont rarement indi-

(1) Renaut (de Lyon) a remplacé les bains frais par des bains chauds, donnés systématiquement toutes les trois heures, dans toute bronchite avec fièvre dépassant 39°. Il dit n'avoir jamais vu une bronchite ainsi traitée *dès le second jour* aboutir au catarrhe suffocant.

Lemoine (de Lille), dans un travail récent (3° congrès français de médecine, Nancy, août 1896) confirme les résultats de Renaut. Dans toutes les maladies aiguës des organes respiratoires, il prescrit les bains à 38° dès que la température dépasse 39° et les renouvelle de 3 en 3 heures jusqu'à disparition de la fièvre. La durée des bains est de 5 à 10 minutes pendant lesquelles une compresse imbibée d'eau froide est maintenue sur la tête du malade pour l'empêcher de se congestionner. Après chaque bain, l'enfant est roulé dans une couverture et on lui fait prendre une cuillerée à café de grog. Les effets de cette méthode sont, selon l'auteur, très rapides à se produire : quand on commence les bains dès que l'enfant tousse, il suffit de 2 ou 3 bains pour amener le retour absolu à la santé. En cas de broncho-pneumonie déclarée il faut plus de persévérance, mais il est rare qu'on soit obligé de continuer le traitement plus de 3 jours.

Renaut et Lemoine font remarquer que les bains donnés ainsi ne sauraient abaisser directement la température : ils agissent comme stimulant des centres nerveux, en diminuant la congestion pulmonaire, en activant les mouvements respiratoires et la sécrétion rénale. En un mot ils auraient à peu près les mêmes effets que le bain froid, sauf la soustraction de calorique (qui, nous l'avons vu, est accessoire). Ces recherches méritent toute l'attention des cliniciens.

qués : les symptômes sont moins ceux d'une asphyxie mécanique que d'un état infectieux, qui va croissant à mesure que les foyers broncho-pneumoniques se succèdent.

On répétera les vésicatoires, en poursuivant chaque localisation nouvelle à mesure qu'elle apparaît ; si le cœur faiblit, s'il y a de l'œdème périphérique, des signes de dilatation passive du ventricule droit, on aura recours aux injections de caféine et d'éther.

Chez le vieillard on insistera sur l'alimentation, les toniques (quinquina et alcool), les diurétiques. La digitale est souvent indiquée en raison de l'état du cœur. On veillera à la parfaite propreté du siège, à la régularité des fonctions intestinales ; on fera lever le malade tous les jours.

La convalescence commencée, le grand air, un séjour prolongé à la campagne est encore plus nécessaire qu'après la pneumonie franche.

Plus tard, si l'atélectasie n'a pas entièrement disparu, si le poumon reste flasque et peu perméable, la gymnastique respiratoire, l'aérothérapie trouveront leur indication (voy. Phlegmasies chroniques du poumon).

CHAPITRE VII

Congestion et œdème du poumon.

La congestion pulmonaire se montre rarement à l'état isolé, mais elle constitue un élément morbide d'une telle importance qu'il est rationnel de lui consacrer un chapitre distinct, ainsi qu'à l'œdème qui l'accompagne dans beaucoup de cas.

Pathogénie et division. — Il faut distinguer soigneusement la congestion active, par afflux exagéré de sang dans le réseau artériel, de la congestion passive par augmentation de tension dans le réseau veineux ; l'une et l'autre, quand elles sont intenses et que les capillaires pulmonaires ont leur résistance amoindrie, peuvent donner lieu à une transsudation séreuse qui infiltre la trame conjonctive et distend les alvéoles : c'est l'œdème du poumon. Quand il est persistant et accompagné d'une diapédèse globulaire abondante, il donne lieu à un épaississement du parenchyme pulmonaire, avec proliférations épithéliales et diminution de la perméabilité, qu'on désigne sous le nom de splénisation.

Ces troubles circulatoires se produisent dans le poumon avec une grande facilité et sous l'influence d'une foule de causes, d'abord parce que cet organe, situé pour ainsi dire entre les deux cœurs, reçoit le contre-coup direct de toutes les modifications de la circulation intra-cardiaque ; puis parce que la muqueuse aérienne, éminemment susceptible, est exposée de par la fonction respiratoire à mille causes d'irritation ; enfin parce que le réseau capillaire des alvéoles est composé de vaisseaux à parois très minces, très extensibles, et que leur situation en relief sur la surface des trabécules conjonctives laisse absolument sans soutien dans la plus grande partie de leur circonférence. Si l'on réfléchit, en outre, à l'extrême sensibilité de l'appareil vaso-moteur du poumon, on conçoit aisément que la plupart des états morbides puissent compter la congestion pulmonaire au nombre de leurs symptômes.

La congestion active ou fluxion pulmonaire est constante dans les *maladies aiguës du poumon* : pneumonie, pleurésie, bronchite et surtout bronchite grippale. Dans la période initiale de la pneumonie, elle peut atteindre une intensité qui la rend directement redoutable ; elle se dissipe d'ordinaire quand le noyau pneumonique est constitué. Dans la grippe elle est moins aiguë, mais accompagnée d'un œdème sub-inflammatoire persistant avec imperméabilité pulmonaire pouvant simuler la pleurésie avec épanchement (spléno-pneumonie de Grancher).

Nous nous bornons à mentionner la fluxion pulmonaire, souvent accompagnée d'hémoptysie, qui reconnaît pour cause la présence de granulations tuberculeuses dans le poumon : cette importante variété est étudiée avec détail dans un autre volume de cette Bibliothèque (1).

On observe également la congestion aiguë du poumon dans une série de *maladies générales* : fièvres

____

(1) Voy. *Thérapeutique de la tuberculose*, par H. BARTH, 1896.

éruptives (rougeole, variole) à leur début, rhumatisme articulaire aigu, infection paludéenne. Mais
elle est surtout fréquente et parfois très intense dans
les intoxications telles que l'urémie (mal de Bright
aigu), l'asphyxie par l'oxyde de carbone, l'empoisonnement aigu par l'alcool à dose massive, enfin la
piqûre de certains serpents venimeux.

Dans les *cardiopathies artérielles* et notamment dans
l'hypertrophie cardiaque par artério-sclérose, la
fluxion pulmonaire se manifeste, tantôt sous forme
d'hyperémie fugace sans autres symptômes qu'une
dyspnée paroxystique, tantôt sous forme d'œdème
aigu du poumon avec expectoration fibrino-sangui-
nolente : la pathogénie de ces accidents est complexe
et encore très discutée. Fréquente aussi, mais moins
aiguë, elle se montre dans les *affections en foyer des
centres nerveux :* commotion cérébrale, hémorrhagie
méningée, ramollissement ou hémorrhagie du cerveau.

D'autres fois elle se produit à la suite d'une *contracture réflexe des petits vaisseaux* de la peau ou des organes abdominaux, dont le résultat est d'augmenter
brusquement la tension sanguine dans le poumon :
l'immersion brusque dans l'eau froide, le corps étant
en sueur, ou même l'ingestion rapide d'une grande
quantité d'eau glacée peut avoir le même résultat;
il en est de même des brûlures graves, intéressant
une partie notable des téguments, et aussi de la suppression brusque des règles.

Enfin le type de la fluxion pulmonaire avec
œdème est la congestion *a vacuo* qui survient à la
suite de la *thoracentèse faite sans précaution*, lorsque
le poumon, brusquement décomprimé, se gorge
de sang et laisse transsuder le sérum et les glo-

bules à travers les parois capillaires qu'une compression prolongée a rendus fragiles.

Quant à la stase ou congestion passive, on l'observe presque exclusivement dans deux séries de cas :

D'abord aux phases avancées de toutes les *maladies du cœur*, lorsque la distension de l'oreillette gauche fait obstacle à la déplétion des veines pulmonaires (affections mitrales, myocardite scléreuse); on peut ranger dans la même classe la dilatation aiguë du cœur qui se produit parfois vers le sixième mois de la grossesse chez les femmes affectées d'une lésion orificielle (accidents gravido-cardiaques de Peter); — puis dans les *maladies adynamiques*, telles que la grippe, la fièvre typhoïde, le mal de Bright chronique, la période terminale des cancers viscéraux, et en général toutes les affections qui entraînent, avec une dépression marquée des forces, un décubitus prolongé.

Dans ces deux catégories de cas, la stase pulmonaire a une marche chronique, une durée longue, et s'accompagne très souvent, non seulement d'œdème, mais d'un ensemble de lésions sub-inflammatoires qu'on réunit sous le nom de splénisation du poumon.

Traitement.

Passons en revue rapidement les principaux moyens thérapeutiques qui peuvent être employés contre la congestion et l'œdème pulmonaires; nous verrons ensuite comment les indications se présentent dans les principales formes cliniques.

A. **Moyens thérapeutiques**. — Quand la congestion pulmonaire est très intense, et surtout dans les formes fluxionnaires à début aigu, la dilatation en masse des capillaires du poumon, en même temps qu'elle entrave l'hématose, a pour effet de paralyser le cœur droit : celui-ci se laisse dilater et il en résulte une stase veineuse généralisée, avec une congestion encéphalique promptement mortelle.

La *saignée générale*, pratiquée hardiment, avant que l'anoxémie bulbaire ait eu le temps de paralyser l'excitabilité des centres nerveux, est le moyen héroïque et en même temps le seul efficace : en diminuant pendant quelques minutes l'afflux du sang veineux dans l'oreillette droite, elle soulage le ventricule de l'excès de pression qui l'épuisait, lui permet de revenir sur lui-même, de se ressaisir en quelque sorte et, surmontant la résistance des capillaires, de rétablir la circulation intra-pulmonaire compromise. Dans la congestion réflexe *a frigore*, dans la pneumonie au début, dans l'œdème pulmonaire aigu des brightiques et surtout dans l'œdème *a vacuo*, on y aura recours sans hésiter, quels que soient l'âge et la constitution du malade : l'indication vitale prime toutes les autres considérations.

La *révulsion cutanée générale*, qui a pour but de soulager les poumons en dilatant les vaisseaux périphériques, est un adjuvant toujours utile de la saignée. Elle la supplée dans certains cas, par exemple dans la congestion pulmonaire qu'on observe au début des fièvres éruptives, de la rougeole notamment, lorsque l'éruption cutanée tarde à sortir. Trousseau, dans les cas de ce genre, avait recommandé l'urtication. Il est plus facile et plus avantageux d'administrer, soit des affusions froides, soit un bain froid suivi d'affusions ; en général l'emploi de ce moyen est promptement suivi d'une hyperémie cutanée avec rougeur intense et sécrétion sudorale abondante, et en même temps on voit disparaître les signes de la congestion pulmonaire.

Au début de la pneumonie, de la bronchite grippale et des autres affections inflammatoires du poumon, l'*ipéca* ou le *tartre stibié* à dose nauséeuse peut, comme nous l'avons vu à propos de la pneumonie. déterminer une contracture réflexe des artérioles pulmonaires, qui contribue à modérer la congestion. Ce moyen est particulièrement efficace dans la congestion pulmonaire péri-tuberculeuse, accompagnée ou non d'hémoptysie.

Les *émissions sanguines locales*, combinées ou non à la révulsion (ventouses scarifiées et sèches), répondent à des indications moins pressantes : on les emploie avec avantage dans les formes subaiguës, par exemple dans la spléno-pneumonie grippale, dans la congestion pulmonaire rhumatismale, et aussi dans les stases si communes chez les cardiaques et au cours des maladies adynamiques.

Les *vésicatoires*, pointes de feu, cautères et autres excitants cutanés locaux doivent être réservés aux formes sub-inflammatoires ; ils sont très utiles lorsqu'il y a de l'empâtement atonique du parenchyme pulmonaire (splénisation ou carnisation), comme cela a lieu dans certaines formes de congestion subaiguë liée à la pleurésie, dans le rhumatisme pleuropulmonaire, dans la pneumonie hypostatique des typhiques non baignés, et aussi dans la congestion avec œdème chronique des cardiaques, des brightiques, et des artério-scléreux arrivés à la période de cachexie.

La *dérivation intestinale* par les purgatifs drastiques est surtout utile en cas d'œdème pulmonaire, compliqué ou non d'anasarque généralisée. Il faut en

faire un usage modéré et surtout intermittent, sans
quoi on risque de provoquer une irritation des voies
digestives, difficile à guérir. L'eau-de-vie allemande
(ou teinture de jalap composée), à la dose de dix à
vingt grammes, associée avec quantité égale de sirop
de nerprun, est le purgatif le plus sûr et le plus commode ; on l'administre dans un peu d'eau sucrée. On
peut aussi faire usage de la scammonée associée au
calomel :

Calomel à la vapeur..............
Poudre de scammonée............ } āā 0,50 cent.

en deux cachets à prendre le matin, à un quart
d'heure d'intervalle.

Quand l'œdème pulmonaire est sous la dépendance
d'une affection cardiaque ou rénale, quand il y a simultanément de la stase viscérale et périphérique, de
l'insuffisance des urines, la *digitale en macération* est
indiquée. Associée aux émissions sanguines, aux révulsifs, aux purgatifs drastiques et au régime lacté,
elle produit souvent de merveilleux effets, et triom-
phe en quelques jours d'une congestion œdémateuse
étendue, avec induration pulmonaire et épanchement pleural, parfois assez abondant pour faire songer
à la ponction. — Dans les phases avancées des maladies du cœur, on se trouvera bien d'associer à la digitale les *injections de caféine.*

Chez les malades affaiblis, qui ont de l'engouement
bronchique et crachent difficilement, on joindra aux
toniques, à l'alcool, au quinquina, l'usage modéré des
expectorants, tels que le kermès ou l'iodure de potassium. On recommandera en outre le *changement fréquent de position* au lit et, si possible, le décubitus ven-
tral, pour neutraliser les effets de la pesanteur sur
les capillaires pulmonaires paralysés.

Il va sans dire que, chez tout sujet qui a été atteint d'une congestion pulmonaire, on devra instituer une *prophylaxie* sérieuse pour en éviter le retour. Nous avons déjà insisté, à propos du catarrhe chronique des bronches, sur les précautions à employer contre l'irritabilité bronchique et pulmonaire (voy. page 127).

Formes cliniques principales

Œdème aigu du poumon. — A la suite d'une thoracentèse faite trop rapidement, un pleurétique est pris tout à coup d'une sensation de poids sur la poitrine, et d'une dyspnée qui s'accroît rapidement jusqu'à la suffocation. Il tousse, et expectore sans interruption une sérosité spumeuse, d'un jaune rougeâtre, qui se coagule à demi dans le vase où on la recueille, et dont la composition se rapproche beaucoup de celle du plasma sanguin (expectoration albumineuse).

A l'auscultation, on trouve, non seulement du côté malade, mais encore du côté opposé, le murmure vésiculaire affaibli, voilé par des râles crépitants et sous-crépitants fins, très nombreux, qui, d'abord limités aux bases, envahissent rapidement la totalité des poumons. Le pouls est petit, fréquent et vide, l'anxiété respiratoire extrême; il y a des sueurs froides et des lipothymies; si un traitement énergique n'intervient pas, l'asphyxie se développe rapidement. Le même tableau clinique peut se manifester spontanément dans le mal de Bright, et notamment dans les phases avancées de la néphrite interstitielle par artério-sclérose.

La saignée immédiate, pratiquée *larga manu*, est le traitement nécessaire et suffisant dans les cas de ce genre : il importe d'ouvrir largement la veine, de façon à obtenir un écoulement rapide. Les ventouses sèches et scarifiées sur le thorax, les sinapismes aux membres inférieurs, l'ipéca à dose nauséeuse, secondent l'action de la saignée, mais ne la remplacent pas.

Coup de sang pulmonaire. — Un homme dans la force de l'âge, pour se soustraire à des embarras d'argent, cherche à se suicider en absorbant d'un coup une bouteille entière d'eau-de-vie. On l'apporte à l'hôpital sans connaissance, le visage livide, les extrémités cyanosées. La respiration est bruyante, stertoreuse et profonde ; la bouche laisse échapper une mousse sanguinolente. On trouve la sonorité thoracique plutôt accrue ; le murmure vésiculaire est faible et il y a partout des râles fins, très nombreux.

Une saignée de 500 grammes est pratiquée : un quart d'heure après le malade a repris connaissance ; au bout d'une heure la dyspnée a cessé. Le lendemain les râles ont disparu et le malade s'en va guéri (obs. personnelle).

Une femme de 35 ans tombe dans le canal Saint-Martin au début de ses règles ; on la repêche, on la rapporte chez elle : moins d'une heure après elle est prise de dyspnée allant bientôt jusqu'à la suffocation ; elle commence à cracher une mousse rosée, visqueuse. Apportée à l'hôpital sept heures après le début des accidents, elle présente de l'orthopnée, des râles fins dans toute la poitrine sans modification de la sonorité, pas de fièvre ; les règles ont été arrêtées net depuis l'accident. Une saignée de 400 grammes est suivie d'un soulagement immédiat, et la malade quitte l'hôpital le lendemain, ne conservant aucune trace de l'accident (obs. personnelle).

Hertz a vu un terrassier atteint de cyphose absorber, étant en sueur, une quantité considérable d'eau glacée : angoisse subite, défaillance, dyspnée intense avec cyanose du visage, nombreux râles fins dans toute la hauteur des deux poumons. Ici encore la saignée a tout remis dans l'ordre comme par enchantement.

Il est à présumer que, chez ces malades, le pneumocoque n'existait pas dans les voies respiratoires ; sans quoi il est plus que probable que la congestion pulmonaire eût été le point de départ d'une pneumonie.

Congestion pulmonaire diffuse au début des fièvres éruptives. — Un enfant est atteint de catarrhe oculo-nasal avec fièvre, angine maculeuse et tous les signes d'une rougeole à la période d'invasion. Le cinquième jour, quelques taches apparaissent sur le visage, mais l'éruption ne sort pas franchement.

La température et le pouls s'élèvent, et le malade est pris d'une dyspnée qui fait de rapides progrès : le murmure vésiculaire est presque aboli ; il y a des râles nombreux, fins et secs, disséminés dans toute la poitrine ; bientôt les signes de l'asphyxie commencent à se montrer. Un bain frais, suivi d'affusions froides, d'une friction énergique et de quelques boissons cordiales, suffit en général pour calmer la dyspnée et rétablir la perméabilité des alvéoles, — pendant que l'éruption paraît régulièrement et que la fièvre retombe à son taux ordinaire.

Congestion aiguë localisée dans le rhumatisme et la goutte. — Brusquement, au cours d'une attaque articulaire ou même en dehors de celle-ci, un rhumatisant est pris d'un point de côté avec toux fréquente, dyspnée et expectoration tantôt spumeuse et incolore, tantôt visqueuse et rouillée. A l'auscultation on trouve des râles de bronchite, et en un point un foyer de râles fins, secs ou humides, avec souffle tubaire doux et mobile.

Ces accidents se modifient d'un jour à l'autre et peuvent disparaître entièrement sans laisser de traces ; — d'autres fois ils persistent avec une grande ténacité : les vésicatoires, les pointes de feu, sont indiqués, et doivent être réitérés jusqu'à disparition complète des signes locaux.

Des poussées congestives analogues s'observent chez les goutteux et paraissent se produire de préférence au décours des accidents articulaires. Elles sont parfois annoncées par une légère hémopytsie.

Le même traitement leur est applicable ; de plus, si l'état du malade le permet, on administrera le colchique à la dose de dix à vingt gouttes de teinture par jour.

Congestion pulmonaire d'origine palustre. — Assez rare dans nos climats, le pneumo-paludisme se montre fréquemment dans les pays où la malaria est endémique. Selon De Brun, qui a pu l'étudier d'une manière approfondie à Beyrouth (Syrie), c'est dans les formes chroniques de l'impaludisme qu'on l'observe d'ordinaire. Un malade, paludéen avéré, porteur d'une grosse rate et d'un foie hypertrophié, présentant l'anémie et la mélanodermie caractéristiques, se plaint de tousser, surtout pendant ses accès de fièvre. On l'ausculte et on constate au niveau d'un ou des deux sommets les signes manifestes d'une induration pulmonaire, submatité, exagération des vibrations thoraciques, bronchophonie, souffle tubaire ou tout au moins respiration rude, surtout à l'expiration. Mais, point important à noter, il y a *absence complète de râles* au niveau de la lésion ; la toux peut n'exister qu'au moment des accès de fièvre : elle est tantôt rare et insignifiante, tantôt fréquente et quinteuse, mais presque toujours sèche ; l'expectoration fait défaut.

La marche des accidents est variable : récente, la congestion paludéenne du poumon peut disparaître du jour au lendemain sous l'influence de la médication quinique ; ancienne, elle se complique de carnisation et de sclérose et résiste alors à tous les traitements.

Le sulfate de quinine à dose massive (1 gr. 50 au moins par jour jusqu'à disparition de tous les symptômes) constitue le traitement à la fois nécessaire et suffisant du pneumo-paludisme ; dans les cas invétérés il sera utile d'y joindre le vin et l'extrait de quinquina, l'arséniate de soude, et les applications de pointes de feu sur la paroi thoracique.

Spléno-pneumonie (Grancher). — Cette forme s'observe dans la grippe, dans le rhumatisme, plus rarement dans le mal de Bright et dans la tuberculose. Elle débute insidieusement par un léger point de côté avec fièvre, sans dyspnée notable ; la toux est plutôt sèche ; l'expectoration, quand elle existe, a le caractère gommeux.

Les signes physiques ressemblent beaucoup à ceux d'un épanchement pleurétique : ampliation exagérée du thorax, matité décroissante de bas en haut, abolition des vibrations vocales, souffle tubaire doux, voilé, et retentissement égophonique de la voix; cependant on observe que les organes voisins ne sont pas déplacés, il n'y a pas de modification de la matité à la suite des changements de position du malade; quand on fait tousser ou respirer fortement pendant qu'on ausculte, on perçoit sous l'oreille une crépitation fine, révélant le voisinage du poumon; d'autre part la ponction exploratrice ne donne pas de liquide.

La lésion est d'ordinaire limitée à un côté; elle peut être bilatérale, mais alors elle est presque toujours prédominante à gauche : abandonnée à elle-même, elle persiste sans changement notable pendant quinze jours ou trois semaines, rarement elle se complique d'un épanchement pleural qui se développe à mesure que le poumon congestionné et splénisé revient sur lui-même; d'habitude elle finit par se résoudre graduellement et disparaît sans laisser de traces.

Les émissions sanguines locales au début, plus tard les vésicatoires, et, en cas de résolution lente, les pointes de feu, sont le seul traitement à employer dans la spléno-pneumonie.

Stase œdémateuse des cardiaques. — Elle constitue un des éléments, le plus précoce d'ordinaire, de l'état fonctionnel connu sous le nom d'asystolie. Il y a diminution plus ou moins notable de la sonorité aux deux bases, et, à l'auscultation, on trouve le murmure vésiculaire affaibli, voilé par des râles sous-crépitants fins et moyens, très nombreux en bas, plus rares à mesure qu'on remonte vers le sommet de la poitrine ; parfois il y a de la respiration soufflante ou même du souffle tubaire de l'un ou des deux côtés, ce qui indique en général la coexistence d'un épanchement liquide; la pleurésie n'est pas rare, et ses symptômes se substituent à ceux de l'engouement œdémateux, qu'elle masque alors plus ou moins.

La congestion hypostatique des cardiaques est essentiellement chronique : elle peut diminuer et même disparaître quand un traitement approprié restaure la contractilité du cœur, mais elle reparait à la moindre fatigue avec une déplorable facilité.

Le repos absolu, le régime lacté, les laxatifs, les applications répétées de ventouses sèches, sont les moyens à employer dès le début, et à continuer dans le but de parer aux récidives. Si la congestion œdémateuse du poumon est accompagnée d'anasarque, s'il y a des signes de dilatation cardiaque, on administrera la macération de digitale.

CHAPITRE VIII

Embolie et apoplexie pulmonaires.

L'embolie et la thrombose des artères du poumon, avec leurs multiples conséquences anatomiques et fonctionnelles, constituent un très vaste chapitre de pathologie générale. Nous nous bornerons à relever les points qui offrent quelque intérêt au point de vue thérapeutique.

Aperçu anatomique et clinique. — Sous le nom d'embolie pulmonaire, on entend l'obturation d'un ou de plusieurs rameaux de la veine artérieuse par des particules solides en circulation dans le torrent sanguin : ces corps solides sont ordinairement des débris de caillots sanguins, formés soit dans le cœur droit, soit dans les veines de la grande circulation.

Ils peuvent aussi être constitués par des matières étrangères accidentellement introduites dans une veine rompue et demeurée béante : telles sont les embolies graisseuses consécutives aux fractures compliquées, les embolies aériennes qui succèdent parfois aux plaies du cou.

Très volumineux, l'embolus s'arrête à la bifurcation de l'artère pulmonaire et ne peut aller plus loin : il en résulte une perturbation circulatoire telle que le cœur s'arrête, cesse de battre ; la mort est subite et sans symptômes.

Mais, si le calibre de l'embolus est moindre, il poursuit sa course, parvient dans une artériole de troisième ou de quatrième ordre, ou plus loin encore, et ne s'arrête que bloqué par le rétrécissement du conduit. Les artères du poumon ayant peu ou point d'anastomoses entre elles, il y a suppression complète de la circulation artérielle dans le territoire embolisé : les capillaires s'affaissent. Bientôt, sous l'influence de la fluxion collatérale, il se fait une augmentation de tension dans tout l'ensemble des vaisseaux pulmonaires et notamment dans le système veineux : par les veines restées béantes et dépourvues de valvules, un reflux s'opère dans la zone ischémique ; le réseau capillaire se distend passivement, l'hyperémie succède à l'anémie initiale. Mais les parois vasculaires, mal nourries par un sang qui ne circule pas et dont l'oxygène ne peut se renouveler, perdent promptement leur résistance : elles se laissent rompre et les globules sanguins se déversent librement dans les cavités alvéolaires qu'ils distendent. Le lobule embolisé prend l'aspect d'une truffe, dont la consistance ferme et la coloration noirâtre se détachent nettement sur le parenchyme sain : l'infarctus pulmonaire est constitué.

L'embolie initiale, cause de ces graves désordres, n'est le plus souvent qu'un corps inerte, et son action est purement *mécanique;* parfois cependant elle renferme des éléments organisés (microbes infectieux, cellules cancéreuses), capables de coloniser dans le poumon et d'y déterminer des lésions *spécifiques.* Dans le premier cas, si les infarctus ne sont ni assez volumineux ni assez nombreux pour entraîner la mort, ils subissent au bout d'un certain temps une désintégration granuleuse, une sorte de nécrobiose qui peut aboutir à la résorption au moins partielle du foyer et à la cicatrisation. Dans le second

cas, au contraire, l'embolus, quel que soit son volume, fût-il même imperceptible (embolie capillaire),
est le point de départ d'un processus infectieux qui
se traduit d'ordinaire par un abcès et quelquefois
par la gangrène.

Cliniquement, les symptômes varient beaucoup,
non seulement en raison du volume des embolies,
mais aussi en raison de leur nombre : une pluie
d'embolies capillaires, telles que les embolies graisseuses, pouvant déterminer des symptômes tout
aussi aigus et tout aussi graves que ceux qui résultent d'un embolus volumineux, mais unique.

On peut distinguer une forme foudroyante, une
forme aiguë et une forme subaiguë.

Forme foudroyante. — On l'observe dans la phlegmatia alba dolens des femmes en couches et surtout
dans les phlébites des membres inférieurs chez les
individus cachectisés. Le malade fait un effort
brusque, par exemple pour se relever dans son lit :
il tressaille, devient d'une pâleur livide, porte la
main à sa poitrine, et meurt sans avoir eu le temps
de pousser un cri.

A l'autopsie, on trouve un caillot volumineux à
cheval sur une des premières bifurcations de l'artère
pulmonaire : aucune lésion du reste ; la mort a eu
lieu par syncope, sous l'influence de l'irritation
brusque des nervi-vasorum de l'artère pulmonaire.

Forme aiguë. — Elle est fréquente dans les maladies du cœur, lorsqu'il s'est formé des concrétions
fibrineuses dans l'oreillette droite : le malade est pris
de suffocation avec sensation de constriction thoracique ; le pouls est petit, inégal et irrégulier, la respiration très accélérée ; il y a de la cyanose du visage.

Au bout d'un temps variable, la toux se produit,

accompagnée d'une expectoration formée de sang pur, de couleur foncée, d'abondance médiocre. Cette hémoptysie persiste rarement plus de deux ou trois jours : les crachats, d'abord franchement rouges, deviennent panachés, se mélangent à du muco-pus grisâtre. En même temps, il se produit un peu de fièvre : l'auscultation qui, au début des accidents, ne donnait que quelques râles crépitants, révèle maintenant, dans un ou plusieurs points, une submatité circonscrite avec souffle tubaire, bronchophonie et râles sous-crépitants.

A l'infarctus succède parfois un noyau de pneumonie plus ou moins considérable; la production d'un épanchement pleural séro-fibrineux ou hémorragique est aussi assez fréquemment observée.

La suppuration du foyer infarctueux, la gangrène, sont des complications exceptionnelles.

Forme subaiguë. — Cette forme est l'atténuation de la précédente : elle est fréquente aussi chez les cardiaques, mais peut alors échapper à l'attention, parce que ses symptômes sont masqués par ceux de la maladie principale. Elle est au contraire éminemment caractéristique chez les femmes en couches, qui la présentent quelquefois.

Une femme récemment accouchée présente de petits accès de fièvre et des symptômes généraux et locaux, révélant un état infectieux léger. Tout à coup, du 15e au 25e jour après ses couches, elle est prise d'un malaise brusque : angoisse précordiale, palpitations, étouffements, pâleur du visage, léger frisson nerveux. Une demi-heure après le début de la crise, elle crache un peu de sang; cependant l'examen de la poitrine ne révèle rien : la sonorité et la respiration sont partout normales. Rapidement l'angoisse se calme; sauf un peu de réaction fébrile (qui même n'est pas constante), aucune suite fâcheuse ne se produit et, dès le lendemain, la malade est remise de son alerte, ainsi que son entourage. Deux ou trois jours après, nouvelle crise, toute semblable à la première, et aussi facilement dissipée. Après la seconde ou la troisième crise, *on voit apparaître le gonflement* douloureux d'un des membres inférieurs, indice de la phlegmatia qui va évoluer dans sa forme ordinaire.

Bien que la vérification anatomique fasse défaut, il est légitime de penser qu'il s'est produit une série de petites embolies pulmonaires ayant leur point de départ dans les sinus et les veines des cornes utérines, enflammées à la suite de la métrite puerpérale.

Traitement. — Il est avant tout *prophylactique*, car le médecin a peu de prise sur les lésions de l'embolie effectuée.

Les malades atteints de phlébite avec coagulations intra-veineuses seront maintenus strictement au lit, le membre immobilisé par un bandage ouaté. On leur interdira tout effort, tout mouvement violent ou brusque; on redoutera particulièrement les efforts de défécation, et on usera des laxatifs ou des lavements de façon à rendre les selles aussi faciles que possible.

Ces précautions seront particulièrement rigoureuses chez les individus faibles, cachectisés, chez ceux qui sont convalescents d'une maladie générale grave, telle que la fièvre typhoïde, et surtout chez les femmes en couches.

En effet, les cas de ce genre sont ceux dans lesquels, par suite de la friabilité des caillots veineux, l'embolie pulmonaire est le plus à craindre.

Nous avons dit l'importance prémonitoire, chez les

femmes en couches, des accidents infectieux tar-
difs, presque toujours suivis de phlegmatia alba
dolens.

L'accident déclaré, s'il y a syncope brusque, on
tentera la respiration artificielle, on usera des injections d'éther, de la flagellation, du marteau de Mayor
et des autres moyens usités en cas de syncope.

Dans les formes aiguës avec défaillance du cœur
et du pouls, on pourra, à l'exemple des Allemands,
recourir aux injections sous-cutanées d'huile camphrée :

> Huile d'olive stérilisée... .... 10 gr.
> Camphre.................................... 1

une seringue de Pravaz en injection sous la peau
toutes les cinq minutes, jusqu'à ce que le cœur se
relève.

Le malade sera enveloppé de linges chauds ; on fera
avec précaution des inhalations d'oxygène, et on administrera une potion au chlorhydrate d'ammoniaque.

S'il y a des signes de congestion œdémateuse étendue des poumons et si le sujet est robuste, on n'hésitera pas à pratiquer une saignée ; le malade est-
il trop faible, on se bornera à l'usage des révulsifs :
ventouses sèches et au besoin scarifiées ; sinapismes.

L'hémoptysie est-elle abondante, on pratiquera
une petite injection de morphine et on donnera l'ipéca
à dose nauséeuse. Le malade sera condamné au
silence absolu ; il ne prendra d'autre aliment que du
lait coupé d'eau de Vichy.

La crise dissipée, on tâchera de favoriser la
résorption des infarctus par la digitale, les purgatifs
et l'iodure de potassium à petite dose.

Le traitement des complications ne présente aucune
indication spéciale.

CHAPITRE IX

Gangrène du poumon.

La gangrène pulmonaire est le résultat de l'action des microbes saprophytes sur le parenchyme du poumon altéré dans sa nutrition par une cause quelconque : traumatisme, inflammation, infection, nécrose embolique. Cette définition explique et la diversité des conditions dans lesquelles se montre la gangrène, et l'uniformité du tableau clinique quand elle est constituée.

Aperçu étiologique et clinique. — Un lobe pulmonaire est frappé d'inflammation suraiguë, qui arrête toute circulation capillaire ; ou bien un infarctus embolique se produit, avec infiltration sanguine massive du lobule embolisé ; ou bien un corps étranger, accidentellement introduit dans les bronches, irrite et blesse le tissu circonvoisin : en tous ces cas il peut. se faire simplement une nécrobiose, une désorganisation aseptique du tissu, suivie de résorption et de cicatrisation, si la perte de substance n'est pas trop grande.

Mais que des micro-organismes saprogènes venus du dehors, ou amenés par la circulation elle-même, soient mis en contact avec ce tissu désorganisé, aussitôt les processus de la putréfaction s'établissent : les produits putrides attaquent les parties voisines saines et provoquent de leur part une réaction éliminatrice ; dans les cas favorables le détritus gangréneux est évacué par expectoration, et laisse derrière lui une cavité irrégulière, à parois tomenteuses suppurant abondamment. Si le malade est affaibli, si la résistance de ses tissus est insuffisante, si l'évacuation de la cavité gangréneuse se fait mal, les parois de cette cavité se gangrènent, à leur tour, et la destruction gagne de proche en proche, jusqu'au moment où le malade succombe à la résorption putride, quand il n'est pas enlevé auparavant par une complication pleurétique ou par une hémoptysie foudroyante.

La gangrène pulmonaire, nous l'avons dit, est rare chez les individus en bonne santé : on l'observe surtout chez les gens surmenés physiquement ou moralement; dans la convalescence des maladies graves, dans les affections cardiaques, dans l'alcoolisme, le diabète, l'urémie chronique.

Elle n'est pas rare chez les gens atteints de broncho-pneumonie chronique, avec dilatation des bronches et stagnation des exsudats ; elle a été fréquemment notée chez les inanitiés, chez les malades qu'il faut nourrir à la sonde œsophagienne, et qui, par conséquent, sont exposés à la pénétration de particules alimentaires dans les voies respiratoires (aliénés mélancoliques, rétrécissement œsophagien).

Le début est précédé par une période de malaise avec inappétence et abattement des forces, puis se montre une fièvre sans caractère défini, accompagnée parfois de frisson, d'un point de côté violent et de phénomènes généraux qui font songer à une pneumonie aiguë. Mais bientôt paraît un symptôme plus significatif : le crachement de sang. Non pas une expectoration simplement teintée, mais une véritable

hémoptysie. L'examen de la poitrine est parfois né-
gatif (noyau central), plus souvent il permet de constater un léger degré de matité dans un point circonscrit, avec affaiblissement du murmure vésiculaire et
râles sous-crépitants peu nombreux.

Au bout d'un temps qui varie de deux à dix jours,
l'apparition des crachats fétides vient fixer le diagnostic : le malade est pris de quintes de toux violentes, très pénibles, à la suite desquelles il rend
des matières de couleur brune ou grisâtre, demi-
liquides, exhalant une odeur épouvantable qui rappelle celle de la morue pourrie. L'haleine conserve
la même odeur et empeste l'appartement en dépit
des mesures de désinfection. En auscultant au point
qui avait paru induré, on perçoit maintenant des
signes de ramollissement rapide, et bientôt d'excavation intra-pulmonaire : souffle cavitaire, gargouillement, pectoriloquie ; une zone plus ou moins étendue
de râles sous-crépitants entoure le foyer et gagne
chaque jour en faisant la tache d'huile. La douleur
de côté persiste, ainsi que la fièvre et l'absence complète d'appétit.

Ces divers symptômes tendent à s'aggraver rapidement : le malade, dont les bronches sont incessamment irritées par le contact des matières putrides,
est tourmenté par une toux qui ne lui laisse aucun
repos ; il s'efforce, pour obtenir un peu de répit, de
rester immobile sur le côté malade, de façon à arrêter l'écoulement sanieux. Quand, après une pause
semblable, un changement de position ramène la
toux, les crachats sont rendus à pleine bouche, laissant au malade un goût sucré et fétide qui l'écœure
et provoque parfois le vomissement. Agités avec de
l'eau, ils se séparent en trois couches : la supé-

rieure muco-purulente, la moyenne séreuse, la profonde formée d'un sédiment épais où l'on trouve les bouchons de Dittrich (formés de cristaux d'acides gras et d'amas de leptothrix); le microscope y décèle souvent des lambeaux de tissu pulmonaire. La fièvre, rémittente, est intense, l'état général se détériore rapidement, il survient de la diarrhée, et le plus souvent le malade succombe, soit par hecticité, soit par une complication.

Dans les cas plus favorables et quand la thérapeutique intervient à temps, les crachats changent peu à peu de caractère, deviennent muco-purulents et moins fétides, la fièvre diminue, la diarrhée cesse, les forces et l'appétit se rétablissent lentement, et au bout d'un temps fort long, le malade se remet, conservant néanmoins du catarrhe bronchique et souvent une caverne avec suppuration persistante.

Traitement. — La *prophylaxie* par l'hygiène, nécessaire chez tous les malades dont l'appareil respiratoire a subi quelque avarie, est particulièrement importante chez ceux qu'une des affections énumérées plus haut prédispose à la gangrène pulmonaire.

Chez les malades atteints de bronchectasie, avec tendance à la stagnation des exsudats, on s'efforcera d'assurer l'évacuation du contenu bronchique par l'emploi des expectorants, des balsamiques, de la compression méthodique du thorax (voy. Dilatation des bronches, page 136).

D'autre part, on évitera autant que possible toute chance d'infection, par une aération soignée de l'appartement, et par l'éloignement des sources d'air impur (cabinets d'aisances, plombs, trous à fumier, bouches d'égout, etc.). Le malade sera isolé autant que possible ; à l'hôpital on évitera de le placer dans le voisinage d'autres individus affectés de catarrhe bronchique.

Enfin on ne négligera pas l'antisepsie buccale; beaucoup de gangrènes du poumon paraissent avoir une origine dentaire; on extraira, s'il y a lieu, les dents gâtées qui entretiennent l'inflammation des gencives et la fétidité de la bouche. On pratiquera des lavages fréquents de la cavité bucco-pharyngienne avec l'eau de Vichy et le jus de citron employés alternativement.

A la période du *début*, le diagnostic n'étant pas établi, le traitement devra nécessairement demeurer purement symptomatique : sulfate de quinine contre la fièvre, ventouses scarifiées et, au besoin, injection de morphine si le point de côté est très intense. En cas d'hémoptysie, on prescrira la limonade sulfurique :

```
Acide sulfurique pur....................    3 gr.
Sirop de sucre..........................  100
Eau.....................................  900
```

Au besoin, on applique un sac de glace sur le côté malade, et on fait avaler de petits morceaux de glace façonnés en pilules dans la bouche.

Quand la gangrène pulmonaire est *confirmée*, il faut avant tout combattre la putridité des crachats, et désinfecter les bronches. Les moyens à employer ont été longuement étudiés à propos de la bronchite putride (p. 141 et suiv.) : inhalations d'acide phénique à 2 ou 4 % désodorisé par l'eau de menthe (Leyden); d'essence de térébenthine en suspension dans l'eau (Constantin-Paul); on peut se servir d'un flacon de Woulff à double tubulure (fig. 2).

Si le malade est faible ou peu intelligent, on remplace les inhalations par des pulvérisations faites à

l'aide du *spray* ; on peut se servir d'une solution
d'essence de térébenthine ou d'eucalyptus à 2 % ;
on peut aussi employer une solution de permanganate de potasse (de 0,1 à 1 %), mais c'est un procédé peu sûr, à cause de la facilité avec laquelle le

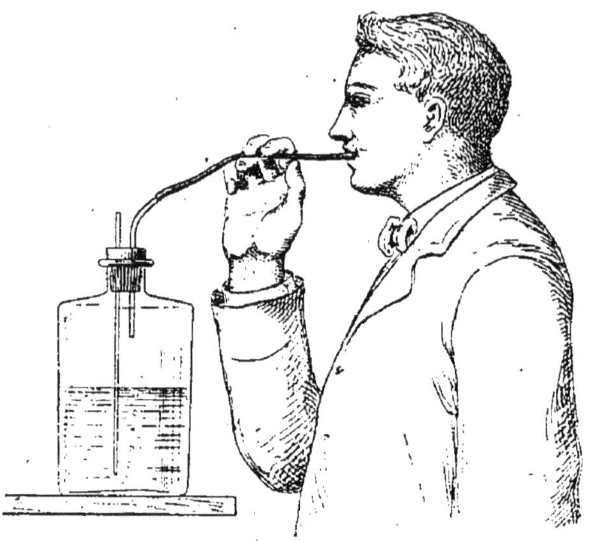

Fig. 2. — Flacon de Woulff pour inhalations antiseptiques.

sel de manganèse se décompose dans la cavité buccale.

Leyden a recommandé les inhalations d'oxygène,
que l'on peut combiner avec celles de térébenthine
ou d'eucalyptus, en faisant passer le gaz dans un
flacon barboteur renfermant une de ces essences en
suspension dans l'eau.

Ces moyens demandent une certaine surveillance :
on commencera très prudemment et on proportionnera les doses à la tolérance du sujet, de façon à ne
pas exciter l'irritabilité bronchique, cause de toux et
d'hémoptysie. — Les séances seront fréquemment
répétées, mais courtes ; dans l'intervalle le malade

gardera le repos, évitera de parler, fera usage du lait et des alcalins.

A l'intérieur, on donnera la teinture d'eucalyptus à la dose de 2 grammes par jour dans une potion sucrée (Bucquoy) ou mieux encore l'hyposulfite de soude à la dose de 4 à 5 grammes : ce dernier médicament a donné de remarquables succès à Lancereaux et à Leviez.

En même temps on s'occupera de l'état général : si la toux empêche le sommeil, on prescrira un peu d'opium ou de chloral le soir, pour assurer le repos de la nuit; mais on évitera de continuer les narcotiques pendant la journée, de peur de contrarier l'expectoration.

Il pourra être avantageux de provoquer l'évacuation du foyer à certaines heures (par exemple une heure avant le repas), en faisant placer le malade dans une position qui favorise l'écoulement du pus dans les bronches : la quinte de toux pénible qui en résulte est suivie d'une expectoration copieuse, et le malade se trouve soulagé pour quelques heures.

Si l'état général est mauvais, si le malade, miné par la fièvre de résorption, perd son appétit et ses forces, on tâchera de lutter contre l'adynamie par les toniques. Le quinquina, en sa qualité d'astringent, se place au premier rang; puis viennent les amers, gentiane, colombo, noix vomique ; l'alcool ne sera donné qu'à petite dose.

Lorsque la fétidité a disparu, si la sécrétion muco-purulente persiste abondante, on donnera les balsamiques : essence de térébenthine à haute dose (4 à 6 capsules par jour), copahu et créosote. Le changement d'air n'est pas ici moins indiqué qu'après les autres maladies des bronches et du poumon.

Traitement chirurgical. — Il arrive assez souvent que, malgré la médication la plus active, l'état du malade reste stationnaire : la fétidité persiste; l'expectoration putride semble s'arrêter de temps en temps, mais cet arrêt est suivi d'une recrudescence fébrile et bientôt après, d'une sorte de vomique plus ou moins copieuse, preuve évidente que la cavité se vide mal. Cet état se prolonge sans amélioration pendant des semaines, et entre temps le malade maigrit, pâlit, perd ses forces, a de la fièvre le soir et décline visiblement.

Que faire en pareil cas? Il est rationnel de tâcher de porter directement les topiques modificateurs au contact du foyer intra-pulmonaire. Hewelke a traité de cette façon quatre malades : avec une forte aiguille de 5 à 7 centimètres de longueur, il injecte en plein foyer gangréneux 2 centimètres cubes de solution aqueuse de menthol à 2 %. L'injection détermine une douleur très vive, suivie d'une quinte de toux avec expectoration abondante, quelquefois formée de sang pur; le malade accuse une saveur spéciale dans la bouche. — Ce traitement aurait pour effet non seulement d'antiseptiser les parois de la caverne, mais de provoquer l'évacuation complète de son contenu, et une irritation substitutive de nature à favoriser le développement du tissu cicatriciel (1).

Mais cette intervention, outre qu'elle peut n'être pas sans danger (dans un tissu disposé aux hémorrhagies), a l'inconvénient d'être aveugle et brutale; les injections fort douloureuses sont redoutées des

---

(1) Voyez plus haut, page 145, les résultats remarquables obtenus par Rokitansky dans la gangrène pulmonaire comme dans la dilatation bronchique, par les injections parenchymateuses de solution phéniquée à 3 0/0.

malades, et il est presque impossible de les réitérer assez pour amener la guérison.

La *pneumotomie*, ou incision suivie de drainage, n'a pas ces inconvénients : dans les cas où la situation superficielle du foyer permet de l'atteindre sans trop de peine, l'opération peut donner les plus brillants résultats, comme l'ont montré les faits de Bull, de Cayley et Gould, de Fenger, de Drinkwater et bien d'autres : à peine la cavité est-elle ouverte et le drain mis en place que la fièvre cesse, la fétidité disparaît, et le malade reprend ses forces aussi rapidement que les empyématiques après l'ouverture large de la plèvre.

En présence d'un cas de gangrène du poumon, à marche subaiguë ou chronique, on n'hésitera donc pas, devant l'insuccès des moyens médicaux, à mettre en discussion l'opportunité de la pneumotomie (1); mais on ne perdra pas de vue qu'il s'agit d'une des opérations les plus difficiles et les plus chanceuses de la chirurgie moderne, et on ne s'y décidera qu'après s'être assuré :

1° Que tout espoir de guérison par les moyens internes doit être abandonné ;

2° Que le foyer gangréneux est circonscrit, superficiel, et peut être atteint sans délabrements excessifs.

(1) Pour le manuel opératoire de la pneumotomie, voy., dans cette Bibliothèque, le volume consacré à la *Chirurgie de la poitrine*, par Ch. WALTHER.

CHAPITRE X

Phlegmasies chroniques du poumon.

Sauf dans le cas de tuberculose, dont nous ne devons pas parler ici, l'inflammation chronique du poumon n'est pour ainsi dire jamais primitive. Elle se montre tantôt comme conséquence éloignée d'une phlegmasie aiguë ou subaiguë, soit du poumon, soit des bronches, soit même de la plèvre ; on réunit ces diverses variétés sous le nom de pneumonie interstitielle ou *cirrhose du poumon*. — D'autres fois, elle succède à l'inhalation prolongée de poussières irritantes, telles que la poussière de charbon, de silex, d'argile, de fer même : ces affections d'une nature très particulière sont connues sous le nom de *pneumokonioses*.

L'évolution anatomique et clinique étant différente pour chacune de ces deux espèces, ainsi que le plan thérapeutique, nous leur consacrerons deux paragraphes différents.

§ I. — CIRRHOSE DU POUMON.

Tableau anatomique et clinique. — La pneumonie interstitielle chronique ou cirrhose du poumon peut se développer :

A la suite d'une pneumonie franche récidivée, ou entravée dans sa résolution par le mauvais état général du sujet, notamment par l'alcoolisme ; cette variété est très rare, on peut même dire exceptionnelle ;

A la suite d'une broncho-pneumonie lobulaire infectieuse passée à l'état chronique : ce cas est de beaucoup le plus fréquent ;

Enfin, à la suite d'une pleurésie chronique avec adhérences et périlymphangite scléreuse ; celle-ci est rarement isolée, mais s'associe parfois à la précédente.

Les broncho-pneumonies consécutives à une maladie infectieuse spécifique de l'enfance ou de l'âge adulte (grippe, rougeole, coqueluche) sont particulièrement disposées à passer à la chronicité ; la fièvre typhoïde, surtout quand elle n'est pas traitée par les bains et que, par conséquent, la bronchite et la pneumonie hypostatique ont pu se développer sans entraves, peut aboutir au même résultat. Il faut noter que cette terminaison est particulièrement fréquente chez les rachitiques, les scoliotiques et en général chez les sujets qui présentent une susceptibilité, héréditaire ou acquise, des organes respiratoires.

Au point de vue anatomique l'affection, dans sa forme ordinaire, est caractérisée par une induration fibreuse de la charpente conjonctive du poumon avec rétraction inodulaire en certains points, adhérences étendues et épaississement fibroïde de la plèvre, catarrhe chronique et dilatation des bronches. Les lésions, essentiellement diffuses, sont en général plus accusées d'un côté que de l'autre ; quand elles sont anciennes et très développées, elles donnent lieu à une atrophie marquée du poumon, avec affaissement de la paroi thoracique.

Les symptômes peuvent se résumer ainsi : à la suite d'une affection broncho-pulmonaire aiguë ou

subaiguë (catarrhe grippal, broncho-pneumonie coqueluchiale ou morbilleuse, pleurésie purulente,
fièvre typhoïde à détermination bronchique), le malade a conservé pendant plusieurs mois une toux
persistante, avec gêne thoracique, signes d'engouement pulmonaire, expectoration plus ou moins abondante, quelquefois un peu de fièvre et des sueurs.
La belle saison aidant, il a fini par se remettre, du
moins en apparence ; mais il est resté délicat, im-
pressionnable au moindre incident météorologique.
La plus légère imprudence est pour lui le signal
d'une bronchite intense et prolongée, avec retour
de la fièvre et persistance remarquable de la toux et
de l'expectoration. Parfois il s'est produit de légères
hémoptysies qui ont éveillé la crainte de la tuberculose.

Lorsqu'on examine le malade, on trouve souvent
le thorax affaissé, surtout d'un côté ; il y a un léger
degré d'incurvation de la colonne vertébrale de ce
même côté ; la poitrine est peu mobile et les excur-
sions respiratoires manquent d'amplitude ; les espaces intercostaux sont rétrécis ou effacés, le péri-
mètre thoracique est sensiblement réduit. Il y a en
certains points, surtout du côté rétracté, un léger
degré de matité, qui pourtant disparaît parfois derrière un emphysème compensateur, ou semble au
contraire plus accentuée qu'elle ne l'est réellement,
à cause d'une dilatation anormale du poumon opposé.
La respiration, faible en certains points, offre ailleurs le caractère soufflant et même caverneux ; il
y a des râles sonores et humides disséminés, du
gargouillement et de la pectoriloquie dans certaines
zones circonscrites.

Cet ensemble de signes physiques ferait volontiers

songer à une phtisie ulcéreuse, arrivée à la période d'excavation ; cependant l'examen des crachats ne révèle pas de bacilles ; la localisation des lésions n'est pas celle de la tuberculose ; d'autre part, le cœur est vigoureux, la capacité vitale mesurée au spiromètre est normale, et le sujet, quoique chétif le plus souvent, présente un teint et un état général peu en rapport avec l'idée d'une phtisie avancée.

La marche de la maladie est, du reste, bien différente ; les incidents pathologiques sont nombreux et divers ; il y a du catarrhe bronchique pendant l'hiver, souvent des hémoptysies, surtout aux changements de saison, des poussées broncho-pneumoniques avec fièvre ; quelquefois de la bronchite fétide compliquée de gangrène. Malgré cela, l'état général se maintient, les fonctions digestives restent normales, les règles (s'il s'agit d'une femme) sont peu ou pas troublées : bref, il n'y a point de consomption, et si le malade est vigoureux, s'il dispose de moyens matériels suffisants pour se soigner et observer l'hygiène qui convient, il peut durer de longues années, parvenir à l'âge mûr et même à la vieillesse. Quelquefois il finit par contracter la tuberculose, qui exerce de faciles ravages sur un appareil pulmonaire depuis longtemps altéré ; le plus souvent il reste indemne, en vertu sans doute d'une immunité native, car les occasions d'être contaminé ne manquent guère.

Quand il succombe, c'est tantôt par asystolie (due à la défaillance tardive du cœur droit), tantôt par le fait d'une complication : hémoptysie foudroyante, pneumonie, catarrhe suffocant, ou gangrène des extrémités bronchiques dilatées.

Indications thérapeutiques. — Elles découlent na-

turellement du processus morbide lui-même et de
ses étapes diverses : exposons-les dans l'ordre où
elles se présentent d'ordinaire.

A. C'est au début seulement qu'on peut se flatter
de rompre la longue chaîne des lésions morbides
dont nous venons de présenter le tableau. La première indication qui se pose est donc de *s'opposer au
passage à l'état chronique des affections broncho-pulmonaires*. On veillera surtout de près sur les complications de la grippe, qui ont souvent le caractère diffus
et atteignent à la fois les bronches, le poumon et la
plèvre ; sur la broncho-pneumonie infectieuse de la
rougeole, de la coqueluche, enfin et surtout sur les
suites de la fièvre typhoïde, quand elle s'est compliquée d'hypostase et de splénisation prolongée.

La pleurésie, surtout la pleurésie purulente, laisse
toujours après elle des adhérences, des épaississe-
ments de la plèvre, avec feutrage du poumon sous-
jacent, occasion fréquente de péri-lymphangite tra-
béculaire et de cirrhose consécutive du tissu inter-
stitiel.

On poursuivra les reliquats inflammatoires, quelle
que soit leur origine, par les révulsifs énergiques :
vésicatoires, pointes de feu, qu'on pourra remplacer
au besoin, si le sujet est pusillanime, par quelques
petits cautères à la pâte de Vienne.

En même temps, on administrera les balsamiques :
essence de térébenthine, terpine ou terpinol alternés
chez l'enfant avec le sirop d'iodure de fer, chez
l'adulte avec les iodures de sodium ou de potassium
à petite dose.

On tâchera de rétablir l'expansion pulmonaire et
de faire disparaître l'atélectasie par la gymnastique
respiratoire : expirations rythmiques, la glotte fer-

mée, au besoin aérothérapie par l'appareil à double effet (voy. Emphysème), et surtout exercice physique modéré.

On ne négligera pas de remonter l'état général par les toniques, par l'hypophosphite de soude et l'acide arsénieux, enfin et surtout par un séjour prolongé à l'air pur, dans un lieu sec, d'altitude modérée.

B. *Quand la sclérose est constituée*, quand on est en présence de lésions incurables, mais compatibles avec la vie, et même avec une santé relative, le rôle du médecin se borne, sauf complications, à une *prophylaxie armée*.

Pour cela, on instituera une hygiène analogue à celle dont nous avons tracé le tableau à propos du catarrhe chronique des bronches (voy. pages 127 et suiv.). Le malade tâchera de s'aguerrir méthodiquement au grand air; il pratiquera des lotions à l'eau dégourdie, sinon tout à fait froide; il exercera ses poumons par la marche en montagne pratiquée avec précaution; il pourra user, bien que modérément, de l'aérothérapie.

D'autre part, il évitera le grand froid, et surtout l'humidité, les changements brusques de température; il habitera une chambre bien ventilée, chauffée en hiver à 18° au plus. S'il habite un climat rigoureux, il passera l'hiver dans une station abritée, telle que Cannes, Hyères ou Pau, suivant le degré d'irritabilité de ses bronches. Il ne fumera pas, évitera les poussières et les gaz irritants, s'alimentera d'une manière substantielle, mais sans charger l'estomac. Il évitera soigneusement les liqueurs alcooliques, que d'aucuns lui conseillent sous prétexte de le fortifier, mais qui ne servent en réalité qu'à irriter ses bronches.

Enfin il tâchera de modifier sa constitution par l'usage raisonné des eaux minérales, et préférera les eaux alcalines s'il est d'un tempérament goutteux, les eaux chlorurées s'il a une tendance à l'obésité, les eaux arsenicales s'il est nerveux, maigre et excitable. Il se méfiera beaucoup des eaux sulfureuses, même si son tempérament lymphatique semble les indiquer : en effet, quand au catarrhe bronchique est venue se joindre la cirrhose du poumon, la muqueuse aérienne devient particulièrement irritable, et ses vaisseaux ne demandent pour ainsi dire qu'à se rompre : les eaux sulfureuses sont, pour ces malades, une cause déplorablement fréquente d'hémoptysie.

C. — Que si le catarrhe pulmonaire, symptôme capital et toujours à surveiller, devient abondant, on s'efforcera de le modérer, d'abord parce qu'il fatigue beaucoup les malades, et aussi parce qu'il est l'indice d'un état irritatif des bronches qu'il importe de calmer dans la mesure du possible. — On s'efforcera davantage encore d'*empêcher la stagnation et l'altération des produits bronchiques*, préface presque constante des complications graves.

On donnera l'essence de térébenthine à haute dose, et de temps à autre les expectorants (polygala, kermès, ipéca ou tartre stibié).

Si le malade est anémique, faible, sans ressort fonctionnel, on ne prescrira pas le fer, dont l'action excitante prédispose aux hémoptysies, mais on donnera de temps en temps l'arsenic, et dans la saison froide l'huile de foie de morue.

D. — Tout en maintenant, du mieux qu'il pourra, l'intégrité relative des organes pulmonaires, tout en évitant les occasions de poussées broncho-pneumoniques, dont chacune a pour effet de restreindre un peu plus le champ respiratoire, le médecin ne doit pas perdre de vue qu'il y a un autre organe presque aussi directement menacé, et dont l'intégrité est cependant la condition absolue du maintien de cet équilibre si précaire. — Cet organe est le cœur droit : plus le champ respiratoire est réduit, plus le nombre des capillaires perméables du poumon est diminué, plus la somme de travail exigée du cœur droit devient considérable, et plus cet organe a chance après s'être hypertrophié, de céder à l'excès de pression qu'il subit.

C'est donc à *surveiller le cœur droit* que s'attachera surtout le thérapeutiste : c'est pour le ménager qu'il interdira les efforts de parole et de chant, les exercices physiques violents, tels que l'équitation et l'escrime, les émotions morales comme celles qu'on affronte dans la chaire ou dans la tribune publique : c'est dans le même but qu'il interdira l'usage même modéré du tabac et des spiritueux, qu'il entretiendra la régularité des fonctions abdominales, enfin qu'il combattra l'embonpoint, quand celui-ci a une tendance à se développer.

Le malade est-il une femme, il faudra encore donner une attention particulière à la fonction menstruelle. Quant au mariage, il devra être interdit, en raison des graves complications auxquelles la grossesse expose toutes celles dont les poumons et le cœur ne sont pas absolument à l'épreuve.

E. — Ces multiples précautions étant prises, il ne reste plus qu'à attendre les événements et à combattre les complications quand elles se présentent. Elles peuvent être de plusieurs sortes, toutes également impossibles à prévoir et à empêcher.

Parfois c'est une *hémoptysie foudroyante* due à la rupture d'une dilatation anévrysmale développée dans la paroi d'une caverne bronchectasique, aux dépens d'un rameau de l'artère pulmonaire.

Le début est inopiné, sans prodromes ni prétexte; le sang rutilant, liquide, inonde l'arbre bronchique, est rejeté à pleine bouche avec des efforts de vomissement; une syncope mortelle peut terminer brusquement la scène. — Ordinairement, l'accident est moins brutal, il y a plusieurs hémoptysies successives, d'abord petites, puis plus abondantes; souvent la fièvre s'allume à la suite du crachement de sang, et il se fait une poussée de broncho-pneumonie avec expectoration d'abord panachée comme celle de l'infarctus, puis muco-purulente.

A l'apparition du sang dans les crachats, le malade sera mis au repos absolu; on administrera un lavement laxatif; on donnera l'eau de Rabel ou la limonade sulfurique, et on prescrira le régime lacté. — Si l'hémorrhagie persiste, ou devient plus abondante, on se gardera de donner le perchlorure de fer : on prescrira la glace à l'intérieur, et localement sur le côté douloureux; on calmera la toux par de l'opium ou une injection de morphine, qui pourra être réitérée matin et soir jusqu'à arrêt définitif de l'hémorrhagie. Si celle-ci ne s'arrête pas, on administrera l'ipéca, ou le tartre stibié à dose nauséeuse, et on fera avec des bandes de toile une ligature modérément serrée à la racine des quatre membres. L'ergotinine en injection sous-cutanée nous inspire peu de confiance, à cause du volume ordinairement considérable du vaisseau lésé; toutefois il nous est arrivé, après avoir épuisé tous les moyens, d'y recourir en désespoir de cause, et de voir l'hémorrhagie s'arrêter.

La *bronchite putride* est une autre complication également fréquente : nous avons dit, au chapitre du catarrhe chronique, quels moyens de traitement il convient de lui opposer (voyez pages 141 et suiv.).

La *bronchite capillaire* est toujours à redouter chez ces malades : rien n'est plus imprévu que son apparition. Dix fois le malade a traversé des poussées broncho-pneumoniques intenses, avec hémoptysie, fièvre, sueurs, catarrhe d'une abondance et d'une diffusion excessives : il les a surmontées. La onzième fois, au cours d'une poussée en apparence moins grave, il tombe dans l'adynamie, cesse de cracher, est pris de dilatation aiguë du cœur et succombe rapidement dans l'asphyxie. On a vu souvent de ces coups de théâtre au cours des récentes épidémies d'influenza, et le génie infectieux était certainement pour beaucoup dans la sidération rapide des centres nerveux, si frappante chez ces malades.

Chez les sujets atteints de cirrhose du poumon, le moindre rhume devra être soigné : le malade sera tenu au lit, un vésicatoire appliqué à la racine des bronches ou au point qui semble le plus pris. Dès les premiers indices de faiblesse, dès que l'expectoration devient difficile, on donnera un vomitif (les Allemands préconisent beaucoup l'apomorphine à la dose de 5 à 15 milligr. en injection souscutanée). En même temps on administrera la digitale et la caféine.

Quant à la *dilatation du cœur droit*, avec asystolie, c'est plutôt la terminaison naturelle qu'une complication de la maladie : elle s'annonce par un accroissement de la dyspnée, surtout en montant l'escalier, et par un œdème d'abord léger, puis plus marqué des malléoles et du dos des pieds. Bientôt se montre un engorgement marqué du foie, de la cyanose des lèvres et des pommettes avec dilatation des veines jugulaires, enfin de l'anasarque généralisée.

Dès les premiers symptômes, on s'empressera de donner la macération de digitale, de mettre le malade au repos et au régime lacté, puis on prescrira le strophantus (4 granules d'un milligr. d'extrait de strophantus par jour); on donnera périodiquement un purgatif drastique, on fera de fréquentes applications de ventouses sèches; en un mot on oubliera que le malade a commencé par être un pulmonaire, et on le soignera comme un cardiaque qu'il est devenu.

§ II. — PNEUMOKONIOSES

L'infiltration pathologique du poumon par des poussières nocives ne se produit que chez les individus *habituellement* exposés à respirer ces poussières : c'est donc une maladie essentiellement professionnelle. Très fréquente dans certains milieux, elle est excessivement rare partout ailleurs.

Les particules nuisibles peuvent être de plus d'une sorte, et on a décrit autant d'espèces différentes de pneumokonioses : les plus connues sont celles qui résultent de l'inhalation des poussières de charbon (anthracose), de silex (chalicose), d'oxyde de fer (sidérose).

Quelle que soit la nature des poussières, leur action semble toujours être à peu près la même : introduites dans les bronches, puis dans les alvéoles, elles sont entraînées par les leucocytes et portées dans les lymphatiques de la plèvre et du poumon qu'elles remplissent de leurs amas insolubles.

Quand l'infiltration dépasse un certain degré, il en résulte une irritation légère, mais permanente, du tissu conjonctif interlobulaire et péribronchique : celui-ci s'épaissit, se sclérose, et sa rétraction inodulaire détermine le rétrécissement des petites bronches et l'oblitération d'un grand nombre d'artérioles. L'hématose devient imparfaite, la nutrition du poumon languit en même temps que son irritabilité augmente : la muqueuse bronchique, incessamment congestionnée, subit les influences atmosphériques ; il y a des poussées de catarrhe avec toux quinteuse et emphysème consécutif.

Bientôt le catarrhe devient permanent ; les lobules, dont l'artère nourricière est oblitérée, se laissent exulcérer, sont remplacés par des cavernes. Souvent des tubercules se développent dans le poumon sclérosé ; mais, dans ce tissu pauvre en vaisseaux, ils n'atteignent jamais un grand développement.

En général c'est, comme dans les autres formes de pneumonie chronique, la dilatation du cœur droit qui termine la scène.

Les lésions, telles qu'on les constate à l'autopsie, sont en rapport avec le processus que nous venons de décrire : les poumons épaissis, lourds, presque imperméables, offrent une coloration en rapport avec la nature des poussières qui les infiltrent. — Le plus souvent ils sont ardoisés, ou complètement noirs (anthracose). La matière étrangère est surtout abondante sous la plèvre, dans le tissu conjonctif interlobulaire et autour des bronches (Carrieu) ; cette localisation est celle des lymphatiques pulmonaires : des bandes de sclérose partant de ces points traversent les lobules, dont beaucoup sont atrophiés ; il y a de l'emphysème par places ; dans les régions les plus atteintes (ordinairement vers les bases), il existe des cavernes de petite dimension, aux parois tomenteuses, sèches et indurées, remplies d'un putrilage noirâtre. Tout le tissu du poumon est remarquablement pauvre en vaisseaux sanguins, beaucoup d'artères bronchiques sont oblitérées ; il y a des adhérences pleurales étendues et épaisses.

L'évolution clinique des pneumokonioses varie beaucoup selon la nature du travail de l'ouvrier, et selon les précautions prises pour diminuer l'inhalation nocive : certaines industries à poussières, dans lesquelles la ventilation est largement pratiquée, sont devenues à peu près inoffensives ; d'autres constituent un véritable danger public : le broyage à sec des galets de silex, tel qu'on l'opère pour la fabrication du sable à faïence, laisse rarement vivre un ouvrier plus de deux ou trois ans.

Il faut aussi tenir grand compte des conditions individuelles : les gens qui, par suite d'étroitesse des fosses nasales, de végétations adénoïdes, etc., respirent habituellement *par la bouche*, sont infiniment plus exposés que les autres, les narines et leurs vibrisses ne remplissant pas chez eux leur fonction protectrice habituelle. D'autre part, l'irritabilité variable des organes respiratoires, l'intensité très inégale des réactions inflammatoires doit jouer ici son rôle, comme dans l'étiologie de toutes les affections broncho-pulmonaires.

Quoi qu'il en soit, la maladie débute souvent à l'occasion d'une bronchite accidentelle, par une toux persistante, quinteuse, irritative, accompagnée d'une sensation de pesanteur dans la région épigastrique ; il y a de la dyspnée, d'abord dans les efforts seulement, puis d'une manière continue ; quelquefois des points de côté en rapport probable avec des poussées de pleurésie sèche. L'expectoration est fréquente, peu abondante au début, mais constamment teintée de noir, et ces crachats noirs persistent alors même que le malade a quitté son travail.

Bientôt les symptômes s'aggravent : il survient de l'amaigrissement, les forces diminuent, le malade s'essouffle au moindre effort ; la toux est continuelle l'expectoration toujours noirâtre est muco-purulente et parfois mêlée de sang.

Il y a parfois de légères poussées fébriles obligeant le malade à garder le lit deux ou trois jours ; si alors on examine la poitrine, on trouve des signes d'induration diffuse : submatité irrégulièrement distribuée, respiration soufflante en certains points, affaiblie en d'autres ; râles humides disséminés, peu nombreux en général. L'ampliation thoracique est diminuée.

Plus ou moins rapidement l'état consomptif s'établit : le malade amaigri, la face cyanosée, ressemble à un phtisique ; il a des accès de suffocation, de la fièvre, des sueurs nocturnes ; l'auscultation, en révélant des cavernes, complète la ressemblance. Cependant les bacilles font ordinairement défaut jusqu'à la fin.

Parfois le malade succombe aux progrès de la cachexie ; plus souvent il est pris d'œdème des jambes, puis d'anasarque, et meurt avec les symptômes de l'asystolie.

Le *traitement* des pneumokonioses est surtout préventif : la tâche principale ressortit aux chefs d'industrie qui peuvent, par des mesures hygiéniques appropriées, diminuer beaucoup le péril. L'étude détaillée de ces mesures, qui varient avec chaque genre de travail, nous entraînerait beaucoup trop loin : elle est d'ailleurs du domaine de la médecine publique. Bornons-nous à citer la ventilation des ateliers, la substitution, partout où c'est possible, de la voie humide à la voie sèche dans les opérations de chimie industrielle, enfin les dispositifs qui abattent les poussières par des pulvérisations d'eau sur les points les plus dangereux.

On a proposé de faire porter aux ouvriers des respirateurs, des masques garnis d'ouate et capables de filtrer l'air inspiré. Laissant même de côté ces appareils, trop gênants pour être tolérés longtemps, il est démontré qu'un simple voile de gaze humide, placé au-devant du nez et de la bouche, retient la plus grande partie des poussières nuisibles. Mais tous les hommes compétents sont d'accord pour reconnaître que les travailleurs manuels, grands enfants, sont incapables de se soumettre à une gêne même la plus légère, pour se garantir d'un danger incertain et éloigné : l'expérience quotidienne des lampes de sûreté dans les mines de houille en est la meilleure preuve.

Quand les premiers symptômes de la maladie apparaissent, le devoir du médecin est d'avertir le malade sans lui rien déguiser de la vérité, et d'obtenir, s'il se peut, un *changement immédiat de profession*. Une fois soustrait à la cause morbide, le malade se remet peu à peu, mais conserve longtemps une irritabilité bronchique qui nécessite de grandes précautions.

Si le malade s'obstine à continuer le même métier (comme la nécessité l'y contraint souvent), la série des accidents se développe avec une logique et une continuité inexorables.

On tâchera néanmoins de retarder les progrès du mal, en combattant les principaux symptômes : on calmera la toux par les opiacés ; on fera des pulvérisations mucilagineuses avec l'eau de guimauve et de pavot ; on combattra les poussées de bronchite par les expectorants et les révulsifs cutanés. — On profitera des périodes de répit pour tâcher de modérer l'emphysème en administrant les arsenicaux ; l'iodure de potassium est presque toujours mal toléré ; sans quoi il serait indiqué comme évacuant.

On ne négligera pas l'état général : on luttera contre l'anémie par les toniques, le fer et le quinquina ; on tâchera de relever l'appétit par les amers ; on combattra l'amaigrissement par l'huile de foie de morue.

Mais, quoi qu'on fasse, la cause morbide subsiste ; elle est la plus forte, et tous les soins ne réussiront pas à empêcher l'issue fatale.

CHAPITRE XI

L'emphysème pulmonaire.

L'emphysème du poumon n'est qu'une lésion, mais une lésion qui, par ses conséquences pathologiques, par l'entrave qu'elle apporte aux fonctions essentielles, par les désordres qu'elle prépare dans la sphère de la circulation et de la nutrition générale, prend l'importance d'une véritable maladie.

Nous avons déjà analysé, au chapitre du catarrhe chronique des bronches, le processus anatomique qui aboutit à l'emphysème pulmonaire : distension d'abord temporaire, puis permanente des cavités alvéolaires, irritation lente et continue du tissu propre; oblitération des capillaires et fragilité des trabécules conjonctives et élastiques, enfin atrophie et rupture des cloisons interalvéolaires, transformant le poumon en une sorte de tissu caverneux, pauvre en vaisseaux, dépourvu d'élasticité.

A la suite de ces lésions, la capacité vitale se réduit dans d'énormes proportions; la distension passive du poumon rend la ventilation pulmonaire très imparfaite, et l'hématose, dont le champ est réduit par la disparition de nombreux capillaires, est encore entravée par l'insuffisance du renouvellement de l'oxygène dans le poumon.

D'autre part, l'aspiration thoracique étant très

faible, l'appel du sang veineux est ralenti dans le cœur droit : la circulation générale en souffre ; il y a de la stase veineuse périphérique, parfois de la cyanose du visage et de la tuméfaction du foie.

Il faut distinguer soigneusement l'emphysème pulmonaire, lésion permanente à peu près incurable, de la distension du poumon, telle qu'on l'observe à la suite d'un accès d'asthme ou d'une forte quinte de coqueluche : ce phénomène purement mécanique est de courte durée, et si l'élasticité du poumon n'est pas perdue, celui-ci ne tarde pas à revenir sur lui-même et à reprendre ses dimensions normales.

L'emphysème vrai, pour se constituer, exige une altération organique qui ne se développe guère qu'à la suite des affections inflammatoires : de la bronchite et de la broncho-pneumonie surtout.

L'asthme, considéré avec raison comme une des causes les plus fréquentes de l'emphysème, le provoque à la fois par la distension mécanique à laquelle il soumet l'organe pulmonaire, et par les lésions irritatives qu'il détermine à la longue dans les petites bronches et le parenchyme du poumon.

Ajoutons que, dans beaucoup de cas, on est contraint d'admettre une prédisposition individuelle, une sorte de fragilité du tissu pulmonaire qui fait que l'emphysème se développe beaucoup plus facilement et plus promptement chez tel sujet à la suite d'une seule bronchite, que chez tel autre après plusieurs. Cette prédisposition peut être héréditaire ; elle peut aussi, comme l'ont montré des travaux récents (Delafield), être due au développement des lésions de l'artério-sclérose dans le poumon, et alors on peut voir l'emphysème se développer sans bronchite antérieure.

Les symptômes sont très caractéristiques; le malade atteint d'emphysème a l'haleine courte; le moindre effort, la moindre course le suffoque; il ne peut ni parler longtemps, ni lire à haute voix, ni chanter, ni jouer d'un instrument à vent. Dès qu'il monte un escalier, fût-ce lentement, sa respiration devient bruyante, prend un caractère sibilant, spasmodique, qui fait songer à l'asthme : d'où le nom d'asthmatiques que le populaire donne sans distinction à tous les emphysémateux.

Le facies est coloré, se cyanose facilement : il y a du gonflement des veines jugulaires. Le thorax, peu mobile, est bombé, cylindroïde; ses mouvements manquent d'amplitude, et il semble immobilisé en inspiration forcée. Les muscles inspirateurs accessoires, tels que les scalènes, les sterno-mastoïdiens, sont habituellement contracturés, ils forment sur les côtés du cou des saillies qui ressemblent à des cordes. On trouve la sonorité thoracique exagérée, tympanique, parfois cependant il y a submatité par excès de tension. Le murmure vésiculaire est affaibli, à peine perceptible aux bases et sous les clavicules; il y a des râles sibilants surtout pendant l'expiration, qui est très prolongée; parfois au niveau de la racine des bronches l'inspiration a le caractère soufflant. Il y a des râles humides plus ou moins nombreux, proportionnés à la bronchite concomitante. La toux est fréquente et quinteuse; l'expectoration, parfois nulle, est tantôt pénible, peu abondante, formée de petits pelotons muqueux grisâtres (crachats perlés), tantôt plus copieuse et constituée par du muco-pus d'abondance variable.

La marche est le plus souvent lente, et des années s'écoulent entre le début de l'emphysème et le moment où les lésions atteignent leur degré le plus avancé ; mais toujours le malade est susceptible, s'enrhume au moindre courant d'air, d'autant plus qu'un effort insignifiant suffit pour le mettre en transpiration. Les bronchites sont fréquentes et tendent peu à peu à devenir continuelles. D'autres fois (surtout à la suite de certaines broncho-pneumonies malignes), on voit l'emphysème se développer rapidement, se compliquer de cyanose avec céphalée persistante, épistaxis, œdème des membres inférieurs et tous les signes d'une insuffisance de la circulation veineuse. Presque toujours, soit primitivement, soit secondairement, il se produit des accès d'asthme ou du moins de dyspnée paroxystique, surtout nocturnes, qui à la longue contribuent à aggraver beaucoup l'état du malade.

Tôt ou tard apparaît la dilatation du cœur droit, puis l'asystolie qui en est la conséquence : l'aspect du malade change alors, se rapproche de celui des cardiaques, les lésions emphysémateuses du poumon se compliquent de congestion et d'œdème, et sans le secours des commémoratifs, il devient malaisé de démêler la marche des accidents. Quelquefois le cours de ceux-ci est interrompu par une complication : le malade est pris soit d'un catarrhe suffocant à marche rapide, soit d'une broncho-pneumonie adynamique à foyers successifs, dont les signes d'auscultation, masqués par ceux de l'emphysème, peuvent être difficiles à saisir.

Une pleurésie, une péricardite peut encore, surtout chez les emphysémateux atteints d'artério-sclérose, mettre fin à la scène.

Enfin on a vu quelquefois, à l'occasion d'une quinte de toux, un alvéole emphysémateux se rompre et un pneumothorax foudroyant affaisser en quelques minutes le poumon contre la colonne vertébrale.

Traitement.

Plusieurs indications sont à remplir selon l'époque et les conditions dans lesquelles le médecin est appelé à donner son avis.

Nous envisagerons successivement :

La prophylaxie spéciale de l'emphysème ;

Le traitement mécanique de la dilatation pulmonaire ;

L'hygiène de l'emphysémateux ;

Enfin le traitement des complications.

Beaucoup de points ayant déjà été traités en détail dans d'autres chapitres, nous nous bornerons à les rappeler sommairement.

A. **Prophylaxie de l'emphysème.** — Elle est importante dans deux cas : chez les jeunes sujets soupçonnés de prédisposition héréditaire; chez les gens plus âgés atteints d'artério-sclérose au début.

Elle consiste essentiellement à soigner les suites des affections aiguës de poitrine, telles que la bronchite, la grippe, le catarrhe coqueluchial, la broncho-pneumonie typhoïde.

Les malades seront envoyés à la campagne, soumis à une hygiène tonique ; s'il reste des traces d'inflammation ou d'engouement broncho-pulmonaire, on usera, pour les faire disparaître, des révulsifs et de l'iodure de potassium à petite dose.

En même temps on fera un peu de gymnastique respiratoire ; on s'efforcera, par des exercices physiques modérés, de développer la musculature du thorax, on endurcira la peau par des frictions sèches et au besoin par des lotions froides.

Les gens d'âge moyen, atteints d'artério-sclérose au début, seront l'objet d'une surveillance prolongée après la moindre bronchite : ils se soumettront à l'usage des alcalins, des iodures de temps en temps ; ils s'abstiendront du tabac et de l'alcool, enfin s'il y a un peu de tendance au catarrhe persistant, ils feront une ou plusieurs saisons à Royat ou au Mont-Dore.

B. **Traitement mécanique de la dilatation pulmonaire.** — Les lésions emphysémateuses n'atteignent pas d'emblée leur maximum d'intensité : souvent, dans l'asthme surtout (et aussi dans le catarrhe chronique), il y a une période assez longue pendant laquelle le poumon est plutôt distendu que définitivement dilaté, et serait encore capable de revenir sur lui-même si on arrivait à modifier les conditions qui le maintiennent dans un état de tension forcée.

C'est à cette période que s'applique le traitement dont nous allons parler ; mais, si on veut qu'il réussisse, on le réservera pour les individus dont les tissus n'ont pas perdu toute élasticité, dont les cartilages costaux ne sont pas ossifiés et rigides. Il serait inutile et même dangereux d'y soumettre les sujets âgés, surtout quand ils sont porteurs de lésions cardiaques ou artérielles tant soit peu sérieuses.

Chez les emphysémateux, nous l'avons dit, la ventilation pulmonaire est très réduite et l'hématose par conséquent difficile et incomplète. De là l'idée de faire séjourner ces malades dans l'air comprimé : Tabarié, Bertin, Von Vivenot, ont constaté, par des expériences très précises, que les bains d'air comprimé augmentent la capacité vitale chez les emphysémateux, en même temps qu'ils ralentissent notablement la fréquence des mouvements respiratoires : la respiration devient plus lente et plus profonde. En même temps, comme l'ont montré les expériences de P. Bert, l'oxygène sous une tension accrue est absorbé en proportion plus considérable, et l'hématose activée d'autant.

Les *bains d'air comprimé* sont administrés dans des cloches métalliques construites à cet effet : la cloche ou chambre pneumatique, comme on l'appelle, a une capacité de 8 mètres cubes environ ; elle est pourvue d'une porte à fermeture hermétique et de fenêtres garnies de carreaux scellés, très épais. L'intérieur est muni d'un fauteuil et d'une table. Le malade étant installé, on comprime l'air de la chambre pneumatique au moyen d'une pompe foulante dont le tuyau d'amenée débouche sous le plancher : l'opération doit être faite avec lenteur et la pression limitée à deux cinquièmes d'atmosphère (ou 30 centimètres de mercure). Chez les malades obèses, chez ceux qui ont une tendance à la dilatation du cœur droit, on n'atteindra même pas ce chiffre, et on se contentera d'une pression moitié moindre.

Le malade séjourne dans l'air ainsi comprimé pendant une heure au moins, deux heures au plus ; puis on rétablit graduellement la tension normale dans la cloche en ouvrant un robinet de sortie, dont le débit est calculé de telle sorte qu'il faille environ une demi-heure pour revenir à la pression atmosphérique. Ces bains sont renouvelés tous les jours ou tous les deux jours.

La plupart des emphysémateux se trouvent bien des bains d'air comprimé : leur nutrition s'améliore, leur dyspnée diminue ; on observe du ralentissement de la respiration, du cœur et du pouls. Mais il faut bien convenir que l'indication principale, celle qui tend à modérer la distension du poumon, n'est pas remplie : la pression restant la même à la face externe du thorax, ce dernier n'a aucune tendance à revenir sur lui-même, et la lésion persiste, somme toute, sans changement notable.

Il en est autrement quand on fait usage des *appareils à différentiation manométrique*, imaginés par Waldenburg et grandement perfectionnés depuis. L'idée maîtresse est celle-ci : produire entre la pression extérieure et la pression intra-bronchique des différences telles que, suivant l'indication, il en résulte soit une dilatation des vésicules pulmonaires et de tout le poumon, soit un retrait de la paroi thoracique avec affaissement des espaces intercostaux et diminution du volume des organes contenus.

Ce double résultat est obtenu en faisant respirer le malade dans l'air comprimé, ou dans l'air raréfié, la pression extérieure restant normale.

L'appareil primitif de Waldenburg n'était autre qu'un petit gazomètre, une cloche en tôle plongeant dans un réservoir plein d'eau et soutenue par des chaînes qui se réfléchissent sur des poulies placées au-dessus de l'appareil : en faisant à l'aide de contre-poids varier la position de la cloche, il est facile de comprimer ou de raréfier à volonté l'air contenu. L'intérieur du gazomètre est mis en communication avec un tube de caoutchouc terminé par un masque s'appliquant au nez et à la bouche du malade.

Schnitzler et Weil ont établi deux gazomètres placés côte à côte en équilibre indifférent, de telle sorte que, quand l'un s'élève, l'autre s'abaisse; ils fournissent donc simultanément, le premier de l'air raréfié, le second de l'air comprimé. Un jeu de robinets permet de faire communiquer le masque placé devant

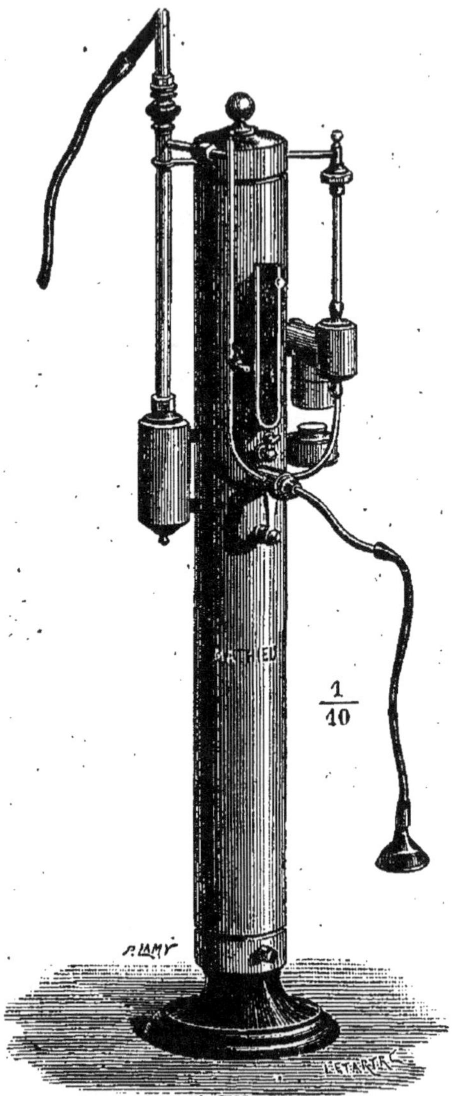

Fig. 3. — Appareil à air comprimé et raréfié du Dʳ M. Dupont.

la bouche avec chacun des deux gazomètres alternativement.

L'appareil de Dupont (fig. 3), beaucoup plus simple

et d'un prix moins élevé, a en outre l'avantage d'être portatif : son seul inconvénient est d'exiger, pour être mis en jeu, une forte pression d'eau qu'on ne rencontre ordinairement que dans les grandes villes : c'est la chute de l'eau qui raréfie l'air, et cette même eau, s'élevant dans l'appareil, le comprime. Un tube en caoutchouc à embout élargi, ajusté au visage du malade, est commandé par une manette dont le mouvement alternatif permet de respirer soit l'air comprimé, soit l'air raréfié.

Citons encore l'appareil de Biedert, plus simple, plus rustique, approprié à l'usage des petites villes et des campagnes. C'est un simple sac de cuir, de forme cylindrique, se repliant sur lui-même à la façon d'un harmonica, et monté à glissière sur une cage verticale à rainures. Cette cage elle-même est fixée latéralement sur le plat d'une roue verticale qu'on peut faire tourner à l'aide d'une manivelle. Des poids sont fixés à l'aide d'une courroie sur une des bases du sac cylindrique en cuir, lequel est rempli d'air, puis on met la roue en mouvement. Quand les poids sont en haut, l'harmonica s'aplatit; quand ils sont en bas, il s'allonge, et il en résulte une compression et une raréfaction alternatives de l'air contenu. Un tube fait communiquer l'intérieur du sac avec la bouche du patient, qui peut ainsi respirer à volonté de l'air comprimé, ou de l'air raréfié (1).

Quand le malade exécute une inspiration dans l'air comprimé, tous les alvéoles se dilatent, les

____

(1) Voyez, dans la traduction italienne de ce livre, par le Dr Cavallero, privat-docent à l'Université de Turin, la description détaillée des appareils à simple et à double effet de Forlanini, qui paraissent répondre à toutes les indications de l'aérothérapie (*Terapia delle malattie degli organi respiratori*, Torino, 1895).

bronches engorgées se désobstruent, les atélectasies lobulaires disparaissent; quand il fait une expiration dans l'air raréfié, la pression atmosphérique extérieure tend à affaisser le thorax dans tous les sens; la voussure des côtes disparaît ainsi que la dilatation exagérée des cavités alvéolaires. Ce dernier résultat est capital dans l'emphysème, et on pourrait s'en contenter; mais, en raison de la coexistence presque constante du catarrhe bronchique, on combine généralement les deux manœuvres : inspiration dans l'air comprimé, expiration dans l'air raréfié.

Ce moyen de traitement, très actif, doit être employé avec une grande prudence; il faut se rappeler que l'expiration dans l'air raréfié fait ventouse en quelque sorte sur la muqueuse bronchique, et serait capable, en cas de fragilité des vaisseaux, de déterminer des hémoptysies. On réservera donc, comme nous l'avons dit déjà, ce traitement aux individus vigoureux, à appareil circulatoire intact; on commencera par des différences *très faibles* (3 à 4 centimètres d'eau) et on ne dépassera jamais le chiffre de 15 centimètres (1/60ᵉ d'atmosphère). On ne fera pas plus de quinze ou vingt expirations par séance; celles-ci pourront être répétées trois fois par jour.

Chez l'emphysémateux asthmatique, la distension habituelle du thorax est en somme la cause principale de tous les troubles : c'est elle qui réduit presque à rien l'excursion respiratoire et qui oblige le malade, en proie à une soif d'air continuelle, à faire des efforts d'inspiration qui dilatent ses poumons toujours davantage. Frappés de ce fait, plusieurs auteurs parmi lesquels Féris, Rossbach et Schreiber, ont proposé des moyens mécaniques de contention du thorax, des appareils ayant pour but de suppléer à l'élasticité pulmonaire perdue, et de comprimer doucement la cage thoracique pendant l'expiration en lui laissant la faculté de se dilater à nouveau sous l'action des muscles inspirateurs.

Parmi ces appareils, le premier en date et le plus pratique en même temps est assurément le *respirateur élastique* de Féris. C'est une sorte de bandage double à ressorts d'acier, analogue au brayer pour hernies, et dont les deux pelotes, larges et plates, viennent s'appliquer sur les régions sous-claviculaires, pendant que les ressorts contournent les parois latérales du thorax et viennent se réunir en arrière sur un coussinet médian au niveau de l'angle inférieur des omoplates (fig. 4).

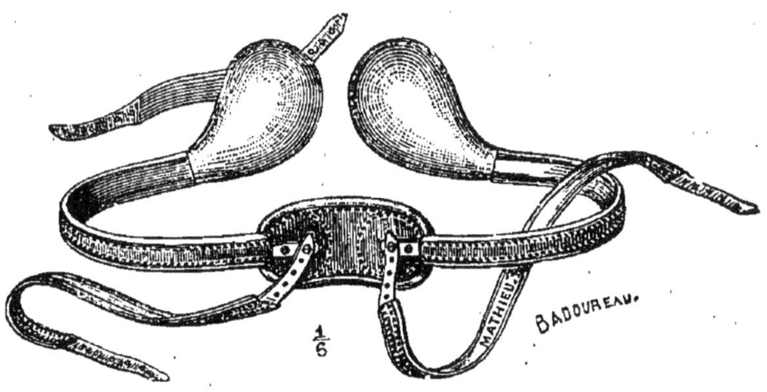

Fig. 4. — Respirateur de Feris.

Il est facile de comprendre l'action de cet appareil, qui contient le thorax, déprime les côtes pendant l'expiration et facilite ainsi l'expulsion de l'air contenu dans la poitrine ; l'inspiration, toujours trop énergique chez les emphysémateux, n'a pas de peine à vaincre l'élasticité du bandage, et, dilatant à nouveau le thorax, peut faire pénétrer dans les bronches une notable quantité d'air neuf. La capacité respiratoire est ainsi très accrue, et les principaux inconvénients de l'emphysème sont diminués dans une proportion très notable.

Féris a vu plusieurs malades, incapables de faire cent pas sans suffocation, reprendre la faculté de marcher, de monter, de courir même, lorsqu'ils étaient munis de son respirateur. Il y a donc là une indication à ne pas négliger, surtout quand il s'agit d'emphysémateux jeunes, et obligés par leur condition de ne pas renoncer à toute occupation manuelle.

C. **Hygiène de l'emphysémateux.** — Elle ne diffère pas essentiellement de celle que nous avons esquissée pour les malades atteints ou menacés de catarrhe chronique des bronches; toutefois elle sera plus sévère sous certains rapports: car on a affaire à des lésions constituées, dont la rétrocession est impossible.

C'est ainsi qu'on ne cherchera pas à aguerrir ces malades aux pratiques hydrothérapiques, dont l'utilité serait nulle et le danger très certain. Le malade sera vêtu de flanelle, été comme hiver; sa chambre, modérément aérée, sera tenue à la température de 16 ou 18°.

On interdira toute sortie par le froid, le brouillard, l'humidité. Si la saison d'hiver est rigoureuse, on conseillera le séjour dans le Midi, à l'abri du vent et de l'air marin. Si les conditions ne le permettent pas, le malade se résignera à passer l'hiver entier sans sortir. En été, le séjour dans les bois de pins est à recommander; mais on évitera soigneusement d'aborder les altitudes, la raréfaction de l'atmosphère ayant pour effet inévitable d'accroître la dyspnée.

En toute saison, le malade s'interdira les occupations pénibles, les exercices violents; il ne fumera pas et s'abstiendra de séjourner parmi les fumeurs ou dans les lieux dont l'atmosphère est viciée par une réunion nombreuse. L'alimentation sera substantielle, mais non excitante; les épices, le vin pur, les liqueurs fortes, seront interdits; le café ne sera permis qu'en petite quantité. On surveillera les fonctions digestives : s'il y a de la flatulence gastrique, ce qui est fréquent et accroît beaucoup la dyspnée, on donnera des poudres carminatives, on conseillera les alcalins, on préviendra la constipation par quelques laxatifs.

D. Traitement des complications. — La *bronchite* est si habituelle chez les emphysémateux qu'elle peut à peine être comptée parmi les complications : s'il y a simplement du catarrhe avec expectoration matutinale, on usera des expectorants : polygala, kermès, alternés avec les balsamiques : térébenthine, terpine, hélénine, et toujours à faible dose.

Si la dyspnée est notable et empêche le sommeil, on la calmera par les opiacés, la belladone, la lobélie enflée, en ayant soin de changer la prescription assez souvent pour éviter l'accoutumance.

S'il y a des accès d'asthme, on donnera périodiquement la liqueur de Fowler ou tout autre préparation arsenicalé, alternée avec l'iodure de sodium à dose moyenne (0,50 à 1 gramme par jour pendant quatre à huit jours par quinzaine); on combattra les crises par les inhalations de pyridine ou les fumigations de papier nitré. Au besoin on conseillera une saison au Mont-Dore, à Royat, à Ems ou à Soden. On se méfiera des eaux sulfureuses, trop irritantes, surtout chez les artério-scléreux.

La *dilatation du cœur droit* est surtout à redouter chez les emphysémateux obèses, à gros foie, à circulation paresseuse. Pour la prévenir ou la retarder

autant que possible, le meilleur système est de
tâcher de modérer l'obésité par le régime sans
graisse et la suppression des boissons aux repas ; on
prescrira en outre les alcalins, les laxatifs chola-
gogues, et, au besoin, une cure à Brides ou à Marienbad. Mais, malgré ces précautions, on voit, chez
de pareils malades, se produire de bonne heure des
symptômes de parésie cardiaque, se traduisant par
des accidents dyspnéiques très sérieux, avec cyanose
du visage et menace d'asphyxie. En pareil cas, on
n'hésitera pas à pratiquer une saignée générale de
3 à 500 grammes, selon la force du sujet. Le danger
passé, on traitera la complication cardiaque par les
moyens habituels : digitale, strophantus, et au besoin caféine. En cas d'anasarque persistante, la
teinture de scille (10 gouttes trois fois par jour)
ou l'oxymel scillitique (10 à 15 grammes par jour
dans une potion) pourront aussi rendre des services.

Le *catarrhe suffocant* est la complication grave par
excellence, et celle devant laquelle on est le plus
souvent désarmé : les vomitifs sont dangereux, les
bains impraticables. On fera, dès le début, une large
application de ventouses scarifiées aux attaches du
diaphragme, suivie de ventouses sèches et de sinapismes répétés matin et soir ; on donnera sans retard
la caféine en injections sous-cutanées ; on y joindra
les toniques et l'alcool. Ce serait peut-être le cas
d'employer les injections d'huile camphrée préco-
nisées par Oeder dans la paralysie aiguë du cœur
consécutive aux grosses embolies pulmonaires (voy.
page 248).

En cas de *pneumothorax* subit, dû à la rupture
d'un alvéole emphysémateux, il faudrait, si les acci-

dents de suffocation sont menaçants, ne pas hésiter
à faire, selon l'exemple de Troisier, une ponction
immédiate pour donner issue à l'air épanché dans
la plèvre. On prescrira ensuite les inhalations d'oxygène et le repos absolu. Si le malade résiste au choc
initial, la marche ultérieure est d'ordinaire favorable;
il ne se produit généralement pas d'épanchement
liquide, et le pneumothorax disparaît en peu de
jours, sans laisser de traces.

CHAPITRE XII

Les pleurésies.

Il est peu de maladies aussi complexes dans leur étiologie, leur évolution anatomique et leurs symptômes, que les inflammations de la plèvre. Il n'en est peut-être pas qui soulèvent des problèmes thérapeutiques aussi nombreux, aussi ardus, ni qui mettent à une plus rude épreuve la sagacité du clinicien.

Au moment d'aborder l'exposé du traitement des pleurésies, nous éprouvons un certain embarras : comment diviser ce gros chapitre? Dans les ouvrages théoriques, les divisions sont faciles à établir : les pleurésies sont classées, par exemple, selon leur nature, et l'histoire de chaque espèce est présentée d'ensemble, dans un chapitre distinct, et dans une belle unité. Mais nous ne pouvons procéder de la sorte : obligé de nous tenir sur le terrain exclusivement clinique, et d'appuyer nos conseils thérapeutiques sur des indications posées au lit du malade, nous ferions œuvre vaine en nous laissant guider par des notions étiologiques ou bactériologiques, qui souvent ne peuvent être établies qu'à l'autopsie, ou du moins longtemps après la terminaison de la maladie.

Nous jetterons un rapide coup d'œil sur le processus anatomo-pathologique de la pleurésie, et nous tâcherons d'y trouver le cadre qui nous est nécessaire.

Anatomie et physiologie pathologiques. — L'inflammation de la plèvre est rarement primitive : le plus souvent elle succède, soit à un traumatisme, soit à une inflammation de voisinage, soit enfin à une maladie générale, infectieuse, dyscrasique ou diathésique, dont elle peut être la première manifestation appréciable. Le refroidissement paraît souvent jouer le rôle de cause occasionnelle ; mais ce rôle, fréquent et incontestable dans la pneumonie, est, dans la pleurésie, plus apparent que réel ; le plus souvent, le véritable point de départ de l'inflammation pleurale n'est autre qu'une prolifération microbienne qui se fait, soit dans l'épaisseur de la plèvre, soit dans sa cavité. Dans la très grande majorité des cas, comme l'ont montré Landouzy, Chauffard et Gombault, puis Kelsch et Vaillard, Kiéner et bien d'autres, la pleurésie, en apparence idiopathique, est l'expression d'un processus tuberculeux local, tantôt primitif, tantôt secondaire.

Quelle que soit son origine, le début de la pleurésie est marqué par une hyperémie intense du réseau capillaire sous-séreux, par une prolifération embryonnaire des cellules du tissu conjonctif et une diapédèse abondante de globules blancs : le revêtement endothélial est rapidement détruit, la plèvre devient inégale, un exsudat fibrineux se dépose à sa surface en une couche concrète qui peut atteindre plusieurs millimètres d'épaisseur. En même temps, la séreuse malade laisse exsuder une sérosité qui s'épanche dans la cavité pleurale, écartant les deux feuillets l'un de l'autre et déprimant le poumon. Celui-ci fuit plus ou moins rapidement devant le liquide, qui, d'abord étalé en couche mince, se collecte bientôt dans la région déclive, puis tend à remplir de bas en haut toute la cavité de la plèvre. Quand l'exsudat pleurétique est très abondant, le poumon, réduit à un moignon imperméable, s'aplatit contre la colonne vertébrale ; en même temps, les organes du médiastin, le cœur, le diaphragme, le foie même, sont refoulés et déplacés par la pression du liquide.

L'épanchement conserve souvent sa constitution première, il reste séro-fibrineux et ne contient d'autres éléments organisés que quelques globules rouges et blancs, en trop petit nombre pour troubler sa limpidité. En cet état, il est susceptible de résorption spontanée, et celle-ci, en effet, commence au bout d'un temps variable pour s'effectuer plus ou moins rapidement. Si le liquide épanché est en quantité faible, il est repris assez rapidement par les lymphatiques, et les deux feuillets de la plèvre reviennent au contact; mais, entre temps, il s'est formé dans l'épaisseur de la couche fibrineuse des prolongements villeux, de véritables bourgeons épithéliaux renfermant des anses vasculaires de nouvelle formation : ces bourgeons s'accolent, se soudent les uns aux autres ; la couche fibrineuse intermédiaire est résorbée, et les deux feuillets de la plèvre demeurent soudés, fusionnés par des adhérences nombreuses, parfois généralisées. Le poumon sous-jacent, gêné dans son expansion par ces adhérences, reste longtemps affaissé, peu perméable à l'air, et ne reprend qu'au bout de plusieurs mois son élasticité normale.

Mais il est des cas nombreux où, sous l'influence d'un micro-organisme pyogène, l'épanchement séro-fibrineux change plus ou moins rapidement de carac-

tère ; une pluie de leucocytes y pénètre, et ces globules blancs, promptement tués par l'influence nocive
du micro-organisme infectieux, s'amassent dans le
liquide, qui de séreux devient purulent. Ce pus est
incapable de se résorber : s'il n'est pas évacué, il
reste sur place, continue à distendre la séreuse ;
l'inflammation de cette dernière peut alors atteindre
une intensité remarquable ; les exsudats fibrineux,
concrets, forment une sorte de couenne épaisse qui,
peu à peu, se désagrège et tombe dans le liquide ; la
surface du poumon fortement enflammée s'épaissit,
se sclérose et devient inextensible.

Le pus subit parfois l'altération putride ; dans d'autres cas, il ulcère la plèvre et finit par s'échapper,
soit dans les bronches (vomique pleurale), soit entre
les côtes (empyème de nécessité). Si le malade arrive
à faire les frais de la réparation, la cavité pleurale se
comble par bourgeonnement, le poumon rétracté et
inextensible se soude fortement à la paroi thoracique,
et celle-ci se déprime, s'affaisse au point de déterminer une courbure secondaire de la colonne vertébrale. La respiration, la circulation, l'hématose,
souffrent beaucoup de cette atrophie du poumon, et
parfois, surtout si la lésion est bilatérale, la dilatation
du cœur droit peut en être la conséquence éloignée.

D'autres éventualités peuvent se présenter : quelquefois la néoformation abondante de vaisseaux à
parois embryonnaires est suivie d'une exhalation
sanguine dans la cavité pleurale, et l'exsudat peut
être hémorrhagique ; dans d'autres cas l'existence
d'adhérences pleurales antérieures gêne la formation
de l'épanchement, et celui-ci, au lieu de se collecter,
suivant la règle, dans la région déclive, pour remplir
peu à peu, de bas en haut, toute la cavité pleurale,

celui-ci, disons-nous, se localise, s'enkyste dans une région circonscrite, formant ainsi une poche close de dimension variable qui, par les symptômes insolites qu'elle détermine, induit parfois le clinicien en erreur (pleurésie diaphragmatique, interlobaire, médiastine). Ces pleurésies partielles, quand elles sont purulentes (ce qui n'est pas rare), évoluent à la façon d'abcès intra-thoraciques, susceptibles de terminaisons variées.

Tel est, sous une forme nécessairement schématique et incomplète, le tableau de l'évolution anatomique des inflammations pleurales. Nous nous en inspirerons pour scinder notre étude thérapeutique, et nous envisagerons successivement :

1° la pleurésie séro-fibrineuse (autrefois dite *a frigore*) ;

2° les pleurésies purulentes ;

3° les pleurésies anomales.

§ Ier. — PLEURÉSIE SÉRO-FIBRINEUSE

Aperçu clinique. — La pleurésie, dans sa forme commune, débute, nous l'avons dit, par une légère sensation de refroidissement, un frissonnement plutôt qu'un frisson véritable, bientôt suivi d'un point de côté très violent. Il y a de la dyspnée, une toux sèche, une fièvre rémittente à exacerbation vespérale. A l'auscultation, on trouve d'abord des frottements pleuraux, puis ces frottements disparaissent à mesure que, l'épanchement liquide se développant, les deux feuillets pleuraux s'écartent l'un de l'autre.

Au bout de huit ou dix jours, souvent plus tôt, l'épanchement est constitué. Le point de côté a disparu, il ne reste qu'une gêne thoracique obtuse, qui provoque la toux, et n'est pas calmée par elle. En examinant la poitrine, on constate que la partie malade a subi une légère ampliation qui, mesurée au cordeau, peut atteindre 2 ou 3 centimètres ; le thorax est immobilisé, le diaphragme du même côté fonctionne mal. Il existe une matité à la percussion, qui, d'abord limitée à la région inférieure, peut remonter jusqu'au sommet en arrière ; dans le creux sous-claviculaire il y a en général du tympanisme (dit skodique). A l'auscultation on trouve en bas le silence absolu ; plus haut il y a du souffle tubaire voilé, sans mélange de râles, de l'égophonie, abolition ou tout au moins diminution des vibrations vocales dans l'étendue de la matité.

La fièvre tantôt persiste et tantôt disparaît ; il y a de l'inappétence, souvent des sueurs.

Parfois l'épanchement continue à augmenter, au point de comprimer les organes voisins ; s'il s'agit d'une pleurésie gauche, le cœur se dévie sous le sternum et est même refoulé à droite ; la pleurésie siège-t-elle de ce dernier côté, c'est le foie qui est refoulé en bas, et apparaît sensible à la pression au-dessous des fausses côtes. Il se produit de la dyspnée, des accès de suffocation, ou d'autres symptômes moins bruyants, mais qui ne révèlent pas moins sûrement le danger : immobilité absolue du diaphragme, saillie du creux épigastrique, épistaxis, cyanose des extrémités. Si on n'intervient pas par la ponction, le malade peut succomber subitement.

Dans la plupart des cas les choses n'en arrivent pas à ce point ; vers le quinzième jour et même plus tôt la fièvre tombe, et l'épanchement, après être resté quelque temps stationnaire, commence à se résorber :

les signes d'auscultation deviennent moins nets; la
matité persiste ainsi que l'affaiblissement des vibrations thoraciques, mais le souffle tubaire et l'égophonie ont disparu. La dyspnée persiste ainsi que
les sueurs, avec état général médiocre. Au bout d'un
temps variable, la réapparition des frottements pleuraux vient démontrer que la résorption est achevée:
alors se forment les adhérences qui peu à peu s'é-
tirent, se mobilisent à mesure que le poumon reprend ses fonctions.

Au bout de six semaines ou deux mois, il ne reste
plus d'autres traces qu'un peu d'obscurité du son et
de la respiration à la base, et quelquefois une légère
submatité au sommet, avec diminution du murmure
vésiculaire et exagération des vibrations thoraciques,
indices d'une tuberculose commençante qui mettra
des mois ou des années à se manifester.

Traitement.

A. Traitement médical.

Période de début. — Le médecin qui constate une
pleurésie à son début ne doit pas hésiter à appliquer
le traitement antiphlogistique.

Cette proposition est loin d'être admise par tous
les médecins : beaucoup veulent se contenter d'attendre, le trocart à la main, le moment de pratiquer
la thoracentèse et accueillent avec un sourire de
scepticisme les affirmations de ceux qui déclarent
avoir enrayé nombre de pleurésies par une application de sangsues ou de ventouses scarifiées; si on
insiste, ils répondent que, sans doute, le diagnostic
n'était pas exact.

La plupart des auteurs qui raisonnent ainsi *à priori*

ne sont pas des cliniciens; du moins ils n'ont en vue que la pratique de l'hôpital, où bien rarement on voit se présenter un pleurétique avant que l'épanchement soit constitué. Dans la pratique urbaine, au contraire, le médecin est appelé dès le point de côté initial ; il entend, s'il sait les chercher, les premiers froissements de la plèvre enflammée se former sous son oreille; il serait coupable, le pouvant, de ne pas intervenir, d'autant plus que l'intervention est inoffensive et, si elle n'arrête pas toujours le mal, en atténue souvent la gravité.

On fera donc une application de *sangsues* ou de *ventouses scarifiées loco dolenti*; si on choisit les ventouses, on aura soin de les faire bien saigner; on couvrira ensuite le côté malade d'un large cataplasme sinapisé. Si le point de côté est assez intense pour produire l'insomnie, on pratiquera une petite injection de morphine (1 centigramme).

Le malade sera tenu au lit; on lui recommandera une diète légère et l'usage du lait.

Pendant les jours qui suivent, s'il y a de la fièvre, on donnera, soit la *digitale*, 10 à 20 gouttes de teinture par jour, soit le *calomel* (5 centigr. quatre fois par jour), soit enfin le *salicylate de soude* (4 à 6 grammes par jour).

S'il n'y a pas de fièvre, on prescrira le *nitrate* ou l'*acétate de potasse* à la dose d'un à quatre grammes dans la tisane diurétique de chiendent, et on donnera des laxatifs légers.

Période d'état. — L'épanchement est constitué, mais son abondance est médiocre, et il ne semble pas devoir augmenter rapidement : le malade n'a ni dyspnée, ni fièvre notable, et redoute beaucoup une intervention opératoire. Que faire ?

On devra, quoi qu'en disent les théoriciens et les gens à système, essayer d'obtenir la résolution par les moyens médicaux. On appliquera donc un *vésicatoire* sur le côté malade, et on continuera l'usage des diurétiques. On pourrait même essayer, si le malade est vigoureux et s'y prête, soit de la diète demi-sèche (méthode arabique), soit du chlorure de sodium à doses fractionnées (Korner, Glax, Müller) (1).

Au bout de huit jours, si l'épanchement augmente, ou si, la fièvre ayant disparu, il ne diminue pas, on pratique la thoracentèse suivant les règles qui seront exposées plus loin, et on retire au plus un litre de liquide. Quelques jours plus tard, si les signes d'épanchement persistent, on fait une seconde ponction : souvent alors on constate que le liquide resté dans la plèvre s'est presque entièrement résorbé dans l'intervalle, et c'est avec une certaine peine qu'on arrive à en extraire quelques centaines de grammes.

Période de résorption. — Qu'on ait effectué ou non

(1) A en croire Forlanini et ses élèves Lava et Cavallero, on obtiendrait la résorption des épanchements pleurétiques (plus rapidement que par tout autre traitement) par la méthode de l'aérothérapie, c'est-à-dire en faisant pratiquer aux malades l'inspiration d'air comprimé sous la pression d'environ 30 millimètres de mercure. — Sans discuter les données physiques fort contestables sur lesquelles ces auteurs basent leur théorie, nous relèverons seulement ce qu'il y a de peu pratique, pour ne pas dire plus, dans un procédé qui oblige des malades dyspnéiques et fébricitants à se livrer à une gymnastique respiratoire très fatigante, et cela non pas durant quelques minutes matin et soir, comme on fait d'ordinaire, mais presque continuellement (*de 12 à 16 heures par jour* selon Cavallero). Autant l'aérothérapie nous paraît indiquée quand il s'agit d'obtenir l'expansion du poumon *après* la pleurésie, autant nous sommes peu disposé à la conseiller pendant la période d'épanchement. (Voy. page 330.)

la thoracentèse, on poursuivra, pendant la troisième période, la résorption des exsudats fibrineux et autres qui brident le poumon et déterminent les adhérences. On répétera les vésicatoires, qu'on aura soin de mettre de petite dimension afin de ne pas influencer la vessie.

On relèvera l'appétit et les forces par les toniques, les amers (gentiane, colombo), la strychnine. On y joindra l'iodure de potassium à petites doses (10 à 50 centigrammes par jour).

S'il y a des douleurs vives de côté, indices d'adhérences en voie d'élongation, on fera des cautérisations répétées au thermo-cautère; s'il y a de l'essoufflement et des signes d'expansion pulmonaire imparfaite, on pratiquera la gymnastique respiratoire.

Au besoin, on prescrira un séjour dans une station alpestre, à une altitude suffisante pour que la raréfaction de l'air oblige le malade à augmenter l'ampleur de sa respiration; on l'entraînera peu à peu par la marche à pied, d'abord sur terrain plat, puis en montagne.

Enfin, s'il est d'une famille à antécédents suspects, on prendra toutes les précautions de nature à éviter la tuberculisation pulmonaire, toujours menaçante à la suite d'une pleurésie, même la plus franche en apparence.

B. **Thoracentèse.**

La ponction de la poitrine, pratiquée avec un trocart de petit calibre, de façon à évacuer le liquide sans permettre l'entrée de l'air, est une opération moderne, qui n'est devenue pratique que depuis l'invention des appareils aspirateurs.

Dès 1841, il est vrai, Reybard avait imaginé sa canule à soupape de baudruche, qui conserve encore aujourd'hui, notamment en Allemagne, quelques rares partisans. Mais la manœuvre en est délicate et expose, malgré toutes les précautions, à la pénétration de l'air, accident fàcheux entre tous, comme nous le verrons plus loin.

L'appareil de Dieulafoy et surtout celui de Potain ont supprimé ces dangers, et grâce à eux, la thoracentèse, pratiquée avec les précautions que nous allons dire, est devenue la plus inoffensive des opérations.

Cependant (on l'a vu par une discussion récente à l'Académie de médecine de Paris), il se trouve encore des cliniciens, et non des moindres, qui la redoutent, et l'accusent d'entraîner des dangers graves, notamment la transformation des épanchements séreux en épanchements purulents. Nous croyons que ces craintes reposent sur des souvenirs anciens, datant de l'époque peu éloignée encore où on ignorait l'antisepsie, et où en effet les instruments, portés d'un malade à un autre sans souci de désinfection, pouvaient et devaient inoculer fréquemment les impuretés dont ils n'étaient jamais exempts. Mais ce danger a entièrement disparu depuis que les règles de l'antisepsie chirurgicale sont appliquées à la thoracentèse.

Indications. — La thoracentèse dans la pleurésie aiguë peut être très urgente, urgente, nécessaire, ou simplement utile. Examinons brièvement ces divers cas.

a) Quelquefois l'accroissement très rapide de l'épanchement ne laisse pas le temps aux organes voisins de s'accommoder à la compression qu'ils subissent : il en est surtout ainsi quand le poumon est congestionné, ou maintenu en certains points par des adhérences à la paroi.

Alors la tension du liquide épanché devient considérable : le diaphragme refoulé se paralyse, et le cœur, si la pleurésie siège à gauche, subit une véritable torsion qui compromet son fonctionnement. Le malade est pris d'une dyspnée intense, avec accès de suffocation et cyanose du visage et des extrémités. En pareil cas, il faut se décider séance tenante : peu importe que les signes d'auscultation n'indiquent pas un épanchement total ; l'indication vitale prime tout. L'opération est *très urgente*.

b) Dans d'autres cas, l'épanchement s'est accru d'une manière plus lente, plus insidieuse : il n'y a pas de dyspnée, à peine une sensation de gêne thoracique que le malade rapporte à l'épigastre et dont il accuse volontiers son estomac.

Mais la percussion révèle une matité absolue dans toute la hauteur du côté malade, tant en avant qu'en arrière ; le silence respiratoire est complet ; on trouve seulement un peu de souffle tubaire doux dans l'aisselle, sans aucun râle ; si la pleurésie siège à droite, le foie est abaissé, dépasse de plusieurs travers de doigt les fausses côtes et est légèrement sensible à la pression ; à gauche, c'est le cœur qui est déplacé, refoulé sous le sternum, le choc de la pointe se faisant sentir à peu de distance de la ligne médiane.

En dépit du bien-être fonctionnel apparent, on voit que le malade a l'haleine courte ; il ne quitte guère la position assise et ne consent à rester couché que sur le côté malade ; il accuse parfois de la dysphagie (Renaud), il ne peut boire ni surtout manger sans éprouver de l'oppression, des renvois gazeux ; enfin, il y a un peu de mollesse du pouls, un peu de lividité des lèvres et des ongles, parfois de légères épistaxis. En présence de pareils indices, on ne se laissera pas tromper par un calme apparent : la situation est précaire ; quelques heures peuvent suffire à l'apparition des symptômes asphyxiques ; bien mieux, si la pleurésie siège à gauche, le cœur dont les gros vaisseaux sont tiraillés, la veine cave inférieure presque ployée à angle droit, est exposé à tout instant à une syncope mortelle. Attendre au lendemain, c'est risquer de ne plus trouver personne. — L'opération est *urgente*.

c) La pleurésie a une marche régulière ; l'épanchement a atteint l'épine de l'omoplate, puis a cessé de s'accroître ; il y a de la sonorité ou même du tympanisme en avant sous la clavicule ; le cœur, le foie, ne sont pas déplacés, le diaphragme fonctionne d'une manière normale. Mais les jours se passent, et la résorption ne se fait point : au vingtième jour de la maladie, les signes physiques, matité, abolition des vibrations, souffle tubaire et égophonie, persistent sans modification notable.

Que se passe-t-il? Si la fièvre est persistante, à grandes exacerbations vespérales, si l'état général est mauvais, s'il se produit un peu d'œdème de la paroi thoracique, on est en droit de soupçonner la purulence de l'épanchement ; une ponction peut seule lever les doutes. — Si la fièvre est médiocre ou nulle, le défaut de résorption peut tenir simplement à une inflammation trop prononcée de la membrane pleurale qui est épaissie, recouverte de dépôts fibrineux, et dont les lymphatiques obstrués sont incapables de pomper le liquide.

A laisser les choses en l'état, on risque de voir la pleurésie passer à l'état chronique, le poumon rétracté se scléroser, s'envelopper d'une coque fibreuse inextensible : la rétraction du thorax, l'atrophie du poumon avec ou sans dilatation des bronches, plus tard la dilatation du cœur droit, telles sont les conséquences inévitables de l'expectation. Il faut évacuer le liquide avant que la perméabilité du poumon soit définitivement perdue ; c'est le seul moyen de rendre à la plèvre ses fonctions d'absorption, et de la mettre en état d'achever ce que le trocart aura commencé. — L'opération est *nécessaire*.

d) Souvent encore on a affaire à une pleurésie d'apparence bénigne : la fièvre a disparu dès le dixième jour et même plus tôt ; l'épanchement, normal dans sa forme et dans son mode d'accroissement, ne dépasse pas la partie moyenne de la fosse sous-épineuse ; il s'étend peu vers l'aisselle ; il ne provoque aucun trouble fonctionnel important.

Mais le malade est un sujet délicat, dont la santé supporte mal une réclusion prolongée ; il y a des antécédents suspects au point de vue de la tuberculose, et on peut craindre que la résorption spontanée, même régulière, ne laisse longtemps le poumon dans un état d'affaissement, d'atélectasie, très favorable au développement des granulations. Il vaut mieux hâter la marche de la convalescence, débarrasser le malade tout de suite, afin de pouvoir l'envoyer à la campagne avec un poumon bien souple, dépourvu d'indurations et de brides fibreuses, susceptible par conséquent de reprendre l'intégrité de sa fonction. — L'opération n'est pas indispensable, mais elle est assurément *utile*.

Manuel opératoire. — Disons quelques mots du

choix de l'instrument; nous parlerons ensuite du point à choisir pour la ponction, des préparatifs, enfin de l'opération elle-même.

Depuis l'ingénieuse invention de Dieulafoy et de Potain, l'*appareil à thoracentèse* se compose essentiellement d'un trocart avec canule à robinet (ou d'une aiguille creuse), se terminant par un tube flexible en communication avec une pompe aspirante.

Il existe un grand nombre de modèles d'appareils, tous dérivés du même principe, et chaque médecin préfère celui que l'habitude qu'il en a lui fait considérer comme le meilleur.

Nous nous servons constamment, en ville comme à l'hôpital, de l'appareil Potain, tel qu'il est construit depuis de longues années par Collin de Paris (fig. 5).

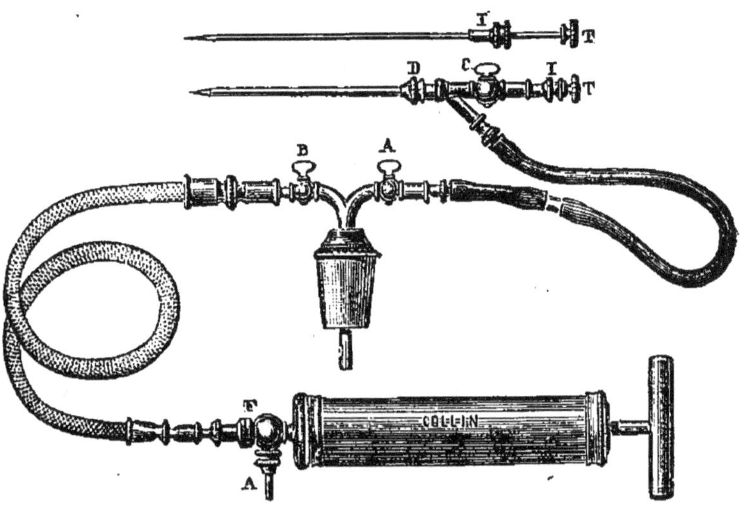

Fig. 5. — Appareil aspirateur de Potain. Le trocart et sa bague.

N. B. La pompe ainsi disposée est foulante; pour l'aspiration, il faut ajuster le tube flexible au point A.

Cet appareil se compose :

1° D'une série de trois numéros d'aiguilles creuses de diamètre croissant de 1/2 à 1 millimètre;

2° De trois trocarts avec canules, du calibre de 1 à 3 millimètres.

Les trois canules indifféremment peuvent se visser sur un ajutage commun, de 4 centimètres de long, pourvu d'un robinet au milieu de sa longueur, et terminé en arrière par un léger évasement; entre la vis et le robinet se soude un branchement oblique, de 2 centimètres, qui communique librement avec la cavité de la canule en place, et dans lequel s'ajuste l'extrémité du tube en caoutchouc, par où s'écoulera le liquide.

Chacun des trocarts (et c'est là le dispositif ingénieux) est pourvu d'une virole, d'une sorte de bague, dans laquelle il glisse, et dont la forme extérieure conique s'adapte à frottement dans l'extrémité libre de l'ajutage qui prolonge la canule. La ponction faite, on retire le trocart en le faisant glisser dans sa bague; mais celle-ci trop étroite pour laisser passer son extrémité renflée, l'arrête au point voulu pour permettre de fermer le robinet de l'ajutage. On retire alors le trocart et sa bague, et la cavité pleurale se trouve en communication avec le tube qui conduit à l'aspirateur, sans qu'une seule bulle d'air ait pu pénétrer du dehors.

A chacun des trocarts correspond un écouvillon mousse de mêmes dimensions, pourvu également d'une bague, qui permet de désobstruer la canule, si elle vient à se boucher au cours de l'opération.

L'appareil est complété par un flacon gradué, d'un litre de capacité, à bouchon de caoutchouc traversé par une double tubulure, dont une branche communique avec le tuyau d'évacuation de la canule, l'autre avec la pompe destinée à faire le vide : ces deux branches sont également pourvues de robinets. La pompe, aspirante et foulante, est longue de 15 centimètres environ. Une poignée montée sur le piston permet de la faire fonctionner à simple frottement; un tube intermédiaire flexible la relie au flacon récepteur, qui peut être remplacé par une bouteille quelconque.

Sauf indication spéciale, nous nous servons constamment du trocart d'un millimètre : son diamètre est suffisant pour donner issue même à du pus, et, en cas d'erreur ou de maladresse, sa piqûre est insignifiante.

Nous préférons délibérément le trocart à l'aiguille creuse : celle-ci est d'un maniement plus simple, mais elle expose à égratigner le poumon, et cette crainte gène l'opérateur, surtout quand la couche de liquide est peu épaisse; la canule, au contraire, étant mousse, peut être mue en tous sens et mise au contact du poumon sans aucun inconvénient.

Pour déterminer le *point de ponction*, on devra faire, avant tout préparatif, un examen approfondi du malade. On se laissera guider par les signes physiques : l'essentiel est d'atteindre l'épanchement; on choisira donc un point où la matité soit complète, accompagnée de souffle tubaire et d'égophonie sans aucun râle; ce point devra être à distance suffisante des organes voisins, du cœur notamment, pour qu'on ne soit pas exposé à les blesser. Si l'épanchement est étendu, et normal dans sa forme, si, par exemple, il remplit les deux tiers inférieurs de la cavité pleurale, on fera la ponction au *lieu d'élection*, c'est-à-dire sur la ligne axillaire, à six centimètres environ en dehors du mamelon, et à la même hauteur.

Les espaces intercostaux à ce niveau sont larges;

le peu d'épaisseur des parties molles les rend faciles
à délimiter; d'autre part, l'expérience apprend que
cette région est celle où l'épanchement atteint d'ordinaire sa plus grande épaisseur. Il va sans dire
que, dans les pleurésies partielles, ou de forme anomale, ces règles ne sont pas applicables et qu'on
ponctionnera non plus selon son choix, mais où l'on
pourra, c'est-à-dire où il y aura des chances de trouver le liquide.

Le point choisi sera circonscrit d'un trait visible,
tracé au crayon dermographique.

Les *préparatifs* de la thoracentèse réclament beaucoup d'attention : bien que peu grave en elle-même,
cette opération est minutieuse, et la moindre négligence peut causer de grands embarras.

On commence par la stérilisation des instruments :
il suffit en général de plonger le trocart et sa canule
pendant dix ou quinze minutes dans l'eau bouillante.
La pièce d'ajutage qui porte des bagues de caoutchouc altérables par la chaleur, sera tenue pendant
le même temps dans une solution phéniquée forte,
puis lavée à l'eau bouillie.

Cela fait, l'appareil sera monté et on s'assurera,
en pratiquant le vide dans la bouteille et l'aspiration
dans l'eau bouillie, que tous les ajutages fonctionnent
bien, que les robinets sont étanches et d'un maniement facile, enfin que l'aide chargé de manœuvrer la
pompe est adroit et de sang-froid.

Il est tout à fait inutile de graisser le trocart comme
on le fait souvent : il pénètre tout aussi bien sans
cela, et on évite les chances de contamination par
l'huile ou la vaseline, qui sont rarement aseptiques.

L'opérateur lavera ensuite ses mains, d'abord au

savon, puis au sublimé ; après quoi il procédera à la désinfection de la paroi thoracique. Le côté malade sera lavé soigneusement à l'eau savonneuse chaude, frictionné à la brosse, puis rincé avec des tampons d'ouate hydrophile trempée dans la solution de sublimé à 1 °/₀₀ ; une compresse imbibée de la même solution recouvrira la région choisie, jusqu'au moment de la ponction.

En faisant ces préparatifs, le médecin soigneux ne négligera pas de rassurer son malade, toujours anxieux à l'idée d'un coup de trocart dans la poitrine. Surtout s'il s'agit d'un épanchement abondant, ayant comprimé le cœur, on ne perdra pas de vue la possibilité d'une syncope, que l'émotion parfois suffit à faire naître. On lui expliquera donc le but qu'on poursuit et l'innocuité absolue de l'opération.

Le malade sera placé en bonne lumière, à demi assis, en position hanchée sur le côté sain, de façon à dégager le côté malade. On soutiendra la tête et le tronc avec des coussins ; le bras, un peu croisé sur la poitrine, sera confié à un aide. L'opérateur s'arrangera pour être à l'aise, pour n'être pas gêné dans ses mouvements ; l'aide chargé du flacon et de la pompe aura sa place marquée assez près du malade pour que le tube en caoutchouc, qui va de la canule au flacon évacuateur, ne risque pas d'être tiraillé ou détaché.

Tout étant prêt, il ne reste qu'à procéder à l'*opération ;* le médecin applique la pulpe du pouce gauche sur le point choisi, en déprimant légèrement l'espace intercostal ; de la main droite il empoigne le trocart préalablement bien engagé à fond dans la canule, l'index limitant la longueur à introduire, la paume de la main soutenant le talon de l'instrument (fig. 6).

On commande au malade de respirer largement, et on profite de l'inspiration pour faire glisser la pointe du trocart sur l'ongle du pouce gauche, et pousser l'instrument d'un coup sec, bien perpendiculairement à la paroi.

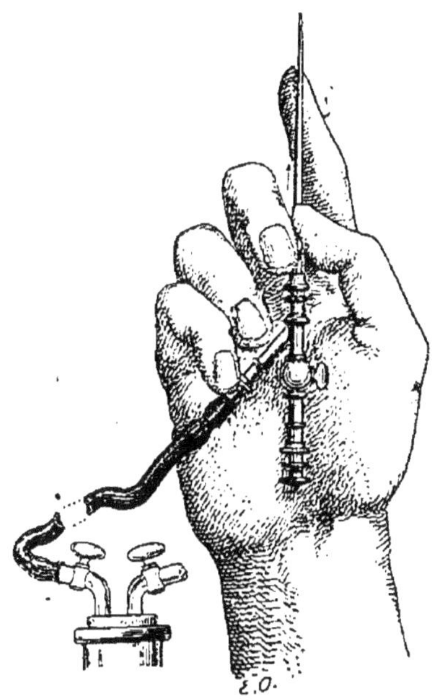

Fig. 6. — Main armée du trocart pour la thoracentèse.

Dès que le trocart a pénétré de trois centimètres, on s'assure par un petit mouvement de latéralité qu'on est bien dans la cavité pleurale, puis on retire doucement le stylet, en le faisant glisser dans sa bague, que la main gauche maintient solidement appliquée dans l'ajutage de la canule. Quand le trocart est arrivé au bout de sa course, comme le prouve la résistance qui empêche de le retirer davantage, on ferme le robinet de l'ajutage et on ouvre celui du flacon récepteur, dans lequel on a eu la précaution de faire auparavant un vide modéré (six coups de pompe). Le liquide paraît aussitôt. Pendant qu'il commence à s'écouler, on se débarrasse du trocart et de sa bague, que l'on confie à un aide.

L'aspiration doit être faite avec lenteur (pas plus de cinquante grammes par minute avec le temps perdu); on a grand soin de faire peu de vide, pour éviter de trop accélérer l'évacuation et d'exercer sur la surface du poumon une pression négative qui serait facilement dangereuse. Quand l'écoulement se ralentit ou devient intermittent, on ferme le robinet du tuyau d'écoulement, on ouvre celui de la pompe et on donne de nouveau cinq ou six coups de piston ; on referme ensuite avec soin le robinet de·la pompe avant de remettre le flacon en communication avec la plèvre. Cette manœuvre des robinets demande de l'attention ; elle est très nécessaire pour éviter les conséquences d'une fausse manœuvre de la pompe (refoulement au lieu de l'aspiration, chute du tuyau, etc.). L'opérateur ne doit donc permettre à personne de toucher aux robinets.

Quelquefois le vide étant suffisant, le liquide cesse brusquement de couler : cela peut tenir à l'interposition d'une néo-membrane flottante, ou même du poumon, qui vient s'appliquer contre l'orifice de la canule. En ce dernier cas, l'opérateur est averti par une vibration douce qui se transmet à la canule et qu'on a comparée assez justement au frôlement d'une aile d'oiseau. On dégage alors l'instrument par quelques mouvements de latéralité ; on porte la canule en bas (le talon en haut) ou on l'incline presque parallèlement à la paroi : ces mouvements doivent être faits avec douceur, mais vivement, pour échapper au contact du poumon; l'écoulement du liquide se rétablit aussitôt.

Au bout d'un certain temps, très variable selon les cas, le malade est pris de toux, et accuse une sensation douloureuse dans la poitrine, disant volontiers « que cela le tire en dedans ». On suspend alors l'écoulement pendant quelques minutes, puis on le reprend. Si la toux devient quinteuse et continue, on met fin à l'opération sans plus tarder, quelle que soit la quantité de liquide retirée.

En tous cas il faut savoir se modérer : même si l'écoulement marche bien, même si le malade n'accuse aucun malaise, on se gardera (surtout s'il s'agit d'une première ponction) d'extraire plus de la moitié de l'épanchement présumé (Potain), soit 1500 ou 1800 grammes au maximum chez l'adulte, quand l'épanchement paraît remplir toute la plèvre.

Lorsqu'on a atteint cette limite, ou que toute autre circonstance oblige à cesser l'aspiration, on ferme le robinet du flacon, on entoure la canule d'un petit tampon d'ouate aseptique, non hydrophile, et on retire vivement la canule en maintenant le tampon sur la paroi, de façon à éviter tout tiraillement de la peau et tout contact de la petite plaie avec l'extérieur.

On peut fixer ce petit tampon à l'aide d'un badigeonnage de collodion iodoformé.

On enveloppe ensuite le tronc d'une épaisse couche d'ouate et d'un bandage un peu serré, de façon à limiter l'expansion pulmonaire et par conséquent à empêcher un afflux de sang trop rapide dans le poumon décomprimé.

Incidents et accidents. — Il faut distinguer ceux qui se produisent pendant l'opération, et ceux qui ne se manifestent que lorsqu'elle est terminée.

1° *Pendant l'opération.* — Il peut arriver que le

trocart, au moment où l'on ponctionne, *bute contre une côte*, par suite d'un resserrement instinctif du thorax au contact de la pointe (ou parce qu'on n'a pas soutenu solidement le talon avec la paume de la main). Si on veut passer outre, on ne fait qu'émousser son trocart et exaspérer la défense; il faut attendre quelques secondes, et profiter de la grande inspiration qui suit l'effort pour introduire vivement le trocart dans l'espace intercostal relâché.

Parfois le trocart a pénétré franchement, mais on sent, en le faisant osciller en sens latéral, *qu'on n'est pas dans la collection liquide*. Cet accident est fréquent dans les pleurésies chroniques à fausses membranes épaisses. Il ne faut pas hésiter à retirer le trocart et à faire une nouvelle ponction sur un autre point.

Ne pas s'exagérer les inconvénients d'une ponction *blanche* : ils sont nuls quand la désinfection des instruments a été bien faite. Mieux vaut tenter une ponction dans un cas douteux, et courir le risque de ne pas réussir, que de laisser le mal s'aggraver dans une expectation systématique. Il faut savoir mettre de côté tout amour-propre et se dire que les plus grands cliniciens ont fait des ponctions blanches.

Dans la pratique urbaine, on mettra sa responsabilité à couvert en prévenant d'avance le malade et son entourage qu'il est possible que le liquide ne veuille pas sortir.

Il arrive encore qu'on est dans la plèvre, on sent le vide, le trocart se meut librement, et cependant on a beau faire manœuvrer la pompe, *rien ne s'écoule*. Il est probable qu'on a affaire à une pleurésie gélatineuse, ou contenant des flocons de fibrine. On fera une tentative pour désobstruer la canule avec l'écouvillon mousse *préalablement aseptisé avec soin;* si cette manœuvre ne réussit pas, on retirera la canule et on remettra l'opération à un autre jour. Il suffit parfois de 48 heures pour que la masse gélatineuse se liquéfie, et pour qu'une nouvelle ponction réussisse.

L'introduction de l'air dans la plèvre, pendant l'opération, ne peut être l'effet que d'une faute lourde de l'opérateur ou de son aide : erreur dans la manœuvre de la pompe ou des robinets, tiraillement maladroit des tubes qui fait lâcher un ajutage, etc. Cet accident, très fréquent et redouté à juste titre au temps de l'appareil Reybard, serait à peu près sans inconvénient si les précautions antiseptiques ont été bien prises; il ne comporte aucun traitement particulier.

Dans quelques cas le malade est pris pendant l'opération d'une *toux quinteuse, suffocante*, avec point de côté très aigu qui persiste malgré l'arrêt de l'aspiration. Ce phénomène paraît dû à l'expansion trop rapide du poumon rétracté, et au tiraillement de la plèvre et de ses filets nerveux. On fera respirer de l'éther au malade, on immobilisera son thorax par un bandage ouaté; on lui fera boire par petites gorgées du lait ou tout autre liquide froid. Si la toux persiste, on n'hésitera pas à pratiquer une injection de morphine, mais par prudence on la fera en deux temps : cinq milligrammes d'abord, et une dose un peu plus forte au bout d'un quart d'heure, si le malade n'est pas soulagé.

Enfin une *syncope* peut survenir, soit au cours de l'opération, soit au moment de l'introduction du trocart, soit même auparavant.

Cet accident, le plus grave de tous, ne s'observe guère que chez les malades dont le cœur est altéré dans son innervation et sa nutrition, soit par un état morbide antérieur à la pleurésie, soit par le fait d'une compression prolongée qui, en disloquant l'organe cardiaque, en le tordant pour ainsi dire sur son pédicule, a déterminé des troubles circulatoires graves. En cas de pleurésie gauche, c'est la veine cave inférieure qui est coudée presque à angle droit au niveau de son embouchure (Bartels, Rosenbach); en cas de pleurésie droite, c'est surtout l'oreillette droite et la veine cave supérieure qui sont comprimées (Leichtenstern), et il peut se former dans le cœur droit une thrombose dont la migration subite à la suite de la ponction détermine une embolie pulmonaire et une syncope mortelle.

Ces cas sont impossibles à prévoir ou à empêcher, mais il existe des observations dans lesquelles la mort subite a eu lieu au moment de l'introduction du trocart, et l'autopsie n'a révélé ni épanchement très abondant, ni caillots intra-cardiaques. On est alors réduit à invoquer, avec Holsberg, l'action prédisposante de l'anémie cérébrale et l'arrêt réflexe du cœur par secousse nerveuse brusque. Nous avons dit l'influence occasionnelle (et très sérieuse) de l'émotion chez les malades pusillanimes.

On combattra la syncope par les moyens habituels, c'est-à-dire par la position horizontale, la respiration artificielle, la faradisation cutanée, et l'injection d'éther.

2° *Après l'opération*. — Le seul accident à redouter après la thoracentèse est l'*œdème aigu du poumon a vacuo* avec expectoration albumineuse. Cet accident tient presque toujours à une évacuation trop rapide ou trop copieuse de l'épanchement, suivie d'un afflux de sang excessif dans les vaisseaux décomprimés et paralysés. Il faut ajouter qu'on ne l'observe guère que chez les malades à vaisseaux fragiles, chez les cardiaques, les brightiques et surtout les artério-scléreux.

La crise débute tantôt pendant l'opération, plus souvent une demi-heure ou une heure après, par une dyspnée intense, avec cyanose du visage, toux quinteuse et expectoration incessante de crachats spumeux, jaunes ou rougeâtres, striés de sang, renfermant des filaments de fibrine et une quantité considérable d'albumine. A l'auscultation, on trouve dans le côté malade et parfois aussi dans le côté opposé une pluie de râles crépitants et sous-crépitants fins, qui remplissent toute la poitrine et masquent le murmure vésiculaire. Une saignée abondante, suivie d'une large application de ventouses sèches, est le remède héroïque en pareil cas. Quand le calme sera rétabli, on y joindra la digitale, les laxatifs et surtout le régime lacté.

Quant à la *transformation purulente* de l'épanchement, éternel grief des adversaires de la thoracentèse, on peut dire que son histoire appartient au passé : avec les précautions antiseptiques que nous avons énumérées, tout danger à cet égard est écarté. S'il arrive qu'on voie des pleurésies, séro-fibrineuses à la première ponction, donner du pus à la seconde ou à la troisième, c'est dans quelques cas de tuberculose pleurale, qui suppurent avec ou sans intervention.

Le traitement à employer dans les cas de ce genre sera étudié au paragraphe suivant.

§ II. — PLEURÉSIES PURULENTES

Caractères cliniques. — La suppuration de la plèvre peut se manifester d'emblée, ce qui est le cas le plus fréquent, ou succéder à une pleurésie séro-fibrineuse. Elle peut se développer au cours d'une maladie générale infectieuse, comme la variole, la scarlatine, la fièvre typhoïde, ou d'une septicémie comme l'infection puerpérale, la streptococcie ou la pneumococcie d'origine grippale, etc. Elle peut aussi résulter d'une inflammation de voisinage telle que la pneumonie, la broncho-pneumonie, la gangrène du poumon, enfin et surtout la tuberculisation locale de la plèvre.

La symptomatologie est très variable. Parfois la pleurésie purulente affecte une marche suraiguë : elle débute alors par une fièvre intense, avec point de côté souvent très violent, brisement des forces, céphalée et prostration, état typhoïde, sécheresse de la langue, diarrhée et albumine dans les urines. Cette forme dite maligne n'appartient guère qu'aux septicémies graves.

Ailleurs la marche est moins rapide, subaiguë, et les symptômes généraux sont beaucoup moins graves : il n'y a ni hyperthermie ni prostration des forces. Le début ressemble à celui de la pleurésie séro-fibrineuse ; les signes physiques et fonctionnels sont les mêmes. Seulement au bout d'un certain temps, alors que la résorption devrait commencer, l'état du malade s'aggrave : il y a de l'amaigrissement, une fièvre persistante, des sueurs ; le teint devient terreux : il y a de la bouffissure du visage et un peu d'œdème des jambes qui met sur la voie du diagnostic.

Rarement enfin la pleurésie purulente se développe d'une manière tout à fait latente, sans fièvre ni troubles fonctionnels appréciables, et c'est par hasard, au cours d'un examen pratiqué dans un but tout différent, que le médecin la découvre.

Une fois constituée, la pleurésie purulente présente certains caractères qui lui sont propres et dont la réunion permet quelquefois de la diagnostiquer, ou du moins de la soupçonner avant toute intervention opératoire.

L'état général du malade est habituellement plus altéré que ne le comportent le volume de l'épanchement pleural et son ancienneté. Il y a de la pâleur du visage, parfois un peu de bouffissure, une rougeur plus marquée des pommettes, ou au contraire un teint jaunâtre et terreux. La température est rarement tout à fait normale : il y a un peu de fièvre, surtout le soir. Les fonctions digestives laissent beaucoup à désirer : le malade est sans appétit, a parfois du météorisme abdominal et de la diarrhée.

L'examen des urines révèle un peu d'albumine et presque toujours un certain degré d'urobilinurie.

Quant aux signes physiques, ils sont les mêmes que dans la pleurésie séro-fibrineuse, mais d'une netteté moindre : la matité est plus diffuse, le souffle tubaire nul ou à peine appréciable ; l'égophonie fait souvent défaut, et la pectoriloquie aphone, très marquée habituellement dans la pleurésie séro-fibrineuse, est ici beaucoup moins nette. Cependant il y a de nombreuses exceptions.

Si on examine le côté malade, on est souvent frappé de certaines particularités qui ne sont pas sans signification. La paroi thoracique a un aspect lisse (Marsh) ; elle présente de la voussure, le réseau veineux superficiel est plus développé qu'à l'état normal, et il existe parfois un léger œdème localisé en ce point. Ce dernier signe, sans être pathognomonique, révèle neuf fois sur dix un épanchement purulent.

Quelquefois il existe au point le plus déclive une saillie fluctuante, avec rougeur et tuméfaction de la peau, qui se soulève fortement quand le malade tousse (*empyema necessitatis*).

Abandonnée à elle-même la pleurésie purulente se termine de diverses façons : la forme maligne suraiguë aboutit presque sûrement à la mort, avec phénomènes septicémiques, avant que le pus ait eu le temps d'ulcérer la plèvre.

Les formes subaiguës donnent lieu, soit à la rupture de la plèvre pariétale, avec fusée purulente vers l'abdomen ou à l'extérieur, soit à une ulcération du poumon qui permet au pus d'être évacué par vomique : celle-ci peut être le signal de la guérison spontanée, elle peut aussi donner lieu à un pyo-pneumothorax presque toujours mortel.

Enfin les formes latentes peuvent s'enkyster, rester indéfiniment stationnaires, être suivies, quand elles sont circonscrites, d'une résorption partielle et d'une caséification du pus : ce fait est exceptionnel. Les formes très chroniques se terminent d'ordinaire par tuberculisation.

Traitement. — Si beaucoup de pleurésies séro-fibrineuses guérissent, et guérissent parfaitement, avec un simple traitement médical, il n'en est pas de même des pleurésies purulentes. La résorption du pus dans l'économie est chose exceptionnelle et d'ailleurs fâcheuse, tout abcès non vidé laissant après lui un reliquat inflammatoire nuisible pour les organes voisins. C'est une règle depuis longtemps établie en chirurgie que, la présence du pus étant constatée quelque part, il faut l'évacuer.

Le traitement de la pleurésie purulente sera donc un traitement opératoire.

Ce traitement sera l'objet d'une étude approfondie dans un autre volume de cette Bibliothèque (1) ; nous nous bornerons donc à en énumérer succinctement les divers procédés, et à donner un résumé très court des indications principales.

Moyens thérapeutiques. *Ponction.* — La première intervention qui s'impose, dans tous les cas de pleurésie soupçonnée purulente, est la thoracentèse. Elle seule permet d'affirmer le diagnostic. On la fait, cela va sans dire, avec les mêmes précautions que s'il s'agit d'une pleurésie séro-fibrineuse.

Il est rare que l'évacuation du pus par la simple ponction soit suivie de guérison : presque toujours la plèvre ne pouvant être complètement vidée, le pus se reproduit de façon à nécessiter bientôt une ponction nouvelle, puis une troisième... Pendant ce temps, l'état général du malade s'aggrave et des complications sont à redouter.

Cependant Netter et d'autres auteurs ont établi à cet égard une distinction importante, basée sur l'étude bactériologique du pus : les pleurésies à pneumocoques, très fréquentes, notamment chez l'enfant, pourraient guérir aisément par la ponction simple et répétée ; la pleurésie à streptocoques, au contraire, réclamerait une intervention plus radicale.

Dans la pratique, la ponction, appliquée au traitement de la pleurésie purulente, n'est jamais qu'un procédé d'attente, parfois suivi de succès inespérés, utile souvent comme moyen de gagner du temps et de favoriser la dissociation des exsudats fibrineux en vue d'une pleurotomie ultérieure (Widal), mais tou-

(1) Voy. *Thérapeutique chirurgicale des maladies de la poitrine*, par Ch. Walther.

jours précaire dans ses résultats, et qu'il faut savoir abandonner dès que son inefficacité est démontrée.

Injections antiseptiques dans la plèvre. — Depuis qu'on sait l'importance des micro-organismes dans la genèse des inflammations suppuratives, plusieurs auteurs, notamment Fernet, Moizard et Juhel-Rénoy, ont proposé de faire dans la plèvre fermée des injections parasiticides (sublimé, chlorure de zinc, teinture d'iode, etc.) en se servant de la canule de l'aspirateur pour introduire les solutions médicamenteuses. Un dispositif de l'appareil Potain permet d'employer la pompe et le flacon que nous avons décrits, à refouler ces solutions dans la cavité pleurale, à l'abri du contact de l'air.

Cette méthode nouvelle est encore à l'étude, et il n'est pas permis de la rejeter complètement ; elle paraît même s'appliquer utilement à certains cas très chroniques, dans lesquels une intervention chirurgicale serait dépourvue de chances de succès. Mais il est douteux que l'usage des injections parasiticides se généralise : en effet ces injections sont d'une pratique minutieuse et difficile, elles ne sont pas sans danger à cause de la tolérance très variable de la plèvre selon les individus, enfin leurs résultats, même dans les cas les plus favorables, sont loin de valoir une pleurotomie bien faite.

Drainage et lavage de la plèvre. — Chassaignac le premier, a eu l'idée d'appliquer à la pleurésie purulente le principe du drainage chirurgical et a obtenu ainsi certains succès. Il se servait d'un gros trocart courbe qui lui permettait de passer un drain de caoutchouc dans un espace intercostal et de le faire ressortir à quelque distance par une contre-ouverture.

Par ce moyen il est possible d'obtenir l'évacuation

continue du pus, condition essentielle pour que le foyer se rétracte et que son contenu ne s'altère pas. Malheureusement le drain, si gros qu'il soit, ne peut donner issue aux fausses membranes, aux flocons de fibrine qui encombrent souvent la plèvre, et dont le séjour est un danger permanent de décomposition putride.

On a essayé de suppléer à cette insuffisance du drain par les lavages, et une foule de procédés ont été imaginés pour assurer la pénétration et l'évacuation régulières des solutions médicamenteuses employées (eau phéniquée, boriquée, alcoolisée; solutions de teinture d'iode, de permanganate de potasse, etc.). Le plus ingénieux de ces procédés, très employé il y a peu d'années encore, est le tube en Y ou siphon de Potain, qui permet d'effectuer de grands lavages sans fatigue pour le malade.

Mais il paraît démontré aujourd'hui que, loin de favoriser la cicatrisation du foyer intra-pleural, les lavages réitérés l'empêchent au contraire, ou du moins la retardent. En outre, ils peuvent entraîner par leur action mécanique et dynamique sur la plèvre malade, toute une série d'accidents graves, (convulsions épileptiformes, syncope, mort subite même). Si on les conserve encore pour certains cas exceptionnels (épanchement putride, tuberculisation de la plèvre), les lavages en tant que méthode générale sont à peu près abandonnés.

Pleurotomie. — L'incision large de la paroi thoracique, telle qu'on la pratiquait déjà du temps d'Hippocrate, tend de plus en plus à devenir le traitement de choix dans la pleurésie purulente.

Longtemps on l'a rejetée *à priori*: la pratique de la thoracentèse ayant démontré les graves consé-

quences de l'introduction de l'air dans la plèvre, il
semblait téméraire d'ouvrir à cette introduction une
large voie, impossible à refermer ; d'autre part, on
jugeait peu rationnel, dans le but d'obtenir l'occlusion
de la cavité suppurante, de commencer par produire
un pneumothorax, dont le résultat devait être d'affaisser davantage le poumon contre la colonne vertébrale, sans espoir d'expansion ultérieure, puisque
le vide intra-thoracique était définitivement aboli.

L'expérience a montré que ces deux objections
sont aussi mal fondées l'une que l'autre.

En effet, si la pénétration de l'air dans la plèvre
est redoutable, c'est lorsque, la cavité demeurant
close, les germes apportés du dehors par l'air introduit risquent de provoquer l'altération du pus *qui séjourne* et qui ne peut s'évacuer. A la suite de l'incision
large, l'écoulement du pus étant assuré à mesure
qu'il se forme, sa décomposition est impossible.

D'autre part, la tension des épanchements intra-
pleuraux et surtout des épanchements purulents est,
dans l'immense majorité des cas, très supérieure à
la pression atmosphérique. Il suffit d'un instant de
réflexion pour comprendre que, cet épanchement
étant évacué et remplacé par l'air extérieur, le poumon, loin d'être comprimé davantage, sera au contraire soulagé dans une certaine mesure, et incité à
se déplisser par les efforts de toux, pourvu qu'il ne
soit pas bridé par une coque néo-membraneuse inextensible.

Disons en passant que cette remarque suffit à démontrer l'inutilité, pour ne pas dire plus, des appareils tels que le siphon de Bülau, qui ont la préten-
tion de favoriser l'expansion pulmonaire en exerçant
sur le contenu de la plèvre une aspiration perma-

nente. Ces appareils fonctionnent rarement selon la théorie : car l'air finit toujours par s'insinuer entre les bords de la plaie et le tube à demeure qui la distend ; d'autre part ils s'obstruent fréquemment et ne donnent au pus qu'une évacuation très imparfaite. Ce double motif suffit à les faire écarter.

Les résultats de la pleurotomie sont devenus infiniment meilleurs depuis que cette opération est pratiquée suivant les règles de l'antisepsie chirurgicale, et surtout depuis qu'on a renoncé à la faire suivre de lavages répétés de la plèvre. Les règles à observer sont les suivantes, sauf exceptions motivées par des circonstances particulières :

Choix du point le plus déclive de l'épanchement (le huitième espace intercostal est le point le plus bas, quand le malade est couché sur le dos);

S'assurer par une ponction de la présence du liquide à l'endroit où l'on opère ; marquer la ligne de l'incision d'un trait au crayon dermographique ;

Limiter l'incision à six centimètres au moins de la colonne vertébrale ;

Désinfecter les instruments à l'eau bouillante, le thorax du malade, ainsi que les mains des opérateurs, par des lavages répétés à l'eau savonneuse d'abord, puis au sublimé à 1 pour 1000 ;

Insensibiliser la région par une injection interstitielle de deux ou trois centimètres cubes de solution *aseptique* de chlorhydrate de cocaïne au 50° (4 à 6 centigrammes au total), répartis en six piqûres tout le long du trajet de l'incision projetée ;

Inciser la peau un peu au-dessous de la ligne tracée, sur une longueur de 6 centimètres, bien parallèlement au bord supérieur de la côte placée au-dessous ;

Diviser les tissus profonds couche par couche en rasant ce bord ;

Si l'espace intercostal est étroit (chez l'enfant surtout), il peut être utile, pour se donner du jour, de faire la résection sous-périostée de la côte supérieure, dans les limites de l'incision ;

Arrivé sur la plèvre, la ponctionner, puis débrider au bistouri boutonné, en se guidant sur l'index gauche introduit dans la plaie ;

Si l'écoulement du pus est très rapide, le modérer en plaçant un ou plusieurs doigts dans l'incision pleurale ;

L'écoulement terminé, explorer l'intérieur de la cavité pour détacher, si l'on peut, les fausses membranes, les flocons fibrineux et autres corps étrangers qui l'obstruent ;

Introduire deux gros drains de caoutchouc, aussi loin que possible sans violence ; les fixer à l'extérieur par deux épingles anglaises disposées en croix ;

Faire ensuite, à pression modérée (bock laveur à 1 mètre de haut), un lavage avec la solution de sublimé à 1 p. 2000 jusqu'à ce que le liquide ressorte clair ; chasser le reliquat du sublimé par un lavage à l'eau bouillie ;

Enfin appliquer un pansement antiseptique, formé de plusieurs compresses de gaze iodoformée, entourant l'orifice des drains, et d'une grande épaisseur d'ouate hydrophile enveloppant le thorax, le tout solidement maintenu par un bandage de corps avec bretelles et sous-cuisses.

Le pansement sera renouvelé tous les deux ou trois jours, plus souvent même s'il est traversé ; à moins de fétidité du pus, ou de signes de rétention, on ne fera pas d'autres lavages. Au bout de huit ou dix jours, si l'état général est bon et si la quantité du pus sécrété diminue rapidement, on pourra commencer à réduire, centimètre par centimètre, la longueur des drains, mais il faut se garder d'aller trop vite.

La pleurotomie antiseptique, pratiquée selon ces règles aujourd'hui adoptées par tous les chirurgiens, donne les meilleurs résultats. Dans les cas simples et récents, la guérison complète ne demande que quelques semaines; dans les cas anciens il persiste parfois une fistule. L'opération n'échoue que dans certaines pleurésies malignes, compliquées de gangrène du poumon, et dans celles qui sont sous la dépendance directe d'une tuberculisation de la plèvre (1).

Opération d'Estlander et thoracoplastie. — Lorsque l'épanchement purulent très abondant a fortement comprimé le poumon, lorsque la pleurotomie a été tardive et qu'il a fallu employer des lavages répétés, il arrive parfois qu'en dépit des soins les plus prolongés, la cavité ne s'oblitère pas : le thorax a beau se rétracter, le diaphragme a beau remonter, entraî-

---

(1) Une statistique récente, due à Runeberg, met bien en lumière les progrès réalisés depuis l'adoption de la pleurotomie antiseptique et la suppression des lavages répétés.

Sur 103 cas d'empyème opérés à la clinique d'Helsingfors de 1876 à 1890, il compte 87 cas simples et 16 cas compliqués. Les cas simples comprennent une première série de 20 cas traités par les lavages répétés, qui ont donné 6 guérisons, 9 fistules et 5 morts ; une seconde de 9 cas dans lesquels on s'est borné à un seul lavage, a fourni 7 guérisons et 2 fistules ; enfin une troisième série (drain sans lavage) a donné sur 58 cas, 56 guérisons complètes, 1 fistule et 1 mort par érysipèle. Quant aux cas compliqués, l'auteur, sur 12 pleurésies purulentes consécutives à la gangrène du poumon, a eu 4 guérisons, 2 fistules et 6 morts ; sur 4 cas de tuberculose pleurale, 1 fistule et 3 morts. (Finska lakaresall. Handlingar xxx. 6. 1892.)

nant avec lui les organes abdominaux, le poumon, affaissé et induré, n'arrive pas au contact de la paroi; il reste une cavité de forme prismatique dont la suppuration persistante, outre l'incommodité qu'elle produit, risque de finir par épuiser le malade.

En pareil cas on peut essayer de *mobiliser* la paroi thoracique rigide, en réséquant au niveau de la cavité un segment plus ou moins considérable des côtes, de façon à permettre à ces arcs osseux de se laisser déprimer, et d'aller à la rencontre du poumon. Cette opération vulgarisée, sinon inventée, par Estlander qui lui a donné son nom, a subi diverses modifications applicables aux cas variés qui peuvent se présenter. Nous n'avons pas à la décrire ici : disons seulement qu'elle donne parfois des résultats heureux dans des cas qui paraissaient désespérés. Elle réussit surtout dans ces pleurésies circonscrites de la base du thorax, à début obscur, qui ne sont reconnues et traitées qu'au bout de plusieurs mois, lorsqu'il s'est formé une coque néo-membraneuse épaisse, peu susceptible de rétraction. La pleurotomie améliore l'état du malade, mais la suppuration continue, intarissable. L'opération d'Estlander, combinée parfois avec la résection d'une partie de la plèvre épaissie (Bouilly), permet l'accolement des parois du kyste et la guérison complète, avec une déformation relativement insignifiante.

En revanche, dans les pleurésies qui occupent le sommet de la cavité thoracique, et dans celles à épanchement total qui ont réduit le poumon à l'état de moignon dans la gouttière vertébrale, la thoracoplastie, même avec les perfectionnements récents (mobilisation complète d'un segment de la paroi thoracique), ne peut donner que des résultats incomplets ou nuls.

Elle est formellement contre-indiquée chez les tuberculeux, et chez les malades atteints d'albuminurie grave, ou de toute autre affection cachectisante.

Résumé des indications. — On peut poser en principe que, dans la pleurésie purulente, mieux vaut intervenir trop tôt que trop tard; mais la conduite à tenir est un peu différente selon que la marche de la maladie est suraiguë, aiguë ou chronique.

La pleurésie *suraiguë* peut être la manifestation locale d'une maladie générale infectieuse, d'une septicémie grave : ces cas guérissent rarement, quelle que soit la thérapeutique.

La présence du pus constatée, si la fièvre paraît liée à l'état général, on se bornera à évacuer le pus par la ponction aussi souvent que l'abondance de l'épanchement l'exige. Si le malade résiste aux accidents généraux, si la fièvre tombe, ou si sa persistance paraît due à la présence du pus dans la plèvre, on s'empressera de pratiquer la pleurotomie antiseptique.

La même opération, accompagnée ou non de résection costale devra être pratiquée *d'emblée* dans les pleurésies purulentes liées à la gangrène du poumon ou à la pénétration de germes putrides dans la cavité pleurale. On tiendrait une conduite semblable dans le cas heureusement exceptionnel où, à la suite d'une pleurésie séro-fibrineuse ponctionnée avec un instrument malpropre, on verrait se développer de la fièvre et des signes de septicité pleurale.

Dans les pleurésies purulentes à *marche subaiguë*, comme le sont souvent celles qui succèdent à la pneumonie, ou à la broncho-pneumonie grippale, on pourra essayer d'abord des ponctions successives, surtout si l'on a affaire à un enfant, ou si un examen bactériologique bien fait révèle dans l'exsudat la présence des pneumocoques à l'état de pureté (Netter). Mais si, après deux ou trois ponctions, l'état général ne s'améliore pas, et surtout si la reproduction du pus est toujours aussi rapide, on ne perdra pas un temps précieux à continuer dans une voie sans issue, et on pratiquera sans plus tarder l'opération radicale. Celle-ci, nous le répétons, est d'autant plus simple et donne d'autant plus de chances de guérison complète et rapide, qu'elle est faite plus tôt, avant l'épaississement trop considérable de la plèvre et la rétraction irréductible du poumon.

La persistance de la fièvre n'est pas, tant s'en faut, une contre-indication ; elle démontre, au contraire, en l'absence d'une autre cause, l'influence nocive du pus et l'urgence qu'il y a à l'évacuer.

En face d'une pleurésie purulente à marche *chronique*, le médecin est souvent embarrassé, surtout quand il n'est appelé que longtemps après le début, et que la latence des accidents ne permet pas de préciser exactement quand ils ont commencé. Si on a affaire à une pleurésie enkystée, à cavité profonde et anfractueuse, à parois absolument rigides, l'intervention peut faire courir des risques, ou du moins elle donnera peu de bénéfices, vu l'impossibilité d'obtenir l'oblitération de la cavité.

Mais, comme on ne peut être certain d'avance que ces conditions existent, et qu'il est des cas assez nombreux où, même dans les formes très chroniques, très anciennes, l'opération radicale est suivie de succès, on se laissera guider d'après les résultats de la ponction ; si l'évacuation du pus se fait sans difficultés, si elle paraît soulager le malade, on tentera la pleurotomie complétée au besoin par l'opération d'Estlander. Si, au contraire, le pus sort difficilement, en petite quantité, si l'aspiration est mal supportée, si d'autre part l'état général est passable et s'il n'y a ni fièvre ni troubles fonctionnels sérieux, on évitera de troubler l'équilibre établi tant bien que mal et on laissera le malade tranquille.

Soins consécutifs. — Une pleurésie purulente guérie après opération laisse toujours derrière elle un certain degré d'affaissement du thorax et de sclérose avec atrophie du poumon sous-jacent : ces lésions sont, en général, d'autant plus accusées que l'inflammation de la plèvre a été plus intense et la suppuration plus prolongée. Abandonnées à elles-mêmes, elles compromettent gravement la santé générale, d'abord en créant dans le poumon ainsi induré un *lieu de moindre résistance*, puis en déterminant une insuffisance respiratoire et circulatoire qui aboutit en dernier ressort à la dilatation du cœur droit.

Pour restreindre autant que possible ces déformations post-pleurétiques, on a conseillé la gymnastique respiratoire, consistant dans la pratique des respirations profondes ou rythmées (Descamps), suivies ou non d'efforts modérés d'expiration, la glotte fermée.

On obtient de meilleurs résultats, comme l'ont montré Corval et Steinhoff, par l'inspiration dans l'air comprimé, le côté sain étant maintenu par une sangle qui supporte le poids du corps. On peut employer un des appareils portatifs que nous avons décrits (voy. page 283). Les séances d'une durée de cinq à dix minutes seront répétées trois fois par jour ; on emploiera une pression faible [un centième d'atmosphère ou dix centimètres d'eau (1)].

(1) L'aérothérapie exige des appareils qu'on ne peut pas tou-

Il va sans dire que les convalescents de pleurésie purulente seront, plus encore qu'après la pleurésie séro-fibrineuse, soumis au traitement hygiénique et général commun à toutes les maladies graves de l'appareil respiratoire.

§ III. — PLEURÉSIES ANOMALES

Nous réunissons sous ce titre les pleurésies qui, soit par leur nature, soit par leur localisation, soit enfin par les circonstances cliniques dans lesquelles elles apparaissent, s'écartent sensiblement des grands types étudiés dans les pages qui précèdent, et sont susceptibles de donner lieu à des indications thérapeutiques spéciales. Ce chapitre pourrait prêter à des développements indéfinis ; nous sommes obligé de nous limiter aux points essentiels.

jours se procurer. A défaut d'inhalations d'air comprimé, on aura recours au procédé conseillé par le professeur Silva (de Pavie) : une poulie de renvoi, analogue à celle des appareils à extension continue pour fractures, est fixée à la tête du lit ; sur cette poulie passe une corde d'un mètre cinquante environ de longueur, supportant un poids de 2 à 5 kilos et terminée à son autre extrémité par une poignée. Le malade, étendu *sur son côté sain*, tient de l'autre main cette poignée et exécute des mouvements méthodiques de traction ainsi réglés : le bras étant étendu au-dessus de la tête, inspiration forte, puis, lentement et sans secousse, la main qui tient la poignée s'élève et décrit verticalement un arc de cercle qui la ramène le long du tronc ; après une pause pendant laquelle l'expiration a lieu, le malade exécute le mouvement inverse, en résistant à la descente du poids et en inspirant de nouveau, avec force et lenteur, de façon à porter au maximum l'ampliation du thorax. Cette double manœuvre, répétée à plusieurs reprises, le côté sain étant immobilisé par le décubitus, est très efficace pour ramener l'expansion du poumon comprimé par un épanchement pleurétique.

A. **Pleurésies anomales par leur nature**.

Pleurésie sèche avec adhérences rétractiles. — Isolée, la pleurésie sèche est presque toujours symptomatique de la tuberculose chronique du poumon. Cependant elle peut aussi succéder à la grippe, quand celle-ci se complique de broncho-pneumonie. Elle procède par poussées aiguës avec douleur thoracique vive, gêne respiratoire, toux sèche et frottements pleuraux perceptibles à l'auscultation. Quand il existe déjà des adhérences, on ne perçoit pas de frottements, mais un affaiblissement marqué du murmure vésiculaire sans diminution notable de la sonorité. Étendue à tout le thorax, la pleurésie sèche détermine la rétraction et l'atrophie des poumons (pneumonie chronique par symphyse pleurale) et toute la série des troubles respiratoires et circulatoires qui en sont la conséquence.

Le traitement consiste dans l'emploi méthodique et prolongé des révulsifs : ventouses et sinapismes d'abord, puis badigeonnages iodés, petits vésicatoires, pointes de feu répétées, cautères même. En cas d'adhérences étendues, on y joindra la gymnastique respiratoire et tous les moyens dont nous avons parlé à propos de la broncho-pneumonie chronique.

Pleurésie gélatineuse. — Elle se voit surtout dans la grippe et dans le rhumatisme ; on ne peut la diagnostiquer que par la ponction, qui ne donne pas une goutte de liquide, alors que le trocart est évidemment dans une cavité et s'y meurt librement. Souvent elle se transforme au bout de peu de jours en pleurésie à épanchement ordinaire.

On aura recours aux vésicatoires répétés, et on ne craindra pas, malgré l'insuccès d'une première ponction, d'en pratiquer une seconde quelques jours plus tard.

Pleurésie hémorrhagique. — En dehors des épanchements sanguins consécutifs à un traumatisme (plaie pénétrante, fracture compliquée de côtes, etc.) et qui sont du ressort de la chirurgie, la pleurésie hémorrhagique peut s'observer dans le cancer du poumon et de la plèvre, dans la tuberculose chronique avec néo-membranes épaisses et vasculaires (pachypleurite tuberculeuse), enfin dans les maladies générales hémorrhagipares.

La ponction, quand l'abondance de l'épanchement l'exige, est le seul traitement rationnel : on ne retirera qu'une partie du liquide, et on évitera soigneusement toute aspiration énergique, capable de rompre à nouveau les capillaires fragiles et de provoquer ainsi la reproduction indéfinie du liquide. Ce serait peut-être le cas d'employer, pour la thoracentèse, le tube siphon plongeant dans l'eau, recommandé par Smidt. On se gardera de tenter une intervention plus radicale et notamment la pleurotomie, qui ne pourrait qu'aggraver rapidement l'état du malade.

Pleurésie gangréneuse. — Elle succède à une gangrène du poumon, primitive ou secondaire, ayant intéressé la couche corticale de cet organe (gangrène pulmonaire à forme pleurétique). Elle débute par un point de côté, d'une intensité excessive, accompagné d'une fièvre forte et d'un état général promptement mauvais. Le développement de l'épanchement est en général très rapide. La ponction, que l'intensité de la dyspnée et des troubles fonctionnels rend bien vite urgente, donne issue à du pus séreux, d'une fétidité excessive.

La pleurotomie antiseptique, suivie de lavages répétés jusqu'à disparition complète de la fétidité, doit être pratiquée sans hésitation dès que le diagnostic est établi. Ce traitement a donné à Runeberg et à Brunniche environ 50 % de guérisons, très beau résultat dans une affection qui, livrée à elle-même, est toujours mortelle.

Pleurésie putride. — En dehors de la gangrène, il y a des épanchements qui subissent, primitivement ou secondairement, l'altération putride. Cette altération est liée à la présence dans le foyer de microbes saprophytes variés (Netter).

L'évolution des pleurésies putrides est très variable : elle n'est pas toujours aiguë, et nous avons vu un cas où la ponction ne s'est imposée qu'au bout de six semaines. Les douleurs vives peuvent également ment faire défaut. Mais l'état général devient rapidement mauvais, sans doute à cause de l'influence nocive des produits putrides résorbés.

Ici encore on n'hésitera pas à faire de bonne heure l'opération de l'empyème, avec toutes les précautions de l'antisepsie. Il est à remarquer que ces pleurésies putrides n'ont pas la malignité de la pleurésie liée à la gangrène pulmonaire : elles guérissent facilement, et un seul lavage suffit parfois à faire disparaître la fétidité du pus (observation personnelle).

B. **Pleurésies anomales par leur localisation.**

Les pleurésies à localisation anomale ne sont pas toujours dues, comme on serait tenté de le croire *a priori*, à une inflammation de voisinage : elles peuvent très bien être symptomatiques d'une maladie générale, et alors leur forme s'explique par la préexistence d'adhérences pleurales anciennes, qui ont empêché la pleurésie de suivre sa marche ordinaire.

Pleurésie diaphragmatique. — Elle se développe à la face inférieure du poumon, et les exsudats qu'elle engendre, au lieu de se porter en arrière et en haut, s'amassent sur place, déprimant le diaphragme, qui de convexe devient concave. Au point de vue clinique, la pleurésie diaphragmatique se distingue par une dyspnée excessive, avec point de côté hypochondriaque, douleur à la pression sur le trajet du nerf phrénique (bouton diaphragmatique de Guéneau de Mussy), toux sèche très pénible, hoquet, fièvre intense et délire. Les signes d'auscultation sont presque nuls, mais le diaphragme du côté malade est immobile, et l'hypochondre se déprime à chaque inspiration. Quand l'épanchement est abondant, la mort peut survenir par asphyxie.

On fera, dès le début, une large application de ventouses scarifiées, le long des attaches du diaphragme. En cas de dyspnée menaçante, lors même qu'on ne constaterait de matité complète en aucun point, on fera une ponction exploratrice dans le huitième espace intercostal, de préférence en arrière, et en ayant soin de pousser d'emblée le trocart à une grande profondeur, de façon à dépasser la lame pulmonaire adhérente à la plèvre costale. L'épanchement vidé, on règlera sa conduite d'après la nature du liquide et la marche plus ou moins offensive de la maladie.

Pleurésie médiastine et médiastino-diaphragmatique. — La pleurésie enkystée dans le triangle virtuel que limite en bas le diaphragme, en dehors et en haut le poumon, en dedans le médiastin, est une des variétés les plus insidieuses et les plus dangereuses que le clinicien puisse rencontrer. Elle n'a pas le début à grand fracas de la variété précédente ; au contraire, elle s'installe sourdement, avec des symptômes qu'on peut rapporter à volonté à la grippe, à l'embarras gastrique, à une affection cardiaque, en un mot à tout autre chose qu'à la maladie véritable. On est mis sur la voie par l'apparition soudaine d'une dyspnée intense, angoissante, avec altération des traits, sensation de gêne intra-thoracique, petitesse et fréquence du pouls. Une percussion attentive fait constater une zone de matité triangulaire à la partie interne et inférieure du thorax, soit en avant vers le sternum, soit en arrière, immédiatement en dehors de la colonne vertébrale. En même temps on constate, comme dans la pleurésie diaphragmatique, l'immobilité de l'hypochondre ou sa rétraction au moment de l'inspiration.

Dans trois cas que nous avons observés chez des malades de plus de quarante ans, soupçonnés de tuberculose, nous avons pu, par une ponction faite en arrière, dans la petite zone de matité, tout près de la colonne vertébrale, évacuer un épanchement sérofibrineux de 1500 à 1800 grammes. Ces trois malades ont guéri, l'un après avoir présenté quelques jours plus tard une pleurésie du côté opposé qui nécessita également l'opération.

Par contre, il nous est arrivé deux fois, chez des tuberculeux avérés, morts assez brusquement avec symptômes asphyxiques, de découvrir à l'autopsie un gros épanchement purulent médiastino-diaphragmatique, qui avait été méconnu pendant la vie, faute probablement d'avoir été recherché avec une attention suffisante.

Pleurésie interlobaire. — Elle est généralement symptomatique d'une pneumonie, avec laquelle ses débuts se confondent. Celle-ci dissipée, la persistance de la fièvre et d'un certain degré de gêne thoracique peut mettre sur la voie : si le kyste interlobaire est considérable, on arrivera à découvrir de la matité et un peu de respiration soufflante sur une ligne oblique qui va de l'angle interne de l'omoplate au mamelon, en contournant le creux axillaire. Souvent on croit à un abcès du poumon. La pleurésie interlobaire se termine ordinairement par une vomique, qui peut être suivie de guérison.

Vu l'obscurité des symptômes, on ne saurait tracer de règles thérapeutiques; la pleurésie interlobaire est, du reste, rarement accessible à l'intervention.

Pleurésie enkystée du sommet. — Elle est encore plus obscure dans sa symptomatologie que les autres variétés de pleurésie partielle : souvent elle donne lieu, avec de la matité, à des signes pseudo-cavitaires, et on la confond avec une induration tuberculeuse du poumon, compliquée d'excavation. Le traitement se borne à des applications révulsives, plusieurs fois répétées en avant et en arrière.

Pleurésie double. — Il n'est pas rare, dans certaines maladies générales telles que la grippe, le rhumatisme, de voir les deux plèvres atteintes simultanément ou successivement. Il en est de même dans la tuberculose chronique. Les symptômes ne diffèrent pas de ceux de la pleurésie ordinaire.

Séro-fibrineuse, la pleurésie double est justiciable des ventouses scarifiées et des vésicatoires; on donne en même temps le sulfate de quinine à la dose de 50 centigrammes ou 1 gramme.

Si la pleurésie double est purulente, on n'hésitera pas à faire l'empyème, d'abord d'un côté, puis quelques jours après de l'autre. Une observation intéressante de Gardinier prouve que l'ouverture large des deux plèvres à neuf jours de distance, peut parfaitement être suivie de guérison.

C. Pleurésies anomales par les circonstances cliniques dans lesquelles elles se développent.

Pleurésie dans la grossesse. — Elle affecte une marche habituellement subaiguë, et, contrairement à ce qui a lieu pour la pneumonie, elle n'interrompt pas en général le cours de la grossesse; elle ne présente pas de disposition spéciale à la purulence. Les symptômes sont ceux qu'on observe dans la pleurésie ordinaire, avec une dyspnée habituellement plus forte, ce qui s'explique par le refoulement du diaphragme.

Le traitement doit être peu actif : on évitera la diète sévère, les purgatifs; s'il y a de l'albuminurie, on s'abstiendra également de diurétiques et de vésicatoires; on prescrira le régime lacté. Si l'épanchement est abondant et la dyspnée pénible, on n'hésitera pas à ponctionner, mais on se bornera à retirer le trop plein du liquide. La résorption, lente tant que dure la grossesse, s'achève rapidement après l'accouchement.

Pleurésie dans l'état puerpéral. — Elle est aussi grave que celle de la grossesse est bénigne : presque toujours purulente ou hémorrhagique d'emblée, elle n'est en général qu'une localisation de l'infection septicémique partie de l'utérus. Elle est assez souvent double.

L'épanchement doit être ponctionné de bonne heure ; au bout de quelques jours, si l'état général permet quelque espoir, on fera la pleurotomie.

Pleurésie dans le rhumatisme. — Ordinairement bénigne, la marche de la pleurésie rhumatismale offre une grande ressemblance avec celle des arthropathies. Le plus souvent elle débute par un point de côté très intense, très étendu, avec sensibilité à la pression (rhumatisme fibreux sous-pleural de Lasègue) ; il y a en même temps une poussée de fièvre, et en quelques heures se développent les signes d'un épanchement qui devient rarement abondant, reste cantonné à la région postérieure et peut disparaître aussi vite qu'il s'est formé. Souvent le côté opposé se prend à son tour et de la même façon. Les signes physiques donnent plutôt l'idée d'une sorte d'œdème pleuro-pulmonaire que d'un épanchement collecté.

Dans une autre variété, propre aux rhumatismes graves avec anémie intense et complications cardiaques, la pleurésie rhumatismale est plus insidieuse, se développe lentement, d'une façon latente, au point qu'on est surpris de la découvrir par hasard, sans que le malade ait appelé l'attention de ce côté; elle a une durée parfois longue, mais guérit d'ordinaire sans adhérences étendues ni rétractions pleuro-pulmonaires. L'épanchement ne devient abondant que lorsqu'il y a péricardite concomitante; il est alors le plus souvent double, séro-fibrineux, parfois légèrement hémorrhagique, et toujours doublé d'une congestion œdémateuse du poumon, d'une véritable splénisation, qui le fait paraître plus abondant qu'il n'est en réalité.

Les sinapismes et la teinture d'iode dans la forme aiguë, les vésicatoires et les pointes de feu dans la forme lente, sont les seuls moyens thérapeutiques que réclame la pleurésie rhumatismale, et qui, combinés avec le traitement exigé par l'état général, suffisent d'ordinaire à la faire disparaître rapidement.

Pleurésie dans la grippe. — On peut distinguer, avec Teissier, la pleurésie grippale proprement dite, laquelle est bénigne, de la pleurésie purulente compliquant la grippe, laquelle est beaucoup plus grave.

La pleurésie grippale ressemble un peu à la pleurésie rhumatismale : elle débute, comme on a pu s'en assurer à l'autopsie, par une véritable poussée d'œdème sous-pleural (Teissier), dont la mobilité est extrême, et qui peut, en quelques heures, paraître et disparaître sur plusieurs points du poumon. A un degré plus accentué, elle détermine une matité souvent étendue, avec souffle tubaire doux, égophonie et abolition des vibrations thoraciques : les deux côtés peuvent être pris simultanément ou successivement (Bucquoy); le poumon sous-jacent est fréquemment œdématié, et il est parfois difficile de s'assurer autrement que par une ponction si on a affaire à une spléno-pneumonie ou à un épanchement pleural vrai. La résolution se fait plus ou moins attendre ; mais, quand elle a commencé, elle est parfois très rapide.

La pleurésie purulente compliquant la grippe a une marche toute différente : son début est brusque, marqué par un point de côté violent, une dyspnée et une fièvre très vives ; l'épanchement se fait avec une grande rapidité et peut atteindre 2 litres dès le sixième jour.

Le traitement de la pleurésie grippale simple se borne à quelques ventouses scarifiées, suivies au besoin d'un vésicatoire. La pleurésie purulente compliquant la grippe est d'ordinaire une pleurésie à streptocoques et réclame la pleurotomie précoce.

Pleurésie dans la pneumonie. — Nous en avons parlé avec détail dans un autre chapitre (voy. p. 218) : il est inutile d'y revenir ici.

Pleurésie dans le cancer du poumon et de la plèvre. — Au voisinage du poumon cancéreux, la plèvre est presque toujours atteinte, soit d'inflammation adhésive, soit de pachy-pleurite avec néoformation abondante de vaisseaux embryonnaires à parois friables. Envahie par la prolifération cancéreuse, elle sécrète des exsudats formés tantôt de sérosité simple, tantôt d'un liquide chyliforme, riche en graisse ; on y découvre des masses plus ou moins abondantes de cellules épithélioïdes volumineuses, en partie dégénérées et creusées de vacuoles (Ehrlich).

La pleurésie cancéreuse se distingue par sa

marche aiguë et cependant apyrétique, l'intensité du point de côté et de la dyspnée, que la ponction ne fait pas disparaître, l'existence de signes de compression des organes intra-thoraciques et notamment de l'aphonie par paralysie du nerf récurrent (Unverricht). En même temps, on observe divers symptômes pulmonaires, notamment les crachats gelée de groseille; il peut y avoir des ganglions sus-claviculaires engorgés, durs et peu mobiles.

La ponction ramène souvent un liquide hémorrhagique dont la teinte devient plus foncée à mesure qu'on prolonge l'aspiration; elle produit peu de soulagement des symptômes et peu de changement dans les signes physiques. Elle peut être suivie de l'apparition de noyaux indurés au point de ponction, dus à l'auto-inoculation cancéreuse (Unverricht).

Le diagnostic fait, on se bornera pour tout traitement à évacuer le trop-plein de l'épanchement par des ponctions répétées, en évitant toute aspiration sur la plèvre malade. On combattra les poussées inflammatoires par de petits vésicatoires, les phénomènes douloureux par la morphine en injections sous-cutanées.

Pleurésie dans la syphilis. — Elle constitue une rareté clinique et n'a été élucidée que depuis peu d'années. On peut l'observer comme localisation isolée, soit dans la période secondaire (Talamon, Chantemesse et Widal), soit dans la période tertiaire (Preetorius); plus souvent elle est consécutive à une gomme du poumon.

Elle peut être franchement aiguë et accompagnée de fièvre (Talamon) ou subaiguë et même tout à fait chronique; tantôt elle reste sèche, tantôt elle s'accompagne d'un épanchement qui devient rarement abondant, mais sur lequel les moyens thérapeutiques ont peu de prise ; elle est assez souvent double. Elle cède avec une grande rapidité au traitement spécifique, quand il n'est pas institué tardivement.

Dès qu'on a de sérieuses raisons de soupçonner la nature syphilitique d'une pleurésie (voy. page 364), il faut sans retard instituer le traitement mixte : pilules de proto-iodure de mercure ou mieux frictions avec l'onguent napolitain, et iodure de potassium à la dose de 4 à 8 grammes par jour.

Pleurésie chez les cardiaques. — Indépendamment de l'hydrothorax double qu'on observe souvent aux périodes avancées des maladies du cœur, et qui n'est qu'une localisation de l'anasarque, les cardiaques présentent assez souvent des pleurésies unilatérales, à marche subaiguë ou latente, qui peuvent, surtout lorsqu'elles siègent à gauche, constituer une grave complication de l'état asystolique. Le plus souvent, la pleurésie chez les cardiaques est consécutive à un infarctus sous-pleural qui a enflammé la plèvre (Bucquoy); elle ne se traduit que par une légère dyspnée avec exagération des palpitations, qui passe inaperçue au milieu de la foule des symptômes ; de même les signes physiques sont masqués, jusqu'à un certain point, par ceux de la congestion œdémateuse et de l'hydrothorax préexistants. Cependant un examen attentif permettrait de constater que la matité est plus complète et plus étendue d'un côté que de l'autre et qu'elle augmente rapidement, pendant qu'un souffle tubaire accompagné d'égophonie se développe dans la région axillaire.

Il est très nécessaire d'être prévenu de ces parti-

cularités et d'examiner tous les jours attentivement
la poitrine des cardiaques; sans quoi on est exposé à
mettre sur le compte de l'état du cœur les symptômes
asphyxiques qui ne tardent guère à survenir, et à
être surpris par une catastrophe rapide, sans avoir
diagnostiqué l'épanchement, qui n'est reconnu qu'à
l'autopsie. Cette surprise n'est pas très rare dans les
grands services hospitaliers, où les malades chroniques sont nombreux et difficiles à suivre de près.

Quand on reconnaît l'existence d'un épanchement
pleurétique chez un cardiaque, il n'y a rien autre
chose à faire que de le ponctionner quand il devient
dangereux par son volume. La ponction sera faite
avec une prudence particulière, en raison de la fragilité des vaisseaux chez les cardiaques, dont beaucoup sont en même temps des artério-scléreux.
Après l'évacuation lente d'une moitié au plus de
l'épanchement, on administrera la digitale, un purgatif drastique, et on aura souvent la satisfaction de
voir la résorption totale s'effectuer assez rapidement.

Pleurésie chez les brightiques. — La pleurésie
séro-fibrineuse, la pleurésie purulente encore plus
souvent, se développent à titre de complication dans
le mal de Bright aigu ou chronique, et sont justi-
ciables du traitement habituel.

Mais, en outre, on peut observer, dans les périodes
avancées de la néphrite parenchymateuse, une forme
particulière d'épanchement pleural, qui tient de la
pleurésie par son unilatéralité et son accroissement
rapide, de l'hydrothorax par la faible densité et la composition chimique du liquide (riche en chlorure de
sodium et en albumine, exempt de fibrine) et aussi

par l'absence de fièvre et de réaction inflammatoire.

Dans un cas semblable et jusqu'ici inédit, que nous avons récemment observé, l'épanchement ne mettait que huit jours à remplir tout le côté droit du thorax, refoulant absolument le poumon et déterminant une dyspnée qui obligeait à ponctionner sans retard. Après évacuation (sans aucun malaise) de 4 litres ou davantage de liquide séreux, pesant 1002 ou 1003 à peine, le poumon reprenait sa place sans paraître avoir souffert ni de la compression subie, ni de l'expansion pourtant rapide qui lui avait succédé. Mais le liquide ne tardait pas à se reproduire, et, au bout de huit jours, la plèvre était de nouveau remplie ; il fallait la vider encore. Nous avons dû pratiquer ainsi plus de vingt-cinq ponctions dans l'espace de huit mois, sans voir ni changer les caractères de l'exsudat ni se modifier sensiblement l'état du malade.

Cette affection singulière, contre laquelle nous avons essayé en vain les médications les plus variées, nous a paru devoir être attribuée à une oblitération des lymphatiques de la plèvre, compliquant l'anasarque brightique. La ponction, répétée indéfiniment, nous a seule permis de maintenir, pendant plus de huit mois, le malade dans un état stationnaire : elle s'est du reste montrée absolument sans inconvénient.

CHAPITRE XIII

Le pneumothorax.

Pathogénie et mécanisme. — L'épanchement d'air ou de gaz aériforme dans la cavité pleurale n'est presque jamais spontané : si dans quelques cas exceptionnels, la pleurésie avec épanchement peut subir, sans communication avec l'extérieur, une décomposition putride accompagnée d'un dégagement de gaz constituant un pneumothorax, c'est là une rareté pathologique.

Presque toujours l'air pénètre dans la plèvre à la faveur d'une solution de continuité, qui met la cavité séreuse en communication soit avec l'extérieur, soit avec les bronches.

Tantôt c'est la plèvre saine qui subit un traumatisme accidentel : coup de feu, fracture de côtes, etc. ; tantôt, et c'est le cas le plus fréquent, la lésion vient du poumon, soit qu'il y ait rupture d'un alvéole emphysémateux ou d'un lobule atteint de tuberculisation discrète, soit qu'il y ait ulcération des bronches par gangrène, par kyste hydatique, ou par fonte tuberculeuse d'un foyer caséeux.

Les effets de l'introduction du gaz dans la cavité pleurale varient beaucoup, selon que cette plèvre est saine ou malade, et surtout selon que l'air introduit est accompagné ou non de germes infectieux. Ces effets sont à la fois mécaniques et dynamiques.

Tout d'abord, le poumon, s'il est sain et dépourvu d'adhérences, n'étant plus retenu par le vide intrapleural, obéit à son élasticité, s'affaisse et reprend sa forme naturelle : du même coup la respiration, l'hématose, sont suspendues dans une moitié du thorax, et la circulation pulmonaire de son côté se ralentit d'une manière notable.

Si la solution de continuité reste béante, cet état une fois établi ne se modifiera guère ; si au contraire elle se ferme promptement, la plèvre, membrane vasculaire, va résorber graduellement l'air épanché et le pneumothorax disparaîtra comme il était venu.

Mais il faut pour cela que l'air introduit n'ait amené aucune impureté, en un mot qu'il soit aseptique. S'il en est autrement, une réaction inflammatoire va se manifester dans la cavité pleurale envahie, et un épanchement liquide va se faire, épanchement dont la nature et l'abondance seront en rapport avec l'espèce et le pouvoir irritant des micro-organismes introduits.

C'est ce qui a lieu dans le pneumothorax tuberculeux, le plus fréquent de tous : seulement, comme en pareil cas la plèvre est rarement saine et que le poumon est presque toujours induré, le pneumothorax ne se fait pas d'un seul coup ; il est d'abord localisé au voisinage de l'ulcération pulmonaire et s'étend au fur et à mesure que l'épanchement liquide affaisse le poumon, pendant que de nouvelles quantités d'air s'introduisent à la faveur des efforts de toux. L'épanchement lui-même est tantôt séreux, tantôt purulent, il peut même devenir putride. Il peut au contraire, si la fistule pleurale s'est fermée en temps utile, prendre la place de l'air épanché et transformer ainsi le pneumothorax en épanchement liquide simple, qui se résorbera à son tour.

Différente est la marche des accidents quand l'origine de la fistule pleuro-bronchique est dans la plèvre, quand le pneumothorax succède à un empyème évacué par vomique. Alors l'air introduit, qu'il soit ou non infecté de germes, trouve la cavité pleurale remplie d'exsudats fermentescibles : ceux-ci promptement se décomposent et la putridité de la plèvre, rare dans les autres variétés de pneumothorax, est ici presque inévitable.

Tableau clinique. — Au point de vue clinique, le début du pneumothorax offre plusieurs modalités différentes. Souvent ce début est brusque, foudroyant : à la suite d'un effort, d'une quinte de toux, le malade est pris subitement d'une douleur pongitive qui immobilise le thorax et qu'il compare à celle d'un coup de couteau dans la poitrine; puis s'éveille une toux sèche, fréquente, suffocante, accompagnée d'une dyspnée violente avec cyanose du visage et menace d'asphyxie. Ces symptômes sont l'indice de l'*insuffisance aiguë du poumon*, qui se produit d'autant plus aisément que l'autre poumon est déjà malade. — Dans d'autres cas le début est progressif; la douleur initiale est sourde ou nulle; mais il y a une pesanteur douloureuse dans un côté, le moindre mouvement, le fait de parler la réveille; le décubitus sur le côté sain est impossible. Enfin le pneumothorax peut encore débuter par une vomique, dans les cas où un épanchement de pus, un kyste hydatique est demeuré latent dans la plèvre : le malade sent tout à coup dans la bouche un goût salé ou fétide, rejette avec effort une quantité variable de crachats purulents, parfois mêlés de sang, et c'est en explorant la poitrine aussitôt après qu'on découvre les signes de l'épanchement gazeux dans la plèvre.

Les symptômes du pneumothorax confirmé varient beaucoup selon l'origine de la fistule et la facilité plus ou moins grande de communication entre la plèvre et les voies aériennes. Dans les cas habituels, lorsque la perforation récente est largement ouverte (comme cela a lieu dans les périodes avancées de la tuberculose), l'air entre et sort librement à l'inspiration et à l'expiration, la tension intra-pleurale est égale à celle qui règne dans l'arbre bronchique et ne peut s'en écarter sensiblement.

Le pneumothorax se révèle alors par ses signes classiques : tympanisme à la percussion, abolition des vibrations thoraciques, souffle cavitaire à timbre amphorique, tintement métallique, bruit d'airain de Trousseau ; à ces signes se joint la succussion hippocratique quand un épanchement liquide est venu se joindre à l'épanchement gazeux, et alors en faisant coucher le malade dans une position telle que le liquide couvre l'orifice pleuro-bronchique, on obtient assez facilement le bruit de fistule d'Unverricht dû au passage rapide des bulles d'air à travers l'épanchement : *le pneumothorax est ouvert.*

Mais, nous l'avons dit, au bout d'un temps variable, la communication s'oblitère, l'échange gazeux entre la plèvre et les bronches cesse d'être possible : alors l'air épanché se résorbe plus ou moins rapidement, chassé par le liquide qui augmente ou par le poumon qui reprend sa place. Alors les signes fonctionnels s'atténuent beaucoup, et les signes physiques deviennent difficiles à constater : le tympanisme se localise, le souffle amphorique et le tintement métallique disparaissent ; seule la fluctuation thoracique peut encore être obtenue non sans peine : *le pneumothorax est fermé*.

Dans une dernière variété plus curieuse, bien étudiée par Weil, la fistule est disposée de telle sorte qu'elle forme clapet à l'intérieur et que l'air, qui pénètre librement des bronches dans la plèvre, ne peut s'échapper de la plèvre pour rentrer dans les bronches. Bientôt la pression intra-pleurale devient supérieure à la tension atmosphérique, et il semble que toute nouvelle introduction d'air soit impossible. Mais que le malade tousse, fasse des efforts d'expiration la glotte fermée, aussitôt l'air se précipite de nouveau par la fistule et va distendre encore davantage la cavité pleurale déjà dilatée. Les effets de ce phénomène ne se font pas attendre ; le poumon du côté malade s'affaisse au maximum ; le cœur, le poumon sain lui-même, sont comprimés ; des accidents asphyxiques se produisent et amènent la mort rapide si on n'intervient pas à temps : c'est le *pneumothorax à soupape*, le pneumothorax suffocant.

Sauf ces cas suraigus et heureusement rares, la marche de la maladie est ordinairement chronique : le plus souvent le pneumothorax une fois constitué persiste, pendant des semaines et parfois des mois, sans autres changements que ceux amenés par les variations de l'épanchement liquide. Celui-ci, nous l'avons dit, est presque toujours séreux, rarement putride ; il peut manquer complètement dans certains cas (fistule petite et aseptique) ; plus souvent il s'accroît et finit par atteindre un volume qui nécessite la ponction.

La guérison peut s'effectuer par occlusion de la fistule et résorption de l'air épanché : elle est assez

rapide dans les cas de pneumothorax accidentel
(traumatisme, rupture d'un alvéole emphysémateux). Elle peut aussi succéder à un hydrothorax
qui remplit la cavité pleurale, se substitue d'abord
au fluide gazeux, puis se résorbe à son tour. Mais
c'est là, en somme, une terminaison rare ; la plupart
des malades atteints de pneumothorax sont des tuberculeux avancés : s'ils ne succombent pas par asphyxie au début des accidents, il semble d'abord que
le pneumothorax, en anémiant le poumon, ait arrêté
la marche de la tuberculose ; mais, sauf exception
rare, ce temps d'arrêt est de courte durée et, au
bout d'un temps variable, le malade finit par mourir,
en proie à la fièvre hectique ou à la cachexie tuberculeuse.

Traitement du pneumothorax. — Le traitement
comprend deux périodes bien distinctes : dans la
première, on a à combattre les accidents liés au phénomène de la pénétration de l'air dans la plèvre, le
shock traumatique et les troubles asphyxiques graves
qui se produisent, notamment dans le pneumothorax
à soupape ; dans la seconde phase les accidents aigus
ont disparu, on n'a plus à s'occuper que de traiter
l'épanchement liquide consécutif et de parer aux conséquences mécaniques ou pathologiques que sa présence entraîne.

Période du début. — Lorsque la douleur pongitive
dont nous avons parlé fait soupçonner l'effraction de
la plèvre, et la pénétration de l'air dans la cavité
pleurale, le premier soin du médecin doit être d'im-
mobiliser le malade dans un repos absolu, pour tâcher de limiter le pneumothorax et d'obtenir la
prompte oblitération de la fistule.

On tiendra le malade au lit, à demi couché, le

buste soutenu par des oreillers, une vessie de glace appliquée sur le côté douloureux ; on pratiquera sans retard une injection d'un centigramme de morphine ; on s'efforcera de calmer la toux en faisant prendre toutes les deux heures un des granules suivants :

Extrait thébaïque....................
Extrait de jusquiame............... $\Big\}$ ââ 0,01 cent.

pour un granule.

On ne donnera que du lait frais ou des boissons tempérantes.

Si l'épanchement gazeux prend de grandes proportions, et si la dyspnée devient menaçante, on pratiquera une ponction simple avec l'appareil Potain ; le flacon aspirateur sera rempli au quart ou au tiers d'eau bouillie, et la tubulure qui traverse le bouchon sera prolongée inférieurement par un morceau de tube en caoutchouc muni d'un plomb percé et plongeant dans l'eau du flacon. Ce dispositif (annexé à la boîte qui contient l'appareil) est très commode, parce qu'il permet de voir les bulles d'air éclater dans le flacon à la surface de l'eau, et de se rendre ainsi un compte assez exact de l'abondance et de la rapidité de l'évacuation. Les précautions opératoires sont les mêmes que pour la thoracentèse ordinaire ; mais on fera encore moins de vide, se bornant à donner un seul coup de pompe quand le dégagement des bulles gazeuses s'arrête.

Si on veut recueillir les gaz pour les analyser, des appareils plus compliqués seront nécessaires. De même un manomètre (facile à mettre en communication avec le tube d'écoulement) est utile pour permettre d'apprécier exactement le degré de la tension

intra-pleurale, et de se rendre compte si le pneumothorax est ouvert ou à soupape.

Mais, somme toute, on peut se passer du manomètre : si les symptômes asphyxiques, un moment
calmés par la ponction, reparaissent bientôt avec la
même intensité, il deviendra évident qu'on a affaire
à un pneumothorax à soupape. Le seul moyen de
parer aux accidents est, comme l'a montré Bouve-
ret, d'introduire dans la plèvre une canule à demeure, qui procure un écoulement continu aux gaz
en excès.

On peut se servir d'une des canules de l'appareil
Potain, si on n'en a pas d'autres à sa disposition ; la
plus grosse, celle de 3 millimètres, est toujours suffisante. La ponction faite et le trocart retiré, on dé-
visse l'ajutage, et on fixe la canule au moyen d'un fil
double noué sur sa collerette, maintenu au besoin
par du diachylon et faisant le tour du corps ; une
partie au moins de ce fil devra être élastique, de
telle sorte qu'on puisse le serrer suffisamment sans
gêner la respiration du malade.

L'orifice de la canule sera enveloppé dans une
épaisse couche d'ouate lâche, de façon à filtrer l'air
qui nécessairement s'introduit à certains moments.
On pourrait garnir la canule d'une baudruche à la
façon de Reybard ; mais cette baudruche, difficile à
surveiller, risque d'obturer complètement l'orifice,
et alors le but n'est pas atteint.

On attendra, pour retirer la canule, que l'équilibre
fonctionnel soit rétabli, et que la fistule paraisse
oblitérée. Elle peut être maintenue dans la plèvre
pendant plusieurs jours sans inconvénient.

Période éloignée.— Les accidents du début écartés,
le traitement ultérieur dépend presque exclusive-

ment de l'épanchement liquide qui se surajoute au pneumothorax.

Parfois, comme l'a bien montré Galliard, il ne se produit pas d'épanchement du tout : tel est généralement le cas lorsque le pneumothorax est résulté de la rupture d'un alvéole emphysémateux (asthme, coqueluche) ou d'un tubercule isolé, non caséeux, et que l'atélectasie rapide du poumon a cicatrisé la fistule avant toute pénétration de germes morbides. En pareil cas le pneumothorax guérit de lui-même, parfois très rapidement, et tout traitement est inutile. C'est dans les cas de ce genre que l'accident a paru avoir une influence favorable sur la marche d'une tuberculose encore peu avancée.

Plus souvent l'épanchement liquide s'effectue, et alors il peut affecter une marche aiguë ou une marche chronique.

La pleurésie aiguë, à épanchement abondant, est le fait des pneumothorax qui succèdent à une affection suppurative du poumon (abcès, gangrène, kyste hydatique); l'épanchement qui en résulte est constamment purulent et quelquefois putride. La pleurotomie antiseptique, aussi rapide que possible, est le seul traitement applicable en pareil cas. Il en est de même quand le pneumothorax est consécutif à une pleurésie purulente évacuée par vomique : l'ouverture large, suivie d'un lavage antiseptique, est la seule chance de salut.

La pleurésie chronique, à marche lente, est plus habituelle dans le pneumothorax tuberculeux. L'épanchement reste parfois modéré : alors il faut se garder d'intervenir. En effet, l'inconvénient résultant de la présence simultanée du liquide et de l'air est en somme assez léger : il y a la fluctuation thoracique qui se produit quand le malade se remue dans son lit, et qui, au début surtout, affecte beaucoup son moral; mais l'habitude au bout de peu de temps l'empêche d'y faire attention. Quand il n'y a ni fièvre ni phénomènes dyspnéiques sérieux, le mieux qu'on puisse faire est de ne rien faire du tout.

Il en est autrement dans le cas où l'épanchement s'accroît au point de remplir tout le thorax : alors l'indication de la thoracentèse se pose comme dans la pleurésie ordinaire. Mais il faut bien réfléchir que cette opération va entraîner deux sérieux inconvénients : elle risque de rouvrir la fistule pleuro-bronchique peut-être oblitérée, ou sans cela elle va tirailler un poumon malade, peu susceptible d'expansion, mais très capable de se congestionner et de s'œdématier au grand profit des granulations tuberculeuses que l'anémie faisait sommeiller.

Si on est obligé de ponctionner, on aura soin du moins de suivre la recommandation de Weil et d'évacuer seulement le trop-plein du liquide (500 à 1000 grammes au plus); la ponction sera faite avec de grandes précautions, et une aspiration très faible pour ne pas risquer de rouvrir la fistule (1).

Si le liquide retiré est séro-fibrineux, il n'y a qu'à persévérer dans la même ligne de conduite, et à évacuer de temps à autre tout ce qui dépasse une quan-

(1) Potain a proposé, dans le but d'éviter le déplissement du poumon et la reproduction de la fistule, de remplacer le liquide évacué par une quantité égale d'air stérilisé introduit au fur et à mesure de l'opération. Cette pratique, dont le seul inconvénient est d'exiger un dispositif instrumental assez compliqué, permet d'extraire sans danger la totalité du liquide, et de transformer ainsi l'hydro-pneumothorax en pneumothorax simple. Elle lui a donné d'excellents résultats dans deux cas (voy. *Bull. de l'Acad. de méd. de Paris*, 1888).

tité donnée, reconnue tolérable par le malade. Mais, où l'embarras commence, c'est quand le liquide est purulent, comme il l'est souvent dans le pneumothorax tuberculeux de date ancienne.

Weil est d'avis qu'en pareil cas il faut se contenter des petites ponctions périodiques de 500 à 1000 gr. et ne se résoudre à l'incision que s'il y a décomposition putride du liquide épanché ou empyème de nécessité. En effet, l'expérience démontre que les épanchements même purulents qui accompagnent le pneumothorax ont relativement peu d'influence sur l'état général et peuvent persister presque indéfiniment sans provoquer d'inconvénients sérieux.

A la vérité il n'en est pas toujours ainsi, et, lorsqu'on voit chez un tuberculeux atteint de pyo-pneumothorax la fièvre s'établir, l'appétit se perdre, l'embonpoint et les forces disparaître, on est vivement tenté d'adopter une mesure radicale et de pratiquer la pleurotomie.

Mais cette opération donne rarement de bons résultats : en raison de l'altération du poumon sous-jacent, et du peu de tendance de la plèvre tuberculeuse au bourgeonnement cicatriciel, la suppuration persiste intarissable, et épuise rapidement le malade quand celui-ci n'est pas la victime d'une septicémie intercurrente. Quelques succès obtenus par Guttmann, Leyden, Merklen, n'ont pu vaincre la défaveur qui s'attache à la pleurotomie dans le pyo-pneumothorax tuberculeux.

Quelques auteurs, Moizard notamment, ont proposé de pratiquer des injections antiseptiques dans la cavité pleurale, espérant ainsi modifier l'état de la séreuse, détruire les micro-organismes et tarir la sécrétion purulente. Les observations présentées ne sont ni assez nombreuses ni assez probantes pour permettre de préconiser cette méthode, plus dangereuse encore dans le pyo-pneumothorax que dans la pleurésie sans épanchement gazeux.

Netter, sans méconnaître la gravité de l'incision large dans le pyo-pneumothorax des tuberculeux, veut qu'on y ait recours sans hésiter toutes les fois que l'examen bactériologique fait découvrir dans le liquide pleural, indépendamment du bacille de Koch, des micro-organismes pyogènes ou saprophytes révélant une infection secondaire.

Nous pensons, avec Merklen, qu'il faut apprécier chaque cas en particulier : si le pyo-pneumothorax est de date récente, si les lésions pulmonaires semblent peu étendues et peu profondes, on tentera l'opération ; dans le cas contraire, on s'abstiendra de soumettre un malheureux phtisique à une intervention toujours grave par elle-même et dont le moindre inconvénient sera d'empoisonner ses derniers jours par les grands pansements, les lavages de la plèvre et toutes les tortures de la suppuration intarissable.

CHAPITRE XIV

Kystes hydatiques de la plèvre et du poumon

Les kystes hydatiques du poumon et de la plèvre sont dus, comme ceux du foie et des autres organes, à la pénétration des embryons du *tænia echinococcus* du chien.

L'embryon hexacanthe peut provenir de l'intestin et s'être engagé par hasard dans une des voies dérivatives de la circulation porte, de façon à gagner le cœur droit sans traverser le foie ; il est ensuite projeté par l'artère pulmonaire dans le poumon. — Il semble aussi pouvoir pénétrer par les voies aériennes à la faveur des poussières en suspension dans l'air inspiré, poussières qui peuvent être formées de débris d'excréments de chien renfermant des œufs de tænia.

Quoi qu'il en soit, l'embryon se développe dans le parenchyme pulmonaire ou plus rarement dans la cavité pleurale et forme un kyste tout semblable à ceux du foie, constitué par une membrane fondamentale anhiste à feuillets stratifiés doublée intérieurement d'une autre membrane dite fertile, qui porte les échinocoques attachés par un pédicule. La cavité du kyste est remplie tantôt par un liquide séreux, clair comme de l'eau de roche, tantôt par des vésicules filles parfois si nombreuses qu'elles se touchent et même se compriment réciproquement.

Le kyste, en se développant, tiraille et comprime le tissu pulmonaire voisin : celui-ci s'épaissit, se sclérose de façon à former une sorte de membrane adventice, qui est distendue progressivement par la poche kystique grossissante. Celle-ci peut atteindre et même dépasser le volume d'une tête d'adulte; quand sa croissance n'est pas arrêtée par la mort de l'hydatide, elle finit par se rompre, soit dans la plèvre en provoquant une pleurésie secondaire aiguë (le plus souvent accompagnée d'urticaire), soit plus souvent dans les bronches en donnant lieu à une vomique. — L'issue du liquide et des débris kystiques peut être suivie de guérison, mais d'autres fois la cavité s'infecte et suppure, il se produit des symptômes d'excavation pulmonaire ou de pyo-pneumo-thorax.

L'évolution symptomatique est très variable : d'ordinaire le kyste reste d'abord latent. C'est seulement quand il a atteint le volume du poing, ou même beaucoup plus tard, que sa présence se manifeste par de la toux, un peu de dyspnée, une douleur thoracique sourde à exacerbations aiguës; il se produit une expectoration muqueuse légèrement teintée de sang : presque inévitablement on croit à un début de phtisie pulmonaire, et ce diagnostic semble confirmé quand on voit paraître soit une hémoptysie, soit des symptômes de pleurésie aiguë à marche parfois foudroyante.

Dans une deuxième période, on constate la dilatation d'un côté du thorax avec élargissement des espaces intercostaux; l'amplitude des mouvements respiratoires est diminuée ; les signes physiques son ceux d'un épanchement pleural enkysté avec catarrhe bronchique, mais il n'y a pas de fièvre et l'auscultation des sommets ne donne pas de résultats positifs ; il va sans dire qu'on ne constate pas de bacilles dans les crachats.

La ponction quand on se décide à intervenir, ou la vomique si l'on temporise, viennent enfin révéler la nature réelle du mal.

Dans la période initiale, quand la présence du kyste n'est pas encore reconnue, le traitement ne peut être que symptomatique.

Le diagnostic établi, l'indication est simple : il faut provoquer la mort de l'hydatide et l'expulsion ou la résorption de la poche kystique ; mais la conduite à tenir varie selon que le kyste est intact ou déjà rompu, selon qu'il est ou non suppuré, enfin selon qu'il contient ou ne contient pas des vésicules filles.

Si, le kyste étant encore intact, on reconnaît par la ponction la nature du liquide contenu, il n'y a qu'une chose à faire : évacuer lentement et avec précaution tout ce qu'on pourra. Si la poche se laisse vider complètement, c'est qu'elle contient peu ou pas de vésicules filles : on peut espérer que la ponction suffira à tuer l'hydatide ; on attendra patiemment et on auscultera fréquemment le malade, de façon à surveiller la reproduction du liquide.

Si la poche se remplit de nouveau, on pratiquera, avec les précautions de l'antisepsie la plus minutieuse, une injection de vingt grammes de liqueur de Van Swieten dans la cavité kystique ; on la laissera séjourner pendant dix minutes, puis on videra la poche avec les mêmes précautions ; la ponction combinée avec l'injection parasiticide suffit à amener la guérison dans la majorité des cas.

Mais fréquemment l'abondance des vésicules filles rend l'évacuation du liquide impossible : la ponction ne ramène rien, ou donne seulement quelques grammes de sérosité kystique ; répétée en un autre point elle a le même résultat, ce qui se comprend aisément, puisque chaque tentative fait pénétrer le trocart dans une vésicule différente. En pareil cas on peut encore essayer l'injection parasiticide : selon le volume du kyste, on fait pénétrer 10 à 30 grammes de liqueur de Van Swieten pure, qu'on abandonne dans la cavité. La solution mercurielle pénètre de proche en proche, par voie osmotique, dans chacune des hydatides filles et les fait périr. — Si la poche est peu volumineuse et bien délimitée, si le poumon voisin est tolérant, on peut voir à la suite de l'injection les troubles fonctionnels disparaître et la résorption s'effectuer peu à peu ; mais celle-ci n'est jamais totale. Plus souvent, quelques soins qu'on ait pris, la poche kystique, encombrée d'hydatides mortes, s'enflamme et suppure, et tôt ou tard une vomique se produit, bientôt suivie d'accidents septicémiques qui emportent le malade.

En pareil cas un seul traitement s'impose : l'évacuation totale du contenu kystique par l'incision large, en un mot la pleurotomie antiseptique suivie du lavage de la cavité.

On n'hésitera pas à y recourir dès que la suppuration du kyste est évidente, ou seulement probable, et on ne se laissera pas arrêter par l'existence d'une perforation des bronches, bien que cette complication rende le succès beaucoup plus douteux. Ici comme ailleurs, l'intervention a d'autant plus de chances de réussite qu'elle est plus précoce, et le plus grand danger pour le malade est dans l'indécision du médecin.

Quant aux détails du manuel opératoire, on les trouvera dans un autre volume de cette Bibliothèque. (Voy. *Chirurgie du poumon*, par Ch. Walther.)

CHAPITRE XV

Syphilis des organes respiratoires.

Les localisations de la syphilis sur la trachée et les bronches sont rares ; celles qui atteignent le poumon et la plèvre sont exceptionnelles, sauf dans la syphilis héréditaire du nouveau-né, où elles n'ont qu'un intérêt purement anatomique.

Chez l'adulte l'exanthème secondaire peut occuper la muqueuse bronchique et donner lieu à un peu de toux et d'expectoration muqueuse, qui disparaît rapidement sous l'influence du traitement spécifique.

Mais les lésions importantes, celles qui sont capables de créer des embarras au clinicien, appartiennent presque toutes à la période tertiaire. Les plus fréquentes sont les ulcérations de la trachée et des grosses bronches, susceptibles de déterminer des sténoses cicatricielles parfois très prononcées.

Viennent ensuite les gommes du poumon, qui peuvent être disséminées ou confluentes : dans le premier cas elles donnent lieu à une sclérose pulmonaire spéciale, de forme étoilée, avec tractus fibreux ardoisés ou blanchâtres sillonnant le poumon, et adhérences pleurales dures et épaisses ; dans le second cas la nécrobiose gommeuse est suivie d'un ramollissement du tissu dégénéré qui s'élimine en laissant une caverne à parois rigides, susceptibles de s'ulcérer secondairement, ou de se rétracter au point d'oblitérer complètement la cavité.

Enfin la plèvre peut être atteinte, presque toujours secondairement au poumon, rarement d'une manière primitive, et il en résulte une pleurésie ordinairement subaiguë, sèche ou accompagnée d'épanchement plus ou moins abondant : le liquide épanché est tantôt séreux, tantôt (plus rarement) hémorrhagique.

Rien n'est plus variable et, disons-le, plus obscur, que la symptomatologie de la syphilis broncho-pulmonaire. En cas d'ulcération de la trachée ou des grosses bronches, c'est le rétrécissement consécutif qui se traduit cliniquement par de la dyspnée et un cornage spécial, sans altération de la voix. Quand il existe une gomme circonscrite, ouverte dans les bronches, les symptômes sont ceux d'une phtisie chronique : toux, expectoration muco-purulente, hémoptysies, signes cavitaires en un point du poumon, amaigrissement, fièvre et sueurs nocturnes; cependant on ne trouve pas de bacilles dans les crachats. Les gommes disséminées avec sclérose simulent la broncho-pneumonie chronique, surtout quand elles sont accompagnées de dilatation des bronches. Quant à la pleurésie syphilitique, elle ne se distingue en rien des pleurésies subaiguës liées à la tuberculose.

Les seuls indices qui peuvent mettre sur la voie du diagnostic sont, d'une part, l'absence d'antécédents de tuberculose ou d'autres maladies graves de l'appareil respiratoire, l'apparition tardive des phénomènes généraux, la localisation des lésions en des points autres que ceux préférés d'ordinaire par la tuberculose, enfin la non-existence des bacilles dans les produits expectorés; d'autre part l'existence d'accidents syphilitiques certains et graves chez le malade en question. Encore les commémoratifs peuvent-ils être trompeurs, surtout s'il s'agit d'un de ces cas d'hérédité syphilitique tardive étudiés par Fournier et par Lancereaux.

Il est vrai que le traitement spécifique fournit dans les cas douteux une pierre de touche très sûre : car les lésions syphilitiques les plus graves de la plèvre et du poumon disparaissent comme par enchantement sous l'influence du mercure et de l'iodure de potassium administrés à dose suffisante.

Mais il ne s'ensuit pas qu'on doive soumettre au traitement en question tous les malades atteints de pneumopathies chroniques d'origine obscure, sous le prétexte que leur maladie *pourrait* être de nature syphilitique. Cela ne serait vrai que si le mercure et l'iodure étaient des médicaments inoffensifs ; mais il est loin d'en être ainsi, chez les tuberculeux surtout, et pour un malade qui bénéficierait de cette thérapeutique aveugle, il en est des centaines dont on ne ferait qu'aggraver la situation, d'une manière parfois irréparable.

Pour qu'on soit en droit d'instituer le traitement antisyphilitique, il faut donc qu'on ait tout au moins des présomptions sérieuses en faveur de l'origine spécifique des accidents : soit que le malade présente, du côté de la peau, des ganglions, des os, quelque lésion grave ancienne ou récente, de nature manifestement syphilitique, soit que, par son mode de début, sa localisation, la discordance des phénomènes généraux et locaux, la pneumopathie s'écarte notablement des types ordinaires.

Si ces conditions sont réunies, on soumettra le malade au traitement mixte intensif : frictions tous les deux jours dans les aines et les aisselles avec quatre grammes d'onguent mercuriel; iodure de potassium à la dose de quatre à six grammes par jour; en même temps gargarismes au chlorate de potasse, eau de Vichy, fer et quinquina.

Si le diagnostic est exact, un mois de traitement suffit en général pour qu'il se manifeste une amélioration décisive qui entraîne la conviction. Si donc, au bout de ce temps, les symptômes persistent sans changement, ou continuent à s'aggraver, il est superflu de poursuivre.

CHAPITRE XVI

Tumeurs intra-thoraciques.

Les tumeurs qui peuvent se développer dans l'intérieur du thorax se divisent en deux classes.

Les unes ont leur origine dans le médiastin et plus spécialement dans les ganglions qui entourent la trachée : adénopathie trachéo-bronchique simple ou tuberculeuse, lymphadénomes, sarcomes et cancers du médiastin.

Les autres prennent naissance dans le poumon ou dans la plèvre : cancers et sarcomes pleuro-pulmonaires, primitifs ou secondaires.

De ces diverses maladies, l'*adénopathie bronchique simple* d'origine inflammatoire est la seule qui présente quelque intérêt au point de vue thérapeutique. Nous avons déjà eu l'occasion de la signaler au cours de ce livre et d'indiquer les moyens de traitement qu'il convient de lui opposer.

Elle peut se montrer à la suite de toutes les inflammations broncho-pulmonaires aiguës ; mais on l'observe surtout au décours de la coqueluche, de la rougeole, de la bronchite grippale grave. Elle atteint son plus grand développement chez les enfants, surtout chez ceux de tempérament lymphatique.

Les ganglions engorgés atteignent le volume d'une grosse amande ou même d'une noix ; ils sont fortement congestionnés ainsi que le tissu cellulaire environnant; il y a souvent de la péri-adénite, d'où l'irritation et la compression des rameaux nerveux avoisinants (J. Simon).

Les symptômes principaux sont la toux coqueluchoïde, la dyspnée par accès simulant l'asthme (voy. page 176), l'essoufflement au moindre effort; quelquefois il y a en outre de la raucité de la voix et de la tachycardie. Ces symptômes peuvent durer de longs mois sans modification notable. Ce sont eux qui, lorsqu'ils succèdent à la coqueluche, font croire à la persistance indéfinie de la maladie infectieuse, dont ils ne dépendent qu'indirectement.

L'auscultation du thorax est souvent négative : dans les cas très accentués seulement, on constate un léger degré d'obscurité du son dans l'espace interscapulaire avec respiration rauque et *humée*.

La révulsion constitue le traitement le plus efficace : on appliquera une série de petits vésicatoires entre les deux épaules, ou tout au moins on entretiendra une irritation épidermique continue par la ouate iodée. En même temps on donnera l'huile de foie de morue, l'iodure de fer et les hypophosphites. Un séjour à la campagne ou au bord de la mer hâte beaucoup la guérison.

La *phtisie bronchique* ou tuberculisation des ganglions qui entourent la trachée et les grosses bronches, appartient aux formes torpides de la tuberculose, et, comme ces dernières, elle est susceptible de guérison. Elle est d'ailleurs rarement isolée. On emploiera les mêmes moyens que dans l'adénopathie inflammatoire; on y joindra le traitement de la tuberculisation en général, l'arsenic, la créosote, le tanin, selon chaque cas particulier.

Dans les *lymphadénomes* du médiastin, le traitement

arsenical donne parfois (bien rarement) de bons résultats : il doit être continué longtemps et poussé jusqu'à l'extrême limite de la tolérance du sujet. On emploie ordinairement la liqueur de Fowler à la dose de cinq gouttes trois fois par jour, on augmente chaque dose d'une goutte tous les trois jours jusqu'à quinze, vingt gouttes et même davantage. S'il y a des troubles digestifs graves ou d'autres symptômes d'intolérance, on se garde de cesser le médicament tout d'un coup : on diminue seulement de deux gouttes par jour jusqu'à ce qu'on soit revenu à la dose initiale, et on fait alors une interruption complète d'une semaine. Après quoi on recommence suivant la même formule que la première fois.

Le régime lacté est un adjuvant puissant au traitement arsenical, en raison de son action sédative sur les organes digestifs, toujours éprouvés par cette médication.

Quant aux *tumeurs malignes*, sarcomes et cancers, tant du poumon que du médiastin, leur traitement, dans l'état actuel de la science, ne peut être que palliatif.

On se laissera guider par les indications symptomatiques : s'il y a épanchement pleural abondant, on évacuera le trop-plein par des ponctions successives, en évitant, surtout quand le liquide est hémorrhagique, de vider la plèvre en totalité. On combattra les points de côté par la révulsion, la dyspnée par les inhalations d'oxygène ; on soutiendra le malade par le quinquina et la strychnine. Mais surtout on aura recours, dans ces états incurables, aux injections de morphine qui, en supprimant les phénomènes pénibles, rendent aux malheureux cancéreux la force et l'espoir. On emploiera d'emblée les doses nécessaires pour supprimer la douleur et procurer le sommeil ; au fur et à mesure des progrès de la maladie, et de l'accoutumance au remède, on les donnera plus larges et plus fréquentes.

On ne se laissera pas arrêter par la crainte d'augmenter la faiblesse ; le cancer est un de ces cas où l'intoxication morphinique, loin d'abréger la vie, la prolonge, en diminuant l'usure qui résulte d'une souffrance continuelle. Et d'ailleurs, quand le médecin est impuissant à guérir, il n'a qu'un devoir : soulager le malade et lui faciliter la lutte suprême.

APPENDICE

Traitement de l'asphyxie.

En clinique on désigne sous le nom d'asphyxie l'ensemble des phénomènes qui résultent du défaut d'incitation du centre respirateur bulbaire, d'où cessation brusque ou progressive du réflexe qui entretient les mouvements respiratoires, et mort plus ou moins rapide par défaut d'hématose.

Envisagée au point de vue le plus général, l'asphyxie peut résulter :

1° D'une *perturbation directe des centres nerveux* qui *atteint la source même du réflexe* (traumatisme bulbo-spinal, ramollissement ou hémorrhagie des centres nerveux, atrophies et paralysies bulbaires, poisons narcotiques et stupéfiants) ou qui *empêche les mouvements respiratoires* (tétanos, rage, poisons paralysants des muscles comme le curare, ou tétanisants comme la strychnine, paralysie diphtérique, lésions de la moelle cervicale atteignant'les origines du nerf phrénique; spasme inspiratoire de l'asthme, spasme expiratoire de la coqueluche);

2° D'une *entrave apportée à l'hématose*, soit par *altération des globules sanguins* (oxyde de carbone, choléra, charbon bactéridien), soit par un *trouble circulatoire mécanique* (congestion et œdème pulmonaires, embolie et apoplexie du poumon, compression prolongée du cordon ombilical dans l'asphyxie du nouveau-né);

3° D'un *défaut de ventilation pulmonaire* soit par *obstacle à l'entrée de l'air* (strangulation ou pendaison, submersion, corps étranger dans le larynx, sténose laryngée dans le croup et l'œdème de la glotte, spasme glottique dans l'asthme de Kopp, encombrement des voies aériennes par des exsudats inflammatoires dans la bronchite capillaire, par du sang ou du pus dans l'hémoptysie et dans la vomique); soit par *affaissement du poumon* (pleurésie à grand épanchement, pneumothorax suffocant) soit enfin par *pénétration d'un air impropre à la respiration* (air confiné, air raréfié, fumées ou vapeurs non toxiques).

Mais, comme on le voit par cette énumération sommaire, l'asphyxie, dans la plupart des cas, n'est que l'aboutissement d'un état morbide antérieur; elle est d'origine *intrinsèque*, et son traitement est subordonné à celui des causes qui l'ont produite. Nous ne devons envisager ici que l'asphyxie de cause *extrinsèque*, qui survient à titre d'accident chez le sujet sain et qui, par conséquent, appelle un traitement direct. On peut ranger dans cette classe :

1° L'asphyxie par submersion;

2° L'asphyxie par pendaison ou strangulation;

3° L'asphyxie toxique, dont la variété la plus importante est l'asphyxie par les vapeurs de charbon;

4° L'asphyxie des nouveau-nés.

Nous étudierons d'abord les indications générales applicables à toutes les formes; dans un second paragraphe nous résumerons le traitement propre à chaque espèce d'asphyxie.

§ I. — INDICATIONS GÉNÉRALES

Dans toute asphyxie, qu'elle soit brusque ou progressive, il y a deux éléments à considérer :

1° Le défaut d'incitation des centres nerveux ;

2° La suppression des mouvements respiratoires et de l'hématose.

De là deux indications principales : stimuler le système nerveux et pratiquer la respiration artificielle.

Première indication : stimuler le système nerveux. Avant toute tentative, l'asphyxié est placé dans un air pur, débarrassé de tout ce qui pourrait gêner le cou et la poitrine, enveloppé dans une couverture et couché sur un lit ou une table, le buste légèrement relevé.

Si la mâchoire est contracturée, on desserre les dents à l'aide d'un coin de bois ou d'une cuiller enveloppée de linge et on les maintient écartées au moyen d'un bouchon ; la langue, tirée en avant et enveloppée d'un mouchoir, est tenue hors de la bouche par la main d'un aide.

On agit ensuite sur la *peau* par les frictions énergiques, l'application de linges chauds, les flagellations du visage et de la poitrine avec une serviette trempée dans l'eau froide.

Les injections sous-cutanées d'éther sont très efficaces par la douleur vive qu'elles provoquent, et par la stimulation générale qui suit la résorption du liquide volatil.

L'application de sinapismes, la cautérisation du creux épigastrique ou de la face interne des cuisses avec le fer rouge ou l'eau bouillante (marteau de

Mayor), l'arrachement des poils même, sont des moyens utiles dans les cas d'urgence.

En même temps on s'efforce d'agir sur les *muqueuses* en chatouillant la pituitaire, le pharynx et la luette avec un pinceau ou les barbes d'une plume; on en profite pour débarrasser l'arrière-gorge et l'orifice du larynx des mucosités qui l'obstruent.

On place au contact des narines un linge imbibé de quelques gouttes d'ammoniaque, un flacon renfermant du vinaigre radical ou une poudre sternutatoire.

On peut aussi employer l'insufflation de fumée de tabac dans le rectum. A défaut d'instruments spéciaux on peut se servir de deux pipes dont l'une est chargée, allumée, le tuyau introduit dans l'anus; l'autre est appliquée contre la première, fourneau contre fourneau et on souffle dans l'orifice libre.

Si l'on a sous la main un appareil à faradisation, on peut tenter d'exciter directement les nerfs phréniques. On place un pôle de chaque côté du cou, ou bien un pôle sur le trajet cervical d'un des nerfs phréniques et l'autre au point d'émergence du même nerf sur l'arcade des fausses côtes (bouton diaphragmatique).

Le rhéophore, muni d'une éponge bien humide, doit être appliqué sur le bord externe du sterno-cléido-mastoïdien, un peu au-dessus de la clavicule. On appuie le plus possible l'électrode vers la ligne médiane, sous le faisceau claviculaire du muscle, en avant des scalènes. On interrompt le courant toutes les deux ou trois secondes.

En cas d'arrêt ou d'affaiblissement très marqué des battements du cœur, on peut essayer d'électriser directement cet organe en plaçant un des rhéophores au niveau de la pointe et l'autre à la nuque, mais ce moyen n'est pas sans danger.

Seconde indication : respiration artificielle. — Elle comprend deux procédés :

1° *L'insufflation* qu'on peut pratiquer directement de bouche à bouche (en ayant soin de fermer les narines).

On se sert plus communément d'un tuyau de pipe qu'on place dans une narine; on souffle dans l'extrémité libre, le nez et la bouche étant maintenus fermés.

Chez l'enfant on emploie de préférence le tube de Chaussier, qui se compose d'une canule métallique légèrement évasée, aplatie latéralement et courbée de telle sorte qu'introduite dans la bouche elle pénètre facilement dans le larynx.

Il importe de souffler avec précaution et lenteur, pour ne pas distendre brusquement les poumons; après chaque insufflation on favorise la sortie de l'air en pressant légèrement sur les parois antérolatérales du thorax. On répète l'insufflation quinze ou dix-huit fois par minute, à intervalles égaux, de façon à imiter autant que possible le rhythme de la respiration naturelle. Quand celle-ci commence à se rétablir, on s'arrête pour recommencer si elle cesse de nouveau.

2° *L'aspiration directe* ou dilatation artificielle du thorax peut être obtenue à l'aide du spirophore de Woillez, qui permet de faire le vide à l'extérieur de la cage pulmonaire; mais c'est là un appareil plus ingénieux que pratique, et que d'ailleurs on a rarement à sa disposition.

Plus souvent on a recours au procédé de Howard, qui consiste à élever la région épigastrique au moyen d'un rouleau placé sous le tronc ; avec les deux mains appliquées au niveau des arcades des fausses côtes, on exerce une pression continue et progressive sur la base du thorax, puis on relâche brusquement la pression ; une forte inspiration succède à cette expiration forcée.

Mais la méthode la plus usitée est celle de Sylvester, par laquelle on opère sur les muscles des épaules des tractions qui déplacent et écartent les parois thoraciques sur lesquelles ils s'insèrent. Le sujet étant couché horizontalement sur le dos, les épaules soulevées et soutenues, on se place à la tête du patient ; on lui saisit les bras à la hauteur des coudes, on les tire à soi doucement en les écartant l'un de l'autre et on les relève des deux côtés de la tête ; on les maintient dans cette position pendant une ou deux secondes ; puis on abaisse les bras et on les applique avec force contre les parois latérales de la poitrine pendant qu'un aide presse sur le thorax d'avant en arrière. Le premier temps agrandit le diamètre antéro-postérieur et produit l'inspiration ; le second détermine une expiration forcée.

Un autre procédé de date récente, mais qui a donné de brillants succès dans la plupart des variétés d'asphyxie, est le procédé des tractions rhythmées de la langue imaginé par Laborde (1).

Il consiste à écarter les mâchoires, à saisir entre le pouce et l'index l'extrémité de la langue et à exercer des tractions rhythmiques répétées quinze ou vingt fois par minute. Pour s'assurer une prise suffisante, on enveloppe la langue d'une serviette ou d'un

______

(1) *Bulletin de l'Académie de Médecine*, 1893.

mouchoir sec, on la saisit à pleine main, les mâchoires étant maintenues écartées à l'aide d'un bouchon ou du manche d'une cuiller, et on lui fait exécuter des mouvements énergiques d'arrière en avant. Au bout de peu de temps, si la vie n'est pas éteinte, il se produit une série de hoquets inspirateurs bruyants, d'abord passifs, puis spontanés, bientôt suivis du rétablissement de la respiration.

Le mécanisme par lequel s'opère le retour à la vie sous l'influence de cette manœuvre, se résumerait ainsi d'après Laborde : excitation primitive transmise au centre bulbo-médullaire par les nerfs sensitifs sur lesquels agissent les tractions de la langue (nerfs laryngés supérieurs, expansions terminales trachéo-bronchiques des pneumogastriques, accessoirement nerfs glosso-pharyngien et lingual) ; incitation réflexe des nerfs inspirateurs et en particulier du phrénique, d'où les mouvements du diaphragme et le rétablissement de la fonction respiratoire. Expérimentalement il est impossible de ranimer par ce procédé les animaux en état d'asphyxie si les nerfs phréniques sont coupés.

Le procédé des tractions rhythmiques, qui est simple, inoffensif et ne nécessite aucun instrument spécial, mérite d'être essayé dans tous les cas d'asphyxie grave.

Quelle que soit la méthode employée, il est important de continuer longtemps ses efforts et de n'abandonner la partie que lorsque la mort est évidente. On a vu, notamment dans l'asphyxie par le charbon, des malades rappelés à la vie après plusieurs heures de manœuvres en apparence infructueuses.

Lorsque le malade est revenu à lui, lorsque la respiration, la circulation, la déglutition sont rétablies, on administre à petites doses une boisson cordiale alcoolisée.

S'il y a des symptômes de congestion encéphalique consécutive, on applique de la glace sur la tête, au besoin quelques sangsues derrière les apophyses mastoïdes, et on administre un lavement purgatif.

§ II. — TRAITEMENT DES PRINCIPALES VARIÉTÉS.

Dans l'exposé qui va suivre, nous nous inspirerons surtout de l'*Instruction* publiée par le Conseil d'hygiène et de salubrité du département de la Seine.

Asphyxie par submersion. — Dès que le noyé est retiré de l'eau, on le couche sur le côté droit ; on incline légèrement la tête en la soutenant par le front ; on écarte les mâchoires et on facilite ainsi la sortie de l'eau introduite dans les bronches. On peut même, pendant quelques secondes et à plusieurs reprises, placer la tête un peu plus bas que le corps, mais en ayant soin de ne pas prolonger cette position.

Le noyé est ensuite transporté aussi rapidement que possible au lieu de secours le plus voisin, déshabillé, essuyé, enveloppé dans une couverture de laine et couché sur un matelas ou une paillasse.

On pratique une injection sous-cutanée d'éther dans la paroi abdominale ou à la face externe des cuisses, et on la répète de deux en trois minutes jusqu'à cinq fois si aucune amélioration ne se produit dans l'intervalle.

Entre temps, on écarte les mâchoires et, à l'aide du doigt ou d'un tampon de linge, on débarrasse l'arrière-gorge des mucosités qui la remplissent ; la langue est maintenue hors de la bouche par les mains d'un aide.

On pratique ensuite la respiration artificielle par la méthode de Sylvester. Ou bien on a recours au procédé des tractions rhythmées de la langue, qui d'ailleurs peut se combiner avec le précédent. On continue jusqu'à ce qu'on aperçoive un effort du patient pour respirer.

Aussitôt que la respiration tend à se rétablir, on suspend les manœuvres, on frictionne énergiquement le malade avec une étoffe de laine ; on promène sur les divers points du corps par-dessus la couverture une bassinoire ou une bouteille de grès remplie d'eau chaude ; on pose des sinapismes aux jambes, et on fait quelques applications du marteau de Mayor au niveau de l'arcade des fausses côtes ; on passe, rapidement et à plusieurs reprises, le flacon d'ammoniaque sous le nez.

Après une demi-heure de soins restés sans effet, on pourra recourir à l'insufflation de la fumée de tabac par l'anus.

Quand le noyé est revenu à la vie, on le couche dans un lit bassiné, suffisamment garni de couvertures, et on le laisse reposer. Si sa respiration reste embarrassée, s'il accuse de la plénitude d'estomac et des nausées, il y a indication à provoquer des vomissements, soit par titillation de la luette, soit par l'administration d'un vomitif. Si, pendant le sommeil, la face, de pâle qu'elle était, devient rouge ou même violacée, on fait une nouvelle application de sinapismes et on pose six sangsues derrière chaque oreille.

Asphyxie par pendaison ou strangulation. — On

coupe en hâte le lien qui entoure le cou, et, s'il y a pendaison, on soutient le corps de façon qu'il n'éprouve aucune secousse.

On enlève ensuite toutes les pièces de vêtement qui pourraient gêner la circulation.

On place le malade sur un lit ou sur une table, la tête et la poitrine un peu élevées.

Si la suspension ou la strangulation n'a duré que peu de minutes, il suffit parfois, pour rappeler le malade à la vie, d'appliquer sur le front et sur la tête des linges trempés dans l'eau froide et de faire en même temps avec une flanelle ou une brosse des frictions énergiques à la plante des pieds et dans le creux des mains. En même temps on appliquera des sinapismes aux cuisses et aux jambes et on fera une ou plusieurs piqûres d'éther.

Si les veines du cou restent gonflées, la face et les extrémités violacées et livides, on pratique une saignée ou, en l'absence du médecin, on met six sangsues derrière chaque oreille.

En même temps on pratique la respiration artificielle ou les tractions rhythmées de la langue.

Dès que le malade peut avaler, on lui fait prendre par petites quantités de l'eau tiède additionnée d'un peu d'eau de mélisse, de vin ou d'eau-de-vie.

Asphyxie par les vapeurs de charbon. — Le malade doit être retiré le plus promptement possible du lieu méphitisé, débarrassé de tout vêtement gênant, et exposé au grand air.

Si le malade ne respire pas, on pratiquera immédiatement la respiration artificielle comme il a été dit précédemment. Les manœuvres seront continuées très longtemps ; on les interrompra quand la respiration spontanée paraîtra se rétablir, pour les reprendre dès que celle-ci cessera de nouveau.

Si le malade respire, mais reste sans connaissance, on lui jettera de l'eau froide à la face, on flagellera le visage avec des linges mouillés, on appliquera des sinapismes et on fera une ou plusieurs piqûres d'éther.

Il sera très utile de faire inhaler de l'oxygène si on peut s'en procurer.

La respiration rétablie, il faudra coucher le malade dans un lit bassiné, la tête maintenue élevée, et lui faire avaler des boissons chaudes : thé, café ou grog.

Quant aux accidents ultérieurs, variés et souvent très complexes qui peuvent succéder à l'asphyxie par les vapeurs de charbon, il est impossible de tracer à leur égard des règles thérapeutiques générales.

Asphyxie des nouveau-nés. — On commence par nettoyer la bouche et le pharynx des mucosités qu'ils contiennent, en se servant de l'index ou du petit doigt coiffé d'un linge fin.

On chatouille ensuite l'intérieur des narines avec les barbes d'une plume et on stimule la peau par des frictions simples ou alcooliques, pratiquées le long de la colonne vertébrale, par la flagellation des fesses et l'exposition du corps nu à un air frais.

On peut donner un bain chaud ou sinapisé, très court, à la suite duquel on fait une affusion froide sur la poitrine.

Si ces moyens sont vains, on pratique soit la respiration artificielle par la méthode d'Howard, ou par celle de Sylvester, soit mieux encore l'insufflation, qui combat plus efficacement l'atélectasie.

L'insufflation peut se faire de bouche à bouche, mais il vaut mieux se servir du tube de Chaussier décrit plus haut, ou de celui de Ribemont, auquel s'adapte une poire de caoutchouc, dont le volume est calculé d'après la capacité des poumons du nouveau-né.

L'enfant entouré de serviettes chaudes est couché sur le dos, la tête un peu élevée : l'index gauche introduit dans le pharynx reconnaît la position de l'épiglotte et sert de conducteur à la canule qui est introduite avec douceur dans le larynx. On commence ensuite à souffler avec précaution : si le tube est bien entré dans les voies aériennes, on voit la cage thoracique se soulever à chaque insufflation ; si au contraire il est dans l'œsophage, il y a distension de l'épigastre et de l'abdomen.

Quand la bonne position du tube est assurée, on pratique des insufflations lentes et régulières, répétées 15 à 18 fois par minute, en laissant chaque fois la poitrine revenir sur elle-même. — Si le tube est obstrué par des mucosités on le retire, et on le replace après l'avoir nettoyé. On peut même aspirer doucement les mucosités avec la bouche, en interposant un linge fin sur l'orifice du tube.

Le procédé des tractions rhythmiques de la langue paraît réussir également chez le nouveau-né.

Si l'enfant commence à respirer spontanément, on cesse les manœuvres pour les reprendre dès que les mouvements spontanés s'affaiblissent ; on ne cesse définitivement que quand la respiration est devenue régulière et se fait 11 à 15 fois par minute.

Quand le retour à la vie tarde à se faire, la conduite à tenir peut se résumer ainsi (Auvard) :

1° Si après une demi-heure d'insufflation, les battements du cœur ne peuvent être perçus, il est inutile de continuer : la mort est réelle.

2° Quand les battements cardiaques existent, si après une heure d'insufflation il ne s'est produit aucun mouvement d'inspiration spontanée, on pourra cesser, car cette absence de mouvements respiratoires indique que l'enfant a subi quelque lésion incompatible avec le rétablissement de la vie.

3° Si après deux heures d'insufflation, alors que les battements cardiaques et les mouvements respiratoires spontanés existent, ces mouvements diminuent et tendent à disparaître aussitôt qu'on interrompt l'insufflation, il sera inutile de la continuer plus longtemps : les conditions nécessaires à la vie manquent de même que dans le cas précédent.

TABLE DES MATIÈRES

INTRODUCTION

CHAPITRE PREMIER

Les bronchites aiguës.

CHAPITRE II

La coqueluche.

CHAPITRE III

La bronchite chronique.

CHAPITRE IV

L'asthme.

CHAPITRE V

La pneumonie.

CHAPITRE VI

La broncho-pneumonie.

CHAPITRE VII

Congestion et œdème du poumon.

CHAPITRE VIII

Embolie et apoplexie pulmonaires.

CHAPITRE IX

Gangrène du poumon.

CHAPITRE X

Phlegmasies chroniques du poumon.

CHAPITRE XI

L'emphysème pulmonaire.

CHAPITRE XII

Les pleurésies.

CHAPITRE XIII

Le pneumothorax.

CHAPITRE XIV

CHAPITRE XV

CHAPITRE XVI

APPENDICE

Traitement de l'asphyxie.

TABLE DES FIGURES

B

C

D

E

F

Fer, 31, 45.

Fluxion aiguë du poumon, 231, 238.

Froid (action du), 6, 15. — dans le catarrhe chronique des bronches, 117. — dans la pneumonie, 180.

Fumigations médicamenteuses dans l'asthme, 153.

G

Gangrène des bronches, 140. Tableau clinique de la —, 141. Désinfectants dans la —, 141. Pneumotomie dans la —, 144.

Gangrène pulmonaire, 250. Balsamiques dans la —, 256. Caractères cliniques de la —, 251. Causes de la —, 251. Désinfectants dans la —, 254. Hyposulfite de soude dans la —, 256. Inhalations antiseptiques dans la —, 254. Injections parenchymateuses dans la —, 257. Pleurésie purulente dans la —, 333. Pneumotomie dans la —, 258. Processus anatomique de la —, 250. Prophylaxie de la —, 253. Térébenthine dans la —, 256. Toniques dans la —, 256.

H

Hémoptoïque (infarctus), 12, 245.

Hémoptysie dans la cirrhose du poumon, 267. — dans la dilatation des bronches, 136.

Hépatisation pulmonaire dans la pneumonie, 179.

Hydatiques (kystes) de la plèvre et du poumon, 358.

Hydrothorax dans le mal de Bright, 344.

Hygiène dans l'asthme, 168. — dans la bronchite chronique, 127. — dans la coqueluche, 108. — dans l'emphysème, 146, 287.

Hyposulfite de soude dans la bronchite fétide, 142. — dans la gangrène pulmonaire, 256.

Hypophosphites, 62.

Hypostase, 66, 233, 242.

I

Ignipuncture, 53, 189, 263, 300.

Infarctus, 12, 245.

Infection, 7, 225.

Inhalations médicamenteuses, 17. — dans l'asthme, 155. —

J

K

L

M

N

O

P

Q

PARIS — IMPRIMERIE F. LEVÉ, 17, RUE CASSETTE.